Wataru Ohashi

SHIATSU

Die japanische Fingerdrucktherapie

Das neue Heilverfahren zur Befreiung von Stress und zur Vitalisierung der Lebenskräfte

Herausgegeben von Vicki Lindner

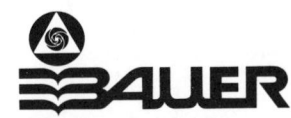

HERMANN BAUER VERLAG
FREIBURG IM BREISGAU

Die amerikanische Originalausgabe erschien 1976 unter dem Titel
DO-IT-YOURSELF-SHIATSU.
How to Perform the Ancient Japanese Art of
Acupuncture without needles
bei E. P. Dutton & Co., Inc., New York.
Herausgegeben von Vicki Lindner.
© 1976 by Wataru Ohashi.

Ins Deutsche übertragen von Marlene Streuli.

Mit 126 Abbildungen und 30 Zeichnungen.

CIP-Kurztitelaufnahme der Deutschen Bibliothek
Ohashi, Wataru
Shiatsu, die japanische Fingerdrucktherapie:
das neue Heilverfahren zur Befreiung von Stress
und zur Vitalisierung der Lebenskräfte /
hrsg. von Vicki Lindner. –
4. Aufl., Freiburg i. Br.: Bauer, 1977.
Einheitssacht.: Do-it-yourself Shiatsu ‹dt.›
ISBN 3-7626-0206-9

4. Auflage 1981
ISBN 3-7626-0206-9
© für die deutsche Ausgabe 1977 by
Hermann Bauer Verlag KG, Freiburg im Breisgau.
Alle Rechte der deutschen Ausgabe vorbehalten.
Satz und Druck: Druckerei und Verlag
Karl Schillinger, Freiburg im Breisgau.
Bindung: Walter Verlag, Buchbinderei, Heitersheim,
Printed in Germany.

SHIATSU

Die japanische Fingerdrucktherapie

Inhalt

Meiner Mutter gewidmet

Ich möchte Martha Murphy, Deborah Goodman und Linda Schneider, die mir beim Schreiben dieses Buches geholfen haben, Jo Pissimo, Ivan Nagy und Jenny Auspos, die für die Photographien Modell standen, und Mamoru Tanaka und Katsu Takahashi, die diese Photographien gemacht haben, danken. Alle meine amerikanischen Freunde, die mir geholfen haben, sind meiner Wertschätzung gewiß.

Um mitzuhelfen eine gesunde Welt zu schaffen, möchte der Autor sein Wissen mit dem Westen teilen. Wenn Sie irgendwelche Fragen an ihn stellen möchten, so schreiben Sie bitte an: Wataru Ohashi, P. O. Box 1001, Radio City Station, New York, N. Y. 10019, USA.

Herr Ohashi unterrichtet am Shiatsu Education Center of America in New York City. Er hat einen Korrespondenzkurs geschrieben. Auch lehrt er in verschiedenen Schulen und Organisationen im ganzen Lande.

1. Einleitung

Was ist Shiatsu?

Im Japanischen bedeutet das Wort *shi* Finger, und *atsu* bedeutet Druck. Shiatsu, auch Akupressur genannt, ist eine orientalische Massage, bei der die Finger auf bestimmte Punkte des Körpers gepreßt werden, um Schmerzen, Spannung, Ermüdung und Krankheitssymptome zu lindern. Diese Punkte nennt man *Tsubo*, und sie sind spezifische Stellen in der Haut und im Muskelsystem des Körpers, wo Nerven weh tun oder Unbehagen verursachen, wenn der Strom der Energie, der durch den Körper fließt, blockiert ist. Bei Shiatsu manipulieren wir die Tsubos, was dem Patienten zuerst manchmal weh tut, aber schließlich den Energiekreislauf wieder in Gang bringt, um den Schmerz zu lindern. Das schmerzende Tsubo ist jedoch nicht dieselbe Stelle wie der Ursprung der Beschwerde und kann in der Tat weit weg sein von dem Unbehagen, das der Patient fühlt. Zum Beispiel können wir, um Kopfweh zu lindern, Druck und Stimulation in den Beinen und Armen anwenden. Um Hämorrhoidenschmerz zu mindern, stimulieren wir das Tsubo auf dem Scheitel.

Die 361 Tsubos, auch Akupunkturpunkte und Pressurpunkte genannt, liegen entlang den "Meridianlinien", den vierzehn Kanälen durch welche die Körperenergie fließt. Diese Kanäle sind unsichtbar, aber nach orientalischer Philosophie existieren sie so gewiß und definierbar wie die Nerven. In der Tat ist sich der Shiatsu-Patient manchmal eines Hochsteigens von Energie durch diese Linien bewußt, während er oder sie manipuliert wird. Dieselben Meridiane laufen durch viele Teile des Körpers und verbinden die lebenswichtigen Organe. Das ist der Grund, warum eine "Fernbehandlung", oder das Pressen eines Tsubo fern von dem Ursprung der Beschwerde, wirksam ist. In der wirklichen Praxis benutzen wir nur ungefähr 92 Tsubos bei Shiatsu. Der Akupunkteur setzt seine Nadeln an denselben Punkten ein.

Wie Akupunktur kann Shiatsu, wenn es geschickt angewandt wird, viele Arten von chronischen Beschwerden und hinderlichen Schmerzen lindern. Viele meiner Patienten sind Tänzer, die sich oft bei der Arbeit Muskeln und Sehnen beschädigen. Wenn ein Tänzer verletzt ist und nicht in der festgesetzten Vorstellung auftreten kann, so verliert er nicht nur Geld, sondern auch eine ganze Menge Status und Glaubwürdigkeit. Ivan Nagy, der große internationale Tänzer des American Ballet Theatre verletzte sich, und sein Arzt untersagte ihm aufzutreten. Er kam zu mir, und ich wandte bei ihm eine Stunde lang Shiatsu an. Am nächsten Morgen tanzte er wieder. Seine Kollegen konnten nicht glauben, was sie sahen. Eine Yoga-Lehrerin hatte zwei Wochen lang an extremer Verstopfung gelitten. Sie hatte schreckliche Krämpfe. Nach einer Shiatsu-Behandlung fand sie Erleichterung. Wenn ein Freund von mir eine Erkältung hat, gebe ich ihm Shiatsu. Erkältungen verursachen meistens sehr viel Spannung im Rücken. Shiatsu kann dieses Symptom lindern und dem Patienten Erleichterung verschaffen.

Idealerweise ist der beste Gebrauch von Shiatsu nicht Krankheiten zu heilen, sondern Gesundheit, Vitalität und Widerstandsfähigkeit des Körpers zu erhalten, die inneren Organe zu kräftigen und zu verhindern, daß Energie überhaupt erst im Tsubo blockiert wird. Selbst als Anfänger werden Sie finden, daß Shiatsu sehr wirksam ist im Lindern der äußeren Symptome vieler Krankheiten sowie einfacher, durch Spannung und Ermüdung hervorgerufener Muskelschmerzen. Obwohl ein Arzt Shiatsu oft mit anderen Formen orientalischer Medizin kombinieren wird, um eine Krankheit vollkommen zu *kurieren,* sollten Sie als Anfänger niemals versuchen, Krankheit mit Shiatsu allein zu heilen. Konsultieren Sie immer einen Arzt, wenn Sie einen Freund für ernstlich krank halten; folgen Sie gewissenhaft den Vorsichtsmaßregeln, die ich in Kapitel 3 und in den Kapiteln, die von spezifischen Teilen des Körpers handeln, gebe. Im Allgemeinen werden Sie Shiatsu höchst nützlich finden, um das Niveau der Lebenskraft Ihres Freundes zu heben und ihn stark, gesund und widerstandsfähig gegen Krankheit zu machen. Sie können auch sich selber Shiatsu geben und, um ihren eigenen Körper zu kräftigen, eine Serie von Übungen machen, die ich im Verlauf meines eigenen Trainings entwickelt habe. Setzen Sie *niemals* Ihren Status als Amateur dem eines beruflich geschulten Fachmannes in orientalischer Medizin gleich.

Der Körper in der Sicht des Ostens

In alten Zeiten gab es kein Wissensgebiet, das man Naturwissenschaft nannte und von dem man Antwort auf Fragen über die Natur und das Universum bekommen konnte. Soweit die Menschen wußten, existierte nur die Erde und alles, was sie umgab. Im Orient entwickelte sich eine Kosmologie, die alle natürlichen Phänomene als aufgeteilt ansieht, zuerst in die physikalischen Kompositionen von Pflanze, Wärme, Erde, Mineral und Flüssigkeit, dann in die fünf natürlichen Elemente Holz, Metall, Wasser, Feuer und Erde. Man hält alle Phänomene auch für aufgeteilt in zwei andere Kategorien oder Energiekräfte: das Yin, oder das Negative, und das Yang, oder das Positive. Frauen sieht man als Yin an, oder passiv, und Männer als Yang, oder aktiv. Das Zusammenspiel dieser zwei Kräfte und die Art und Weise, wie sie von einem zum anderen wechseln, hält man für notwendig für alle Funktionen und Veränderungen im Universum.

Im Orient sieht man den menschlichen Körper als einen Mikrokosmos des natürlichen Universums an und daher als von den fünf Elementen und den Kräften Yin und Yang beherrscht. Auch die Organe des Körpers sind aufgeteilt in voneinander abhängende Gruppen von sechs *Fu* (oder Yang, positiv) und sechs *Zo* (oder Yin, negativ) Organen, von denen jedes auch eines der fünf Elemente repräsentiert und mit einem anderen, komplementären Organ zusammenarbeitet. (Zum Beispiel komplementiert der Dünndarm das Herz; die Leber komplementiert die Gallenblase, welche die Lebergalle sammelt.) Wenn das Herz, ein Feuerorgan, geschädigt ist, dann wird die Leber, ein Holzorgan, auch geschädigt sein, weil Feuer das Holz zerstören kann. Behandlung von Krankheiten muß das geschädigte Organ oder den Körperteil komplementieren. Das Energiesystem, das die Organe verbindet, ist das System der Meridianlinien, die eine Kombination von horizontalen und vertikalen Energiekanälen sind. Shiatsu verbessert den Strom der Energie durch dieses System, das ich in Kapitel 2 des längeren erklären werde.

Ursprung des Shiatsu

Es ist leicht, sich vorzustellen wie die Kunst des Shiatsu entstanden ist, wenn Sie nur an die eigene Erfahrung mit Schmerzen und Beschwerden denken. Es ist die natürliche Reaktion auf Schmerzen, daß man die Hand auf die schmerzende Stelle legt, oder die Finger darauf drückt. Wenn Sie Stirnhöhlenschmerzen haben, drücken Sie Ihre Nase zusammen. Wenn Sie gespannt und nervös sind, reiben Sie Ihren Nacken. Wenn der Magen weh tut, reiben oder pressen Sie ihn. Eine Mutter reibt und streichelt ein Baby instinktiv, wenn es zu schreien anfängt. Tiere beruhigen sich selbst und einander durch Stimulation mit der Zunge. Shiatsu ist einfach eine etablierte, konkrete und mehr komplexe Methode dieser instinktiven Form des Heilens.

In früheren Zeiten glaubte man, daß Könige, Heilige und die Geistlichkeit von Gott gegebene Kräfte besäßen, die den gewöhnlichen Menschen nicht zukämen. Im Westen sowohl wie auch im Osten wurde diese Kraft, die üblicherweise durch Berührung übertragen wurde, zum Heilen gebraucht. Auch von berufsmäßigen Heilern glaubte man, daß sie diese göttliche Kraft des Heilens hätten. Sie arbeiteten oft mit Kräutern und Pflanzen und praktizierten Manipulation, Handauflegen, Geisterbeschwörung und Gesänge. Überall in der Bibel und der Literatur des Ostens findet man Hinweise auf diese Art des Heilens. Unglücklicherweise haben viele Ärzte heute das Gefühl einer Verbindung zwischen ihnen selbst und einer höheren Macht verloren. Jahre von hochgradig technischem Training und der Verlaß auf Chemikalien, Chirurgie und medizinische Apparate haben zu diesem Bruch in der Kette beigetragen. Westliche Medizin wird im Orient praktiziert, aber die traditionellen Formen der orientalischen Medizin, bekannt als *kampo*, werden nicht vernachlässigt. Kampo kombiniert die Heilmethoden von Akupunktur, Shiatsu, *Moxa* (Hitzebehandlung von Tsubos) und *Anma* (Abreibung oder Massage) mit einer Vielfalt von Kraut-Rinde-Wurzelmedizinen und wird heutzutage sehr viel gebraucht.

Vielleicht ist der Grund, warum Shiatsu und andere orientalische Methoden jetzt so viel Anerkennung in der westlichen Welt gewinnen, der, daß man sich nach einem individuellen System des Heilens sehnt, um die Lücken zu füllen, die durch die höchst unpersönlichen und technischen Methoden der modernen Medizin geschaffen wurden. Der Erfolg der Shiatsu-Pressur-Methode hängt nicht nur von der Geschicklichkeit ab, mit welcher der Praktiker seine Hände gebrauchen kann, sondern von dem psychischen Kommunikationsstrom zwischen ihm selbst und seinem Patienten.

Das ist der Grund, warum ich Shiatsu *"Berührungskommunikation"* nenne.

Durch Shiatsu lernt man den Patienten in mehr als nur körperlicher Hinsicht kennen. Die Orientalen erzählen die Geschichte von einer Schwiegertochter, die von einem chinesischen Kräuterdoktor Gift erbat, um ihre grausame Schwiegermutter umzubringen. Der Doktor gab ihr einen Tee und hieß sie, neben dem Tee drei Monate lang Shiatsu anzuwenden. Er sagte, das Gift würde mit Manipulation zusammen am wirksamsten arbeiten, und daß der Tod so aussehen würde, als sei er natürlichen Ursachen zuzuschreiben. Die Schwiegertochter handelte nach den Instruktionen. Nach zweieinhalb Monaten jedoch begann sie ihren Wunsch, ihre Schwiegermutter zu töten, zu bereuen. Dadurch, daß sie bei ihr Shiatsu anwandte, hatte sie diese besser kennen und verstehen gelernt. Zur selben Zeit entwickelte die Frau Liebesgefühle für ihre Schwiegertochter - dank Shiatsu. Schließlich bat diese den weisen, alten Doktor um ein Gegenmittel zu dem Gift. Da erklärte er ihr, daß der Tee in Wirklichkeit kein Gift sei, sondern nur Blumenwasser.

Östliche und Westliche Medizin

In der westlichen Medizin wird die Körpergegend, die dem Patienten Schmerzen bereitet, behandelt. Wenn Sie zum Beispiel unter starken Kopfschmerzen leiden, wird der Arzt ausschließlich für diesen Bereich ein Aspirin oder ein Beruhigungsmittel verschreiben, nur um den Schmerz zu stillen. Wenn Sie ein Augenproblem haben, gehen Sie zu einem Doktor, der sich nur auf Augenprobleme versteht, Ihnen eine Brille oder ein Rezept gibt und manchmal sogar operiert, um das Zentrum der Insuffizienz zu entfernen. Sie nehmen Magenpillen für den Magen, Abführmittel gegen Verstopfung, Schlafmittel gegen Schlaflosigkeit. Die westliche Medizin teilt die menschliche Anatomie in Kategorien auf und betrachtet jeden kranken oder funktionsgestörten Teil als getrennt vom Ganzen.

Wir im Orient glauben, daß man in einem Stück geschaffen ist, daß es unmöglich ist, einen Teil zu isolieren, ohne Rücksicht darauf, welche Wirkung das auf das Ganze haben wird. Wir konzentrieren uns nicht auf die Krankheit, sondern auf den ganzen Menschen. Wir etikettieren Krankheiten nicht, weil alle Krankheiten aus derselben Quelle kommen – einer Unausgeglichenheit des Stromes von Energie durch den Körper. Im Osten – leiden Sie unter einer Erkältung – wird Ihnen der Arzt Shiatsu geben, zur Steigerung Ihrer Fähigkeit, die Energie zu produzieren, die Sie brauchen, um die Erkältung zu bekämpfen. Dem westlichen Menschen mag das unwissenschaftlich vorkommen, eine Form von Magie, oder Mysterium; es ist im Gegenteil jedoch sehr zweckmäßig und vernünftig. Wir glauben, daß eine gesunde Ausgeglichenheit der Energie, wenn man sie dem Körper erhält, fast jede Infektion abwehren wird. Wenn wir selbstheilende Kraft entwickeln durch richtige Nahrung, Atmung und Bewegung, dann können wir die Entwicklung von Krankheiten und Körperbehinderung verhüten. Wenn Ihnen anderseits diese grundlegende, selbstheilende Kraft fehlt, dann wird Sie letztlich keine Medizin oder Chirurgie heilen. Shiatsu und andere Formen orientalischer Medizin helfen, das gestörte Gleichgewicht der Energie wieder herzustellen, aber es ist der Körper selber, der grundsätzlich die Krankheit heilt. Als ein gewisser Dr. Wada eine Herztransplantation ausführte, wurde er von einer Gruppe japanischer, in östlicher Medizin geschulter, Ärzte verklagt. Geprägt durch die subtilen Techniken von Akupunktur, Moxa und Shiatsu, sahen sie seine Handlung als eine schwere Verletzung des menschlichen Körpers an. Sie beurteilten Dr. Wada als einen Vertreter der negativen Aspekte westlicher Medizin, die den menschlichen Körper wie ein Automobil mit auswechselbaren Teilen behandelt. Obwohl orientalische Medizin viel vom Westen übernommen hat, so ist doch diese Art von Operation immer noch eine Abscheulichkeit – der traditionellen östlichen Philosophie vollkommen entgegengesetzt. Die einzige Gelegenheit, bei der wir einen Bereich des Körpers separat behandeln, ist in Fällen von äußeren Verletzungen. Wenn Sie zum Be.spiel fallen, sich einen Muskel am unteren Rücken zerren und am nächsten Tag Schmerzen in der selben Gegend fühlen, dann gibt es einen bestimmten mechanischen Grund für die Rückenschmerzen, jedoch nicht einen, der mit dem ganzen Energiestrom des Körpers zu tun hat.

Ein anderes Beispiel für den unvermeidlichen Konflikt zwischen östlicher und westlicher Medizin ergab sich im besetzten Japan nach dem zweiten Weltkrieg durch General MacArthurs Verbot orientalischer Medizin, wie Akupunktur, Moxa und Shiatsu. Diese Techniken, die MacArthur für unwissenschaftlich und daher für nutzlos hielt, wurden auch von einigen Blinden ausgeübt, die äußerst sensitive Finger haben und die Fähigkeit, anders als mit den Augen zu sehen. Die Folge war, daß alle blinden Therapeuten ihre Stellung verloren und einige Selbstmord verübten. Die japanische Blindenvereinigung sandte einen Notruf an Helen Keller (amerikanische Sozialreformerin) mit der Bitte um Hilfe. Sie schrieb an Präsident Truman, der wiederum Druck auf General MacArthur ausübte, das Gesetz zu ändern. Die blinden Shiatsutherapeuten und Akupunkturisten in Japan halten immer noch das Andenken an Helen Keller in Ehren. In Tokio gibt es eine Shiatsu- und Akupunktur-Schule, hauptsächlich für die Blinden: das *Helen Keller-Institut*.

Im Japanischen bedeutet mein Name, *Ohashi*, "große Brücke". Selbst in dieser modernen, aufgeklärten Welt brauchen wir immer noch Brücken zwischen dem Osten und dem Westen, so daß wir voneinander lernen können. Dies ist der Grund, warum ich hier Shiatsu lehre.

2. Die Tsubos finden

Die vierzehn Hauptkanäle der durch den Körper strömenden Energie heißen *Meridianlinien*. Jede einzelne trägt den Namen des Organs oder der Funktion, mit denen ihr Energiestrom zusammenhängt. Die Meridianlinien werden in positive und negative Kräfte aufgeteilt – oder Yang und Yin. Die Yang-Linien beginnen auf dem Scheitel, im Gesicht und in den Fingerspitzen. Stellen Sie sich mit Ihren Füßen nach außen (wie in der ersten Position beim Ballett), Ihre Arme über den Kopf erhoben (Tafel 2–1 und 2–2). In dieser Stellung ist die Yin-Seite Ihres Körpers die Vorderseite, die Yang-Seite ist die Rückseite. Es gibt sechs Yang-Meridiane, drei in den Armen und drei in den Beinen, sechs Yin-Meridiane, drei in den Armen und drei in den Beinen, und zwei Gefäß-linien, die auf der Bauchseite und auf der Rückenseite des Körpers verlaufen. Dieselben Meridiane sind auf beiden, den linken und rechten Hälften des Körpers gelegen. Es ist wichtig zu wissen, ob ein Meridian Yin oder Yang ist, so daß Sie feststellen können, in welcher Richtung die Energie strömt, um dann, wenn Sie Shiatsu anwenden, mit dem oder gegen den Strom arbeiten zu können, je nachdem, ob Sie das Energieniveau des Patienten erhöhen oder senken wollen (siehe Kapitel 3, Shiatsu-Technik).

Die sechs Yang-Meridiane sind Dickdarm, Magen, Dünndarm, Blase, Drei-facher Wärmer und Gallenblase. Die sechs Yin-Meridiane sind Lunge, Milz, Nieren, Herz, Herzkonstriktor (Herzkreislauf) und Leber. Natürlich gibt es so ein Organ, wie den "Herzkonstriktor", nicht im menschlichen Körper. Dieser Ausdruck wird gebraucht, um die Funktion des Kreislaufes zu beschreiben. "Dreifacher Wärmer" beschreibt das System, das Wärme produziert und an alle Teile des Körpers abgibt. "Milz" ist ein orientalisches Wort für "Pancreas". Der Lenkergefäßmeridian (Yang) und der Konzeptionsgefäßmeridian (Yin) kontrollieren den Energiestrom in allen Meridianlinien und bringen deren Tätigkeiten in Einklang. Die Meridiane sind am aktivsten zu jeweils verschiedenen Tageszeiten, und idealerweise sollten die Tsubos, die entlang jener Linien liegen, während dieser Perioden zum größtmöglichen Vorteil für den Patienten gepreßt werden. Dies ist jedoch ein wenig unpraktisch, da es bedeuten kann, daß man zum Beispiel für Shiatsu-Behandlungen am Lungenmeridian um 3 Uhr morgens aufstehen müßte.

Wenn Ihnen diese Energiekanäle und die Art und Weise, in der sie die verschiedenen Glieder, Organe und Muskeln des Körpers miteinander verbinden, erst einmal bekannt sind, dann wird sich Ihre ganze Vorstellung von Gesundheit ändern. Sie werden anfangen, den Körper als eine Art von Straßennetz zu sehen, in dem alle darinliegenden Orte direkt miteinander verbunden sind. Versteifung und Schmerz in einem besonderen Körperteil werden nicht länger als ein isoliertes Phänomen erscheinen, sondern als ein Signal, daß andere Stellen entlang der Meridianlinie auch leiden.

Mit Shiatsu diagnostizieren und behandeln wir Krankheiten, indem wir druckempfindliche Punkte (*Tsubos*) entlang der Meridianlinien auf verschiedene Weise reizen. Wir können die Tsubos mit dem Finger drücken, so wie wir es beim Shiatsu tun, wir können sie mit Nadeln stimulieren (Akupunktur) und auch mit Hitze behandeln, was Moxa genannt wird, wobei ein winziges Stück eines Krautes, Beifuß, auf dem Tsubo verbrannt wird. Wir können Tsubos auch durch Saugwirkung stimulieren, die hergestellt wird, indem wir in einem luftdichten Glasbecher, der über das Tsubo gesetzt wird, etwas verbrennen. Dies nennen wir "Schröpftechnik". Diese verschiedenen Methoden üben entweder positive oder negative Reize auf die Tsubos aus und wirken unterschiedlich. Merkwürdigerweise haben verschiedene Arten von Stimulation, auf dasselbe Tsubo angewandt, verschiedene Wirkungen auf dieselben Krankheiten. Zum Beispiel kann Lenkergefäß Nr. 20 auf dem Scheitel mit Shiatsu, Akupunktur oder Moxa behandelt werden, um Kopfschmerzen und Hämorrhoidenschmerzen zu lindern, aber der Moxa-Stimulus ist bei Hämorrhoiden wirksamer als die beiden anderen.

Die schwierigste Aufgabe für den Anfänger in Shiatsu ist es natürlich, die vielen Tsubos an den Meridianlinien auffinden zu lernen und sie auf eine Art und Weise zu drücken, die für den Patienten von größtmöglichem Nutzen ist. Im allgemeinen wissen Sie, und Ihr Patient weiß es auch, wann Sie das Tsubo gefunden haben, da es eine Erfahrung wie keine andere ist. Das Tsubo ist meistens eine hochempfindliche Zone, die oft die Größe und den Umriß einer Fingerkuppe zu haben scheint. Ich sage meinen Schülern gern: "Die Tsubos warten auf Sie". Diese scheinen tatsächlich aufzuschnellen, um mit Ihren Fingerkuppen zusammentreffen, wie eine negative elektrische Ladung, die sich mit einer positiven vereinigt. Die Tsubos sind normalerweise empfindlich, aber Überempfindlichkeit ist für den Shiatsu-Praktiker ein Signal, daß *ki*-Energie in dem Körperteil stagniert und daß der Rest des Meridians und seine zugehörigen Organe von der Zuleitung abgeschnitten worden sind. Überempfindlichkeit kann Schmerz bedeuten, aber nicht immer. Hochgradige Versteifung oder ein sehr kitzliges Gefühl im Tsubo können auch ein Problem anzeigen. Wenn selbst eine leichte Berührung heftigen Schmerz oder Empfindlichkeit hervorruft, dann können Sie sicher sein, daß irgendwo im Körper eine Störung ist. Manche Tsubos können Ihnen sogar das Problem genau angeben. Zum Beispiel, wenn Sie in Lunge Nr. 6 Schmerzen verspüren, so könnten Sie möglicherweise Hämorrhoiden haben, in Gallenblase Nr. 39 Gallensteine, in Magen Nr. 34 Magenkrämpfe und in Dickdarm Nr. 4 Verstopfung. Auf der Bauchseite des Körpers haben wir *Bo*, oder Alarmpunkte, und auf der Rückenseite *Yu*, oder assoziierte Punkte, die mit den verschiedenen Körperorganen verbunden sind, und die – sind die Funktionen dieser Organe gestört – bei Berührung weh tun. Niemand hat gern Schmerzen, aber ohne Schmerzen, ein Signal, daß irgend etwas unseren Körper stört und der Energiestrom stagniert, würden wir unfähig sein, uns gegen Invasionen von außen oder Zerstörung von innen zu schützen. Einer der Gründe, warum eine Krankheit, wie Krebs, so gefährlich ist, ist der, daß sie uns keinen Schmerz empfinden läßt, bis sie ein Stadium erreicht hat, in dem eine Heilung fast unmöglich wird. Wenn Sie erst einmal die Tsubos kennen und damit Ihre "Schmerzanzeiger", dann haben Sie einen zusätzlichen Weg, Ihre Gesundheit zu schützen und wahrzunehmen, wann sie in Gefahr ist. Auf der anderen Seite *müssen* Tsubos weh tun, wenn sie gedrückt werden. Wenn sie das nicht tun, so ist das auch ein Zeichen, daß etwas nicht in Ordnung ist. Dünndarm Nr. 11, *Ten So,* zum Beispiel sollte weh tun, wenn Druck ausgeübt wird, weil ein Nerv im Schulterblatt gedrückt wird.
Wir haben gefunden, daß von den 361 Tsubos entlang den Meridianlinien sechzig bis einhundert bei Shiatsu am wirksamsten sind. Warum, könnten Sie fragen, ist ein bestimmtes Tsubo an einer Meridianlinie behandlungsmäßig

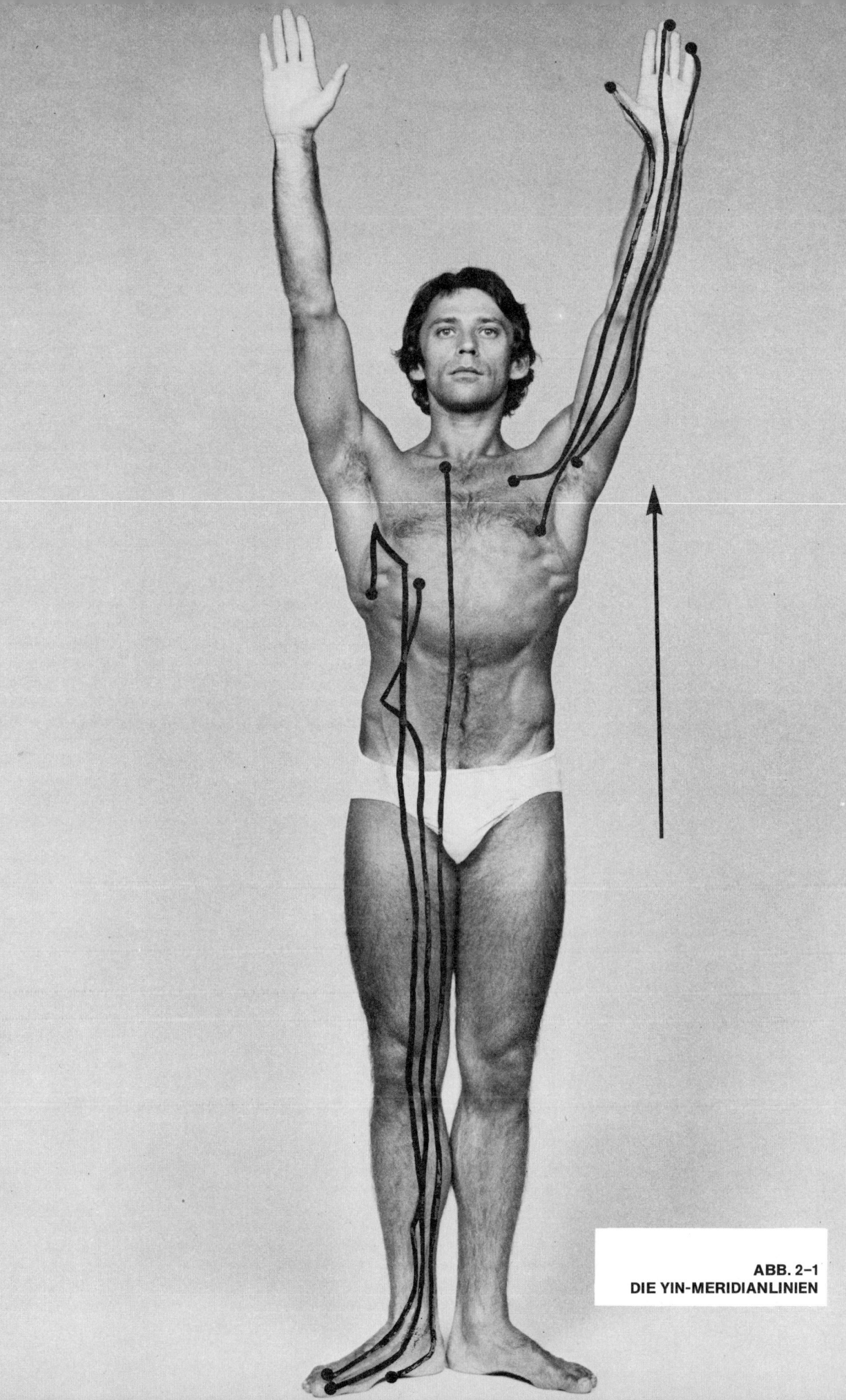

ABB. 2-1
DIE YIN-MERIDIANLINIEN

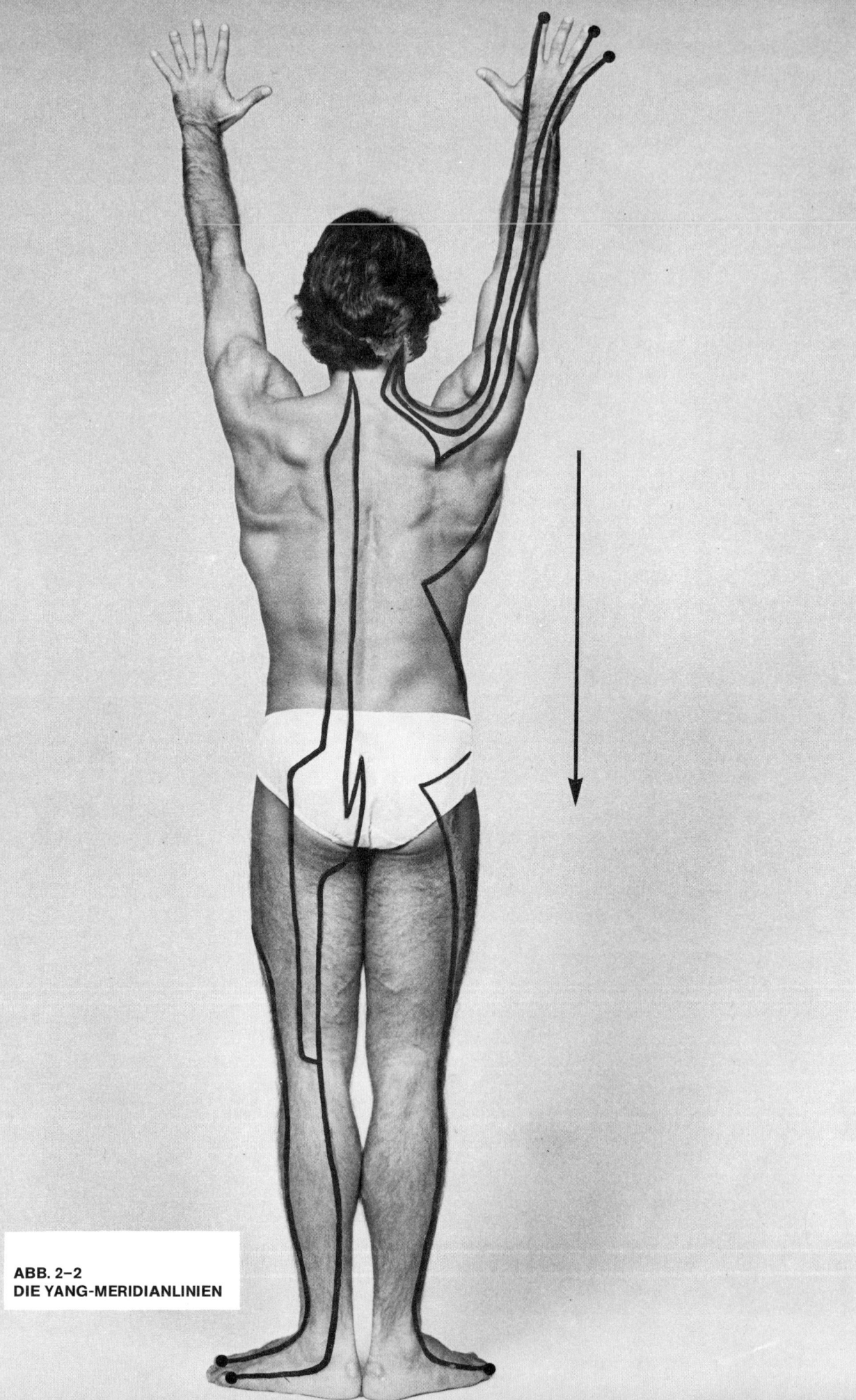

ABB. 2-2
DIE YANG-MERIDIANLINIEN

wirksamer als irgend ein anderes Tsubo an demselben Meridian? Obwohl alle Tsubos an einem einzelnen Meridian mit demselben Bereich des Körpers verbunden sind, hat doch die *ki*-Energie in einigen Tsubos eine stärkere Tendenz zu stagnieren als in anderen. Daher registriere und beschreibe ich auf den folgenden Seiten nur die wichtigsten Tsubos.

Auf den Seiten 17–22 werden Sie Tafeln 2–3, 2–4, 2–5 und 2–6 reproduziert finden, die in meiner Shiatsu-Schule gebraucht werden. Die Tafeln zeigen alle Meridianlinien und wichtigen Tsubos auf Gesicht, Vorderseite, Rückenseite und Seitenpartien des Körpers. Aus dem Studium der Tafeln werden Sie ersehen, wie die Tsubos und Meridianlinien in Beziehung stehen, zueinander und zu der ganzen Skelett- und Muskelstruktur des Körpers. Die Tafeln geben auch die anatomischen Lagen der wichtigen Tsubos, Beschreibungen der besten Methoden, um sie zu drücken und registrieren die Krankheiten, die durch jene behandelt werden. Außerdem werde ich Ihnen, zusätzlich zu der Lage der Punkte, meine speziellen Geheimnisse oder "Kunstgriffe" verraten, so daß Sie die Punkte an Ihrem eigenen Körper oder dem eines anderen leicht finden können. Diese "Kunstgriffe" werden dem Laien im Auffinden der Tsubos nützlicher sein als eine Menge technischer, anatomischer Informationen. Da jeder menschliche Körper andere Proportionen hat, mag es scheinen, daß die Tsubos bei einem großen Menschen an anderen Stellen sind als bei einem kleinen. Daher verlangen viele meiner Methoden des "Tsubofindens", daß Sie die Finger des Patienten auf seinem eigenen Körper benutzen, um die Tsubos zu finden. Die Proportionen seiner Finger entsprechen den Proportionen anderer Teile seines Körpers. So haben Sie in diesem Buch zwei Wege, um an das Studium der Tsubos heranzugehen: 1. der Gebrauch der Tafeln, um jedes Tsubo im Verhältnis zu all den anderen Tsubos und Meridianlinien zu finden, und 2. meine speziellen Methoden des Auffindens, sowie auch die photographischen Illustrationen zu jeder Meridianlinie und den Tsubos darauf. Ich habe auch mehrere Tsubos einbezogen, die nicht auf meinen Tafeln sind, da sie sich nützlich erweisen in der Behandlung von Krankheiten, die in Kapitel 11 erwähnt werden. Sie können sie finden, indem Sie sich die Wiedergabe der speziellen Meridianlinien genau anschauen.

Das beste Verfahren zum Studieren der Tsubos ist das folgende: zuerst die deutschen und/oder die japanischen Namen der Tsubos lernen. (Ich ziehe die japanischen Namen vor, weil sie oft die Geschichte, den Zweck und die Lage der Tsubos angeben, wie Sie an der Übersetzung erkennen werden.) Studieren Sie dann die Lage und versuchen Sie, die Tsubos an sich selbst oder irgendjemand anderem zu finden. Wir haben so wenig wie möglich anatomische Bezeichnungen gebraucht, aber wenn Ihnen die Namen von Körperteilen Schwierigkeiten machen, konsultieren Sie ein gutes anatomisches Lehrbuch. Unglücklicherweise ist es mir unmöglich, in dem begrenzten Raum dieses Buches, alle Körperteile in Laienausdrücken zu definieren.

Bei Shiatsu gibt es keinen Ersatz für Erfahrung. Schließlich können Tafeln Ihnen nur helfen, wenn Sie Ihre Finger sensibilisieren und ihnen beibringen, die Tsubos zu erkennen. Sie können eine teure Akupressurpunktmaschine kaufen, welche die Tsubos für Sie findet, aber die Benutzung einer Maschine zum Tsubofinden macht den wichtigsten Zweck von Shiatsu zunichte – das Kultivieren der Sensitivität der Finger und das Kennenlernen von jemand Nahestehendem, indem wir ihn oder sie *berühren*.

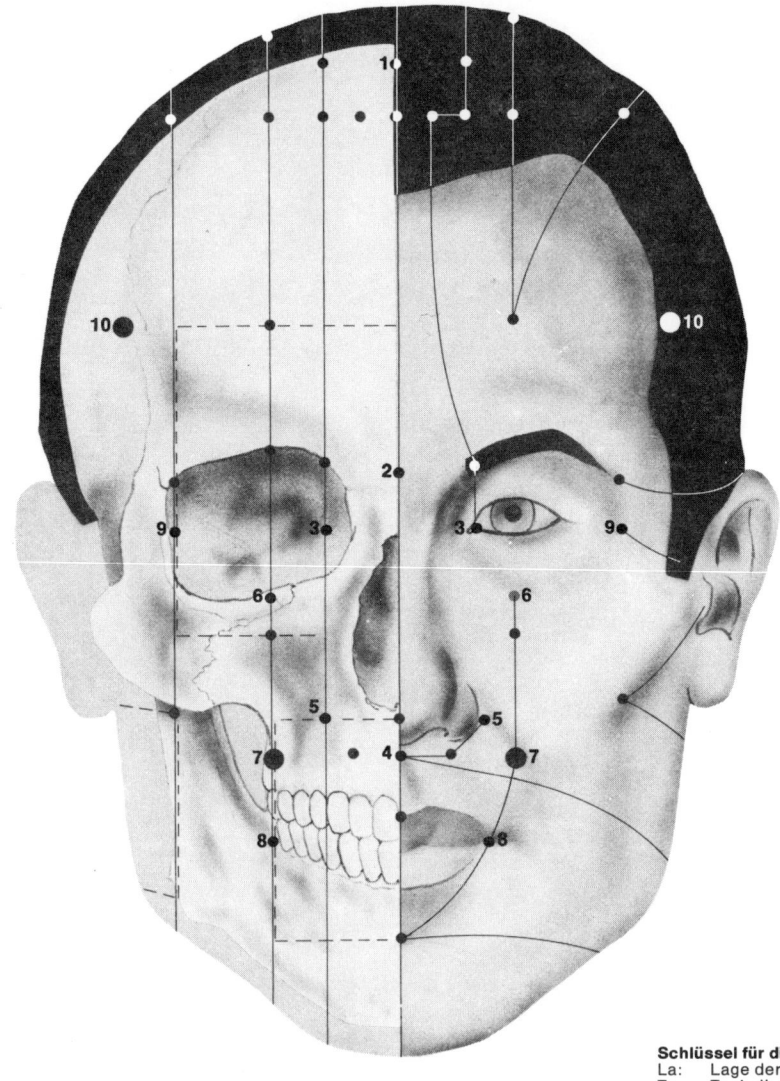

Schlüssel für die Abkürzungen
La: Lage der Punkte auf den Abbildungen
Te: Technik des Drückens der Punkte
Für: Für die Behandlung von

ABB. 2-3   OHASHIS TAFEL: GESICHT

上星 **1 Jo Sei (Lenkergefäß Nr. 23)**
La: 2½ cm hinter dem Haaransatz.
Te: mit beiden Daumen stark und einwärts drücken, 7–10 Sekunden, dreimal.
Für: Kopfschmerzen und Empyem (Abszeß im Brustfellraum).

印堂 **2 In Do**
La: zwischen den Augenbrauen.
Te: mit beiden Daumen hart und einwärts drücken, 7–10 Sekunden, dreimal.
Für: Kopfschmerzen und Nasenverstopfung.

晴明 **3 Sei Mei (Blase Nr. 1)**
La: in der Mitte der Falte innerhalb des inneren Augenwinkels. Bei geschlossenem Auge liegt der Punkt 2½ mm oberhalb der Mitte des inneren Augenwinkels.
Te: mit dem Daumen oder Zeigefinger stark und einwärts drücken, 10–15 Sekunden, dreimal.
Für: schwache, müde Augen und gerötete, geschwollene Augen.

人中 **4 Nin Tshu (Lenkergefäß Nr. 26)**
La: ⅓ der Entfernung vom Ende der Nase abwärts zum Rand der Oberlippe.
Te: mit dem Zeigefinger oder einem spitzen Gegenstand, stark und einwärts drücken, 7–10 Sekunden, dreimal.
Für: Bewußtlosigkeit und Epilepsie.

迎香 **5 Gei Ko (Dickdarm Nr. 20)**
La: außerhalb der Nasenflügel, in der Kerbe entlang der Nasen-Mundwinkelfalte.
Te: mit dem Zeigefinger hart und einwärts drücken, 10–15 Sekunden, dreimal.
Für: Nasenverstopfung, Schnupfen und Gesichtsmuskelspannung.

承泣 **6 Sho Kyu (Magen Nr. 1)**
La: unmittelbar oberhalb der Mitte des Infraorbitalrandes und direkt unter der Pupille, wenn man geradeaus sieht.
Te: mit dem Zeigefinger stark und einwärts drücken, 10–15 Sekunden, dreimal.
Für: Schmerzen und Spannung im Gesicht und Sehmüdigkeit.

巨髎 **7 Kyo Sho (Magen Nr. 3)**
La: seitlich der Nasenbasis und auf der Linie direkt unter den Pupillen, wenn man geradeaus sieht.
Te: mit dem Zeigefinger stark und einwärts drücken, 5–7 Sekunden, dreimal.
Für: Stirnhöhlenkatarrh, Schmerzen und Spannung im Gesicht.

地倉 **8 Tshi So (Magen Nr. 4)**
La: seitlich des Mundwinkels und auf der Linie direkt unter den Pupillen, wenn man geradeaus sieht.
Te: mit dem Zeigefinger stark und einwärts drücken, 5–7 Sekunden, dreimal.
Für: Gesichtsmuskelspannung, Magenschmerzen und Spannungen.

瞳子髎 **9 Do Shi Ryo (Gallenblase Nr. 1)**
La: 12½ mm vom äußeren Augenwinkel.
Te: mit dem Zeigefinger sanft und einwärts drücken, 10–15 Sekunden, dreimal.
Für: Augenprobleme und Kopfweh.

太陽 **10 Tai Yo ("Sonne" – nicht auf dem Meridian)**
La: in der Vertiefung einen Fingerbreit seitwärts von den Augenbrauen und dem äußeren Augenwinkel.
Te: mit dem Daumen drücken, langsam steigernd, dann stark, 7–10 Sekunden, dreimal.
Für: Kopfweh, rote, geschwollene Augen und Schwindel.

ABB. 2–4   OHASHIS TAFEL:
VORDERANSICHT

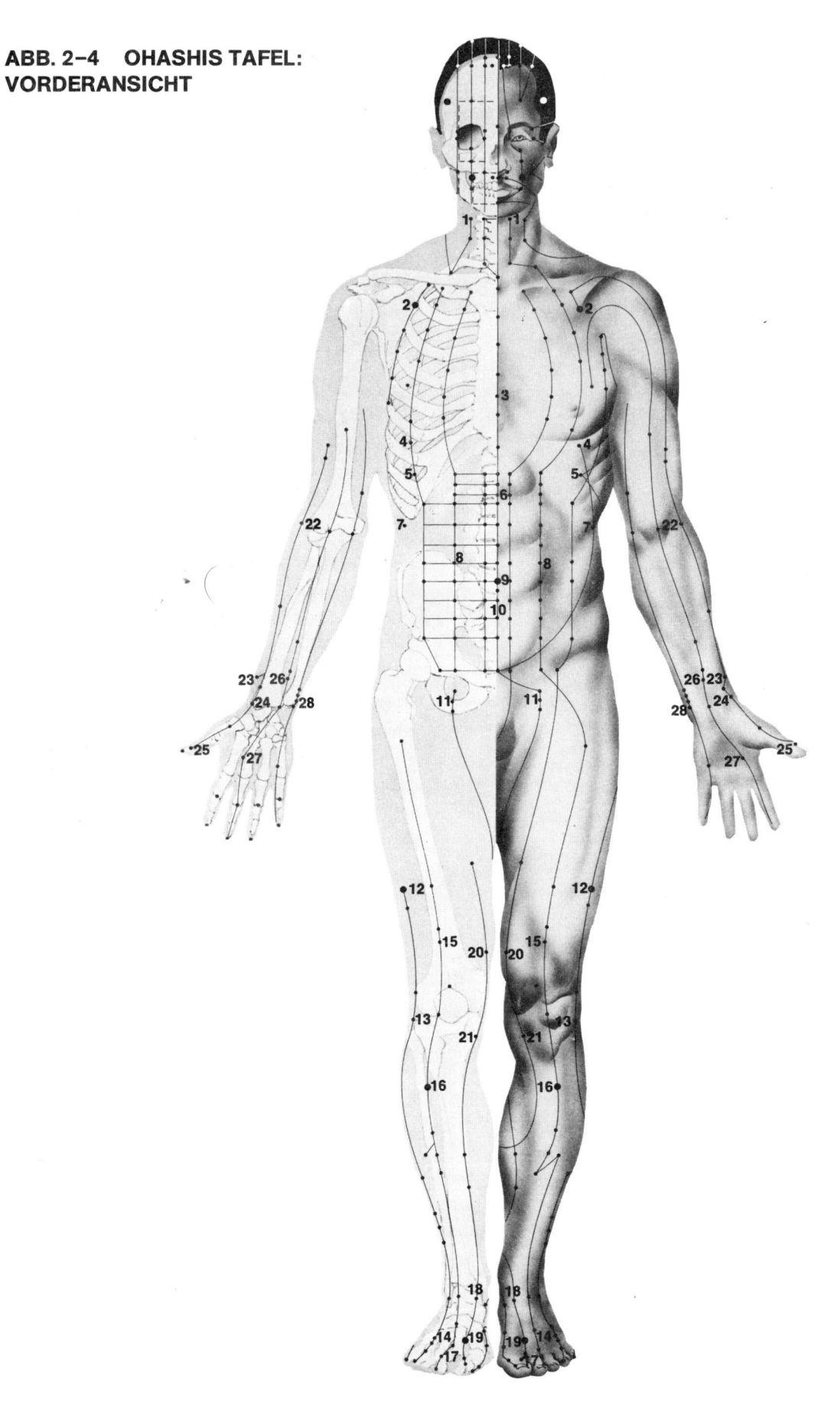

人迎 1 **Jin Gei (Magen Nr. 9)**
La: der Punkt ist 3¾ cm seitlich der Mittellinie auf dem Kehlkopf, dort wo man einen kleinen Puls fühlen kann.
Te: mit dem Daumen sanft und einwärts drücken, 10–15 Sekunden, dreimal.
Für: hohen Blutdruck.

中府 2 **Tshu Fu (Lunge Nr. 1)**
La: der Punkt ist 2½ cm unter der Mitte des Schlüsselbeins.
Te: mit dem Daumen hart und einwärts drücken, 7–10 Sekunden, dreimal.
Für: gewöhnliche Erkältung, Husten und Asthma.

臍中 3 **Dan Tshu (Konzeptionsgefäß Nr. 17)**
La: in der Mitte des Brustbeins auf gleicher Höhe mit den Brustwarzen, niveaugleich mit dem vierten Zwischenrippenraum.
Te: Mit beiden Daumen sanft und einwärts drücken, 10–15 Sekunden, dreimal.
Für: Asthma, hohen Blutdruck und mangelnde Milchbildung.

期門 4 **Ki Mon (Leber Nr. 14)**
La: zwischen der sechsten und siebenten Rippe.
Te: mit dem Daumen sanft und einwärts pressen, 5–10 Sekunden, dreimal.
Für: Rippenschmerzen und mangelnde Milchbildung.

日月 5 **Jitsu Getsu (Gallenblase Nr. 24)**
La: zwischen der siebenten und achten Rippe.
Te: mit dem Daumen sanft und einwärts drücken, 7–10 Sekunden, dreimal.
Für: Gallenblasenleiden.

中脘 6 **Tshu Kan (Konzeptionsgefäß Nr. 12)**
La: mittlere Bauchlinie, 10 cm über dem Nabel.
Te: mit der Handfläche sanft niederdrücken, 10–15 Sekunden, dreimal.
Für: Übelkeit, Erbrechen und Durchfall.

章門 7 **Shyo Mon (Leber Nr. 13)**
La: am Ende des Brustkorbes.
Te: mit dem Daumen stark und einwärts drücken, 7–10 Sekunden, dreimal.
Für: Leibschmerzen und Erbrechen.

天枢 8 **Ten Su (Magen Nr. 25)**
La: 5 cm seitwärts vom Nabel.
Te: mit drei Fingern, langsam steigernd, einwärts und tief drücken, 10–15 Sekunden, dreimal.
Für: Leibschmerzen und Durchfall.

気海 9 **Ki Kai (Konzeptionsgefäß Nr. 6)**
La: 3¾ cm unter dem Nabel.
Te: mit der Handfläche, langsam steigernd, einwärts und tief drücken, 10–15 Sekunden, dreimal.
Für: Magenschmerzen, Durchfall, nächtliche Pollutionen, Menstruationsstörungen und Verstopfung.

関元 10 **Kan Gen (Konzeptionsgefäß Nr. 4)**
La: 7½ cm unter dem Nabel.
Te: mit der Handfläche, langsam steigernd, einwärts und tief drücken, 10–15 Sekunden, dreimal.
Für: nächtliche Pollutionen, Frigidität, Impotenz und Menstruationsstörungen.

陰廉 11 **In Ren (Leber Nr. 11)**
La: 5 cm abwärts von der Falte zwischen Beinen und Rumpf.
Te: mit dem Daumen stark und einwärts drücken, 5–10 Sekunden, dreimal.
Für: Menstruationsstörungen und Frigidität.

風市 12 **Fu Shi (Gallenblase Nr. 31)**
La: an der Außenseite des Oberschenkels, am Ende des Mittelfingers, wenn die Arme gerade herunterhängen.
Te: mit beiden Daumen, langsam steigernd, tief und einwärts drücken, 10–15 Sekunden, dreimal.
Für: Kreislauf in den Beinen, müde Beine.

陽陵泉 13 **Yo Ryo Sen (Gallenblase Nr. 33)**
La: gerade unter der Kniescheibe, oben am Wadenbein, an der Außenseite des Beines.
Te: mit dem Daumen stark und einwärts drücken, 7–10 Sekunden, dreimal.
Für: Fieber und Lähmung der Beine.

臨泣 14 **Rin Kyu (Gallenblase Nr. 41)**
La: in der Vertiefung zwischen dem vierten und fünften Mittelfußknochen.
Te: mit dem Daumen einwärts und aufwärts sanft drücken, 5–10 Sekunden, dreimal.
Für: Menstruationsstörungen, Ohrenklingen und Fußschmerzen.

梁丘 15 **Ryo Kyu (Magen Nr. 34)**
La: in dem Grübchen 5 cm über dem unteren Ende des Oberschenkelknochens an der Außenseite. 5 cm über dem Winkel, den äußeren und oberen Rand der Patella miteinander bilden.
Te: mit dem Daumen stark und einwärts drücken, 7–10 Sekunden, dreimal.
Für: Magenschmerzen, Krämpfe, Arthritis im Knie.

三里 16 **Ashi San Ri (Magen Nr. 36)**
La: 7½ cm unterhalb von Magen–35, einen Fingerbreit unter dem Schienbeinknorpel, oben auf dem vorderen Schienbeinmuskel. Der Punkt liegt in der Vertiefung zwischen dem Schienbein und dem vorderen Schienbeinmuskel.
Te: mit beiden Daumen stark und einwärts drücken, 10–15 Sekunden, dreimal.
Für: allgemeines Wohlbefinden.

内庭 17 **Nai Tei (Magen Nr. 44)**
La: zwischen der zweiten und dritten Zehe, in der Vertiefung nahe dem zweiten Zehenglied.
Te: mit dem Daumen stark und aufwärts drücken, 7–10 Sekunden, dreimal.
Für: Zahnschmerzen und Magenschmerzen.

中封 18 **Tshu Ho (Leber Nr. 4)**
La: genau zwischen dem Fußknöchel und den Streckmuskeln.
Te: mit dem Daumen stark und einwärts drücken, 7–10 Sekunden, dreimal.
Für: Arthritis im Fußgelenk.

太衝 19 **Tai Tshu (Leber Nr. 3)**
La: 3¾ cm aufwärts zwischen dem ersten und zweiten Mittelfußknochen.
Te: mit dem Daumen stark und aufwärts drücken, dreimal.
Für: Kopfweh und Schwindel.

血海 20 **Ketsu Kai (Milz Nr. 10)**
La: 5 cm oberhalb der Kniescheibe, an der Ausbuchtung in der Mitte des Quadrizepsmuskels.
Te: mit beiden Daumen stark und einwärts drücken, 5–10 Sekunden, dreimal.
Für: Jucken, Allergiedermatitis, Nesselfieber und Menstruationsstörungen.

陰陵泉 21 **Yin Ryo Sen (Milz Nr. 9)**
La: oben am Schienbein, auf der Innenseite des Beines.
Te: mit dem Daumen stark und einwärts drücken, 7–10 Sekunden, dreimal.
Für: Knieschmerzen.

尺沢 22 **Shoku Taku (Lunge Nr. 5)**
La: in der Falte des Ellbogens, auf der radialen Seite des Bizeps. Man kann den Punkt sehen, wenn der Arm leicht gebeugt ist.
Te: mit dem Daumen stark und einwärts drücken, 7–10 Sekunden, dreimal.
Für: Husten, Ellbogenschmerzen und mühsame Atmung.

列欠 23 **Retsu Ketsu (Lunge Nr. 7)**
La: 3¾ cm oberhalb der Handbeugefalte, oben auf der radialen Vorbuchtung.
Te: mit dem Daumen stark und einwärts drücken, 7–10 Sekunden, dreimal.
Für: gewöhnliche Erkältung, Kopfweh und Fazialislähmung.

太淵 24 **Tai En (Lunge Nr. 9)**
La: auf der volaren Oberfläche des Handgelenkes, unterhalb der Handbeugefalte, zwischen der Pulsschlagader und der Vertiefung an der Außenseite des Radius, wo man einen kleinen Puls fühlen kann.
Te: mit dem Daumen stark und einwärts drücken, dreimal.
Für: mühsame Atmung, Husten, und Rachenkatarrh.

少商 25 **Shou Shu (Lunge Nr. 11)**
La: auf der radialen Seite des Daumens, 2½ mm seitlich der Nagelwurzel.
Te: mit einem spitzen Gegenstand stark und einwärts drücken, 7–10 Sekunden, dreimal.
Für: Halsentzündung, Husten, Rachenkatarrh, Handkrämpfe und müde Arme.

内関 26 **Nai Kan (Herzkreislauf Nr. 6)**
La: 5 cm oberhalb der Handbeugefalte, zwischen der longus volaris Sehne und der flexor carpi radialis Sehne.
Te: mit dem Daumen stark und einwärts drücken, 7–10 Sekunden, dreimal.
Für: Übelkeit, Erbrechen, Schlaflosigkeit und Herzklopfen.

労宮 27 **Ro Kyu (Herzkreislauf Nr. 8)**
La: auf der Handfläche, 2½ cm vom dritten Metakarpophangeal-Gelenk, zwischen dem zweiten und dritten Mittelhandknochen. Es kann auch an der Stelle gefunden werden, wo der vollständig gebeugte Mittelfinger die größte distale Handflächenfalte berührt.
Te: mit dem Daumen stark und einwärts drücken, 10–15 Sekunden, dreimal.
Für: Erschöpfung.

神門 28 **Shin Mon (Herz Nr. 7)**
La: im Gelenk zwischen dem Erbsenbein und der Elle. In der Vertiefung auf der radialen Seite des Flexor-carpi-ulnaris-Muskels.
Te: mit dem Daumen stark und einwärts drücken, 7–10 Sekunden, dreimal.
Für: Reizbarkeit und Schlaflosigkeit.

Schlüssel für die Abkürzungen
La: Lage der Punkte auf den Abbildungen
Te: Technik des Drückens der Punkte
Für: Für die Behandlung von

19

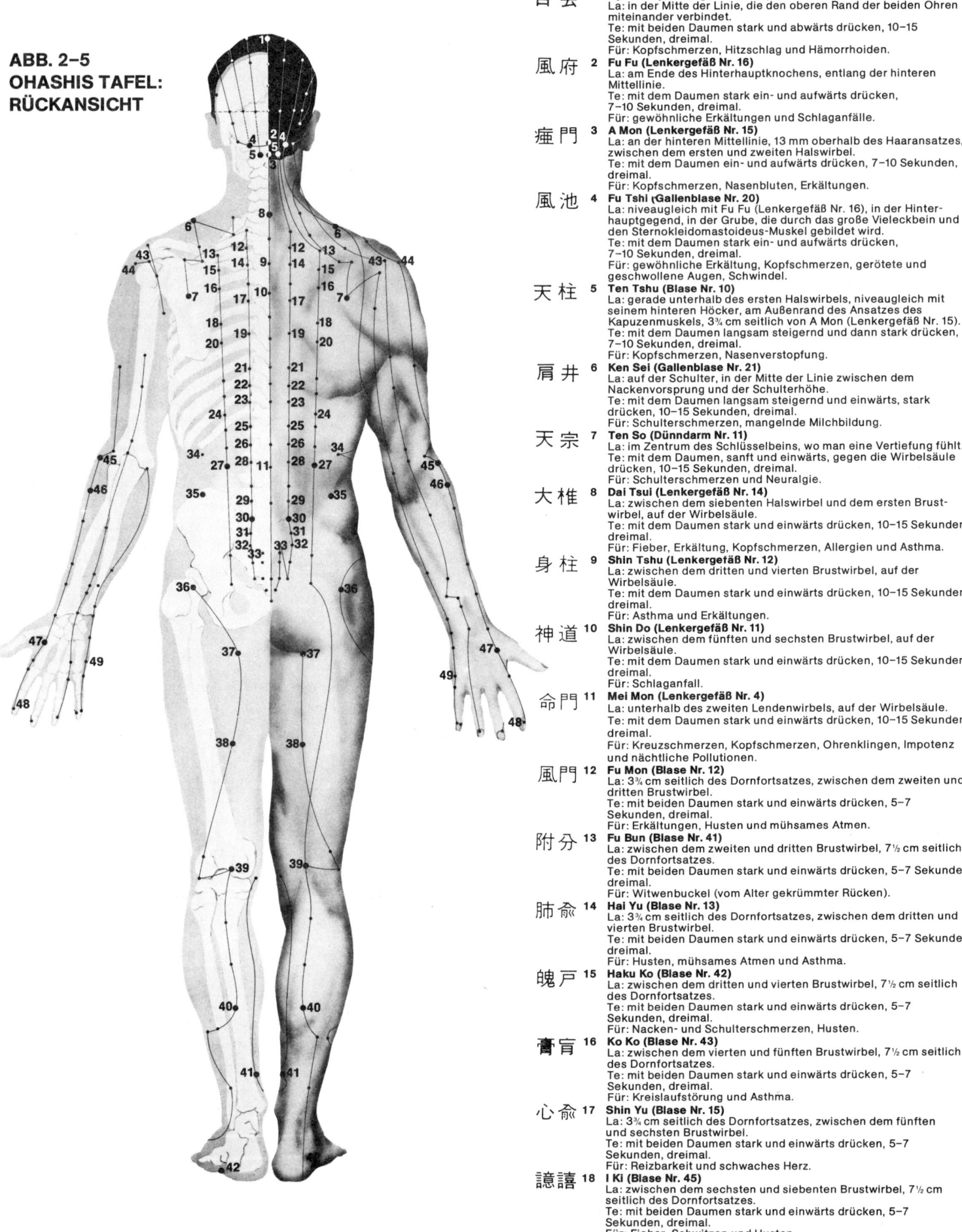

**ABB. 2–5
OHASHIS TAFEL:
RÜCKANSICHT**

百会 1 **Hya Kue (Lenkergefäß Nr. 20)**
La: in der Mitte der Linie, die den oberen Rand der beiden Ohren miteinander verbindet.
Te: mit beiden Daumen stark und abwärts drücken, 10–15 Sekunden, dreimal.
Für: Kopfschmerzen, Hitzschlag und Hämorrhoiden.

風府 2 **Fu Fu (Lenkergefäß Nr. 16)**
La: am Ende des Hinterhauptknochens, entlang der hinteren Mittellinie.
Te: mit dem Daumen stark ein- und aufwärts drücken, 7–10 Sekunden, dreimal.
Für: gewöhnliche Erkältungen und Schlaganfälle.

瘂門 3 **A Mon (Lenkergefäß Nr. 15)**
La: an der hinteren Mittellinie, 13 mm oberhalb des Haaransatzes, zwischen dem ersten und zweiten Halswirbel.
Te: mit dem Daumen ein- und aufwärts drücken, 7–10 Sekunden, dreimal.
Für: Kopfschmerzen, Nasenbluten, Erkältungen.

風池 4 **Fu Tshi (Gallenblase Nr. 20)**
La: niveaugleich mit Fu Fu (Lenkergefäß Nr. 16), in der Hinterhauptgegend, in der Grube, die durch das große Vieleckbein und den Sternokleidomastoideus-Muskel gebildet wird.
Te: mit dem Daumen stark ein- und aufwärts drücken, 7–10 Sekunden, dreimal.
Für: gewöhnliche Erkältung, Kopfschmerzen, gerötete und geschwollene Augen, Schwindel.

天柱 5 **Ten Tshu (Blase Nr. 10)**
La: gerade unterhalb des ersten Halswirbels, niveaugleich mit seinem hinteren Höcker, am Außenrand des Ansatzes des Kapuzenmuskels, 3¾ cm seitlich von A Mon (Lenkergefäß Nr. 15).
Te: mit dem Daumen langsam steigernd und dann stark drücken, 7–10 Sekunden, dreimal.
Für: Kopfschmerzen, Nasenverstopfung.

肩井 6 **Ken Sei (Gallenblase Nr. 21)**
La: auf der Schulter, in der Mitte der Linie zwischen dem Nackenvorsprung und der Schulterhöhe.
Te: mit dem Daumen langsam steigernd und einwärts, stark drücken, 10–15 Sekunden, dreimal.
Für: Schulterschmerzen, mangelnde Milchbildung.

天宗 7 **Ten So (Dünndarm Nr. 11)**
La: im Zentrum des Schlüsselbeins, wo man eine Vertiefung fühlt.
Te: mit dem Daumen, sanft und einwärts, gegen die Wirbelsäule drücken, 10–15 Sekunden, dreimal.
Für: Schulterschmerzen und Neuralgie.

大椎 8 **Dai Tsui (Lenkergefäß Nr. 14)**
La: zwischen dem siebenten Halswirbel und dem ersten Brustwirbel, auf der Wirbelsäule.
Te: mit dem Daumen stark und einwärts drücken, 10–15 Sekunden, dreimal.
Für: Fieber, Erkältung, Kopfschmerzen, Allergien und Asthma.

身柱 9 **Shin Tshu (Lenkergefäß Nr. 12)**
La: zwischen dem dritten und vierten Brustwirbel, auf der Wirbelsäule.
Te: mit dem Daumen stark und einwärts drücken, 10–15 Sekunden, dreimal.
Für: Asthma und Erkältungen.

神道 10 **Shin Do (Lenkergefäß Nr. 11)**
La: zwischen dem fünften und sechsten Brustwirbel, auf der Wirbelsäule.
Te: mit dem Daumen stark und einwärts drücken, 10–15 Sekunden, dreimal.
Für: Schlaganfall.

命門 11 **Mei Mon (Lenkergefäß Nr. 4)**
La: unterhalb des zweiten Lendenwirbels, auf der Wirbelsäule.
Te: mit dem Daumen stark und einwärts drücken, 10–15 Sekunden, dreimal.
Für: Kreuzschmerzen, Kopfschmerzen, Ohrenklingen, Impotenz und nächtliche Pollutionen.

風門 12 **Fu Mon (Blase Nr. 12)**
La: 3¾ cm seitlich des Dornfortsatzes, zwischen dem zweiten und dritten Brustwirbel.
Te: mit beiden Daumen stark und einwärts drücken, 5–7 Sekunden, dreimal.
Für: Erkältungen, Husten und mühsames Atmen.

附分 13 **Fu Bun (Blase Nr. 41)**
La: zwischen dem zweiten und dritten Brustwirbel, 7½ cm seitlich des Dornfortsatzes.
Te: mit beiden Daumen stark und einwärts drücken, 5–7 Sekunden, dreimal.
Für: Witwenbuckel (vom Alter gekrümmter Rücken).

肺俞 14 **Hai Yu (Blase Nr. 13)**
La: 3¾ cm seitlich des Dornfortsatzes, zwischen dem dritten und vierten Brustwirbel.
Te: mit beiden Daumen stark und einwärts drücken, 5–7 Sekunden, dreimal.
Für: Husten, mühsames Atmen und Asthma.

魄戸 15 **Haku Ko (Blase Nr. 42)**
La: zwischen dem dritten und vierten Brustwirbel, 7½ cm seitlich des Dornfortsatzes.
Te: mit beiden Daumen stark und einwärts drücken, 5–7 Sekunden, dreimal.
Für: Nacken- und Schulterschmerzen, Husten.

膏肓 16 **Ko Ko (Blase Nr. 43)**
La: zwischen dem vierten und fünften Brustwirbel, 7½ cm seitlich des Dornfortsatzes.
Te: mit beiden Daumen stark und einwärts drücken, 5–7 Sekunden, dreimal.
Für: Kreislaufstörung und Asthma.

心俞 17 **Shin Yu (Blase Nr. 15)**
La: 3¾ cm seitlich des Dornfortsatzes, zwischen dem fünften und sechsten Brustwirbel.
Te: mit beiden Daumen stark und einwärts drücken, 5–7 Sekunden, dreimal.
Für: Reizbarkeit und schwaches Herz.

譩譆 18 **I Ki (Blase Nr. 45)**
La: zwischen dem sechsten und siebenten Brustwirbel, 7½ cm seitlich des Dornfortsatzes.
Te: mit beiden Daumen stark und einwärts drücken, 5–7 Sekunden, dreimal.
Für: Fieber, Schwitzen und Husten.

膈俞 **19 Kaku Yu (Blase Nr. 17)**
La: zwischen dem siebenten und achten Brustwirbel, 3¾ cm
seitlich des Dornfortsatzes.
Te: mit beiden Daumen stark und einwärts drücken, 5–7
Sekunden, dreimal.
Für: Schmerzen entlang den Rippen, Magenschmerzen und
Schluckauf.

膈関 **20 Kaku Kan (Blase Nr. 46)**
La: zwischen dem siebenten und achten Brustwirbel, 7½ cm
seitlich des Dornfortsatzes.
Te: mit beiden Daumen stark und einwärts drücken, 5–7
Sekunden, dreimal.
Für: Übelkeit, Erbrechen und Schluckauf.

肝俞 **21 Kan Yu (Blase Nr. 18)**
La: zwischen dem neunten und zehnten Brustwirbel, 3¾ cm
seitlich des Dornfortsatzes.
Te: mit beiden Daumen stark und einwärts drücken, 5–7
Sekunden, dreimal.
Für: Schmerzen entlang den Rippen, Schwindel, Seekrankheit
und Beschwerden in der Lebergegend.

胆俞 **22 Tan Yu (Blase Nr. 19)**
La: zwischen dem zehnten und elften Brustwirbel, 3¾ cm
seitlich des Dornfortsatzes.
Te: mit beiden Daumen stark und einwärts drücken, 5–7
Sekunden, dreimal.
Für: Schmerzen entlang den Rippen, trockenen Mund und
Beschwerden in der Gallenblasengegend.

脾俞 **23 Hi Yu (Blase Nr. 20)**
La: zwischen dem elften und zwölften Brustwirbel, 3¾ cm
seitlich des Dornfortsatzes.
Te: mit beiden Daumen stark und einwärts drücken, 5–7
Sekunden, dreimal.
Für: Diabetes, Appetitlosigkeit und Beschwerden in der
Milzgegend.

意舍 **24 I Sha (Blase Nr. 49)**
La: zwischen dem elften und zwölften Brustwirbel, 7½ cm
seitlich des Dornfortsatzes.
Te: mit beiden Daumen stark und einwärts drücken, 5–7
Sekunden, dreimal.
Für: Diarrhöe, Magenschmerzen und Nervenleiden.

胃俞 **25 I Yu (Blase Nr. 21)**
La: zwischen dem zwölften Brustwirbel und dem ersten Lenden-
wirbel, 3¾ cm seitlich des Dornfortsatzes.
Te: mit beiden Daumen stark und einwärts drücken, 5–7
Sekunden, dreimal.
Für: Magenschmerzen und Beschwerden in der Magengegend.

三焦俞 **26 San Shyo Yu (Blase Nr. 22)**
La: zwischen dem ersten und zweiten Lendenwirbel, 3¾ cm
seitlich des Dornfortsatzes.
Te: mit beiden Daumen stark und einwärts drücken, 5–7
Sekunden, dreimal.
Für: Diarrhöe, Erschöpfung, Schmerzen im unteren Rücken und
Beschwerden in der Gegend des Dreifachen Wärmers.

志室 **27 Shi Shitsu (Blase Nr. 52)**
La: zwischen dem zweiten und dritten Lendenwirbel, 7½ cm
seitlich des Dornfortsatzes.
Te: mit beiden Daumen stark und einwärts drücken, gegen die
Wirbelsäule, 5–7 Sekunden, dreimal.
Für: Schmerzen im unteren Rücken, Erschöpfung und Sexualkraft.

腎俞 **28 Jin Yu (Blase Nr. 23)**
La: zwischen dem zweiten und dritten Lendenwirbel, 3¾ cm
seitlich des Dornfortsatzes.
Te: mit beiden Daumen stark und einwärts drücken, 5–7
Sekunden, dreimal.
Für: Schwäche und Beschwerden in der Nierengegend.

大腸俞 **29 Dai Tshyo Yu (Blase Nr. 25)**
La: 3¾ cm seitlich des Dornfortsatzes des vierten Lendenwirbels.
Te: mit beiden Daumen stark und einwärts drücken, 5–7
Sekunden, dreimal.
Für: Diarrhöe, Verstopfung und Beschwerden in der Dickdarm-
gegend.

関元俞 **30 Kan Gen Yu (Blase Nr. 26)**
La: zwischen dem fünften Lendenwirbel und dem Beckenknochen,
3¾ cm seitlich des Dornfortsatzes.
Te: mit beiden Daumen stark und einwärts drücken, 5–7
Sekunden, dreimal.
Für: Schmerzen im unteren Rücken, Verdauung und Sexualkraft.

小腸俞 **31 Sho Tshyo Yu (Blase Nr. 27)**
La: in der Grube auf gleicher Höhe mit der ersten Kreuzbein-
öffnung und 3¾ cm seitlich der Mittellinie des Körpers.
Te: mit beiden Daumen stark und einwärts drücken, 5–7
Sekunden, dreimal.
Für: Schmerzen im unteren Rücken, Schmerzen in den Hüften
und Beschwerden in der Dünndarmgegend.

膀胱俞 **32 Bo Ko Yu (Blase Nr. 28)**
La: in der Grube auf gleicher Höhe mit der zweiten Kreuzbein-
öffnung und 3¾ cm seitlich der Zentrallinie des Körpers.
Te: mit beiden Daumen stark und einwärts drücken, 5–7
Sekunden, dreimal.
Für: Bettnässen und Beschwerden in der Blasengegend.

次髎 **33 Gi Ryo (Blase Nr. 32)**
La: in der zweiten Kreuzbeinöffnung.
Te: mit beiden Daumen stark und einwärts drücken,
5–7 Sekunden, dreimal.
Für: Bettnässen, Menstruationsstörungen.

京門 **34 Kei Mon (Gallenblase Nr. 25)**
La: unterhalb der zwölften Rippe.
Te: mit beiden Daumen stark und einwärts drücken,
7–10 Sekunden, dreimal.
Für: Magenschmerzen, Verdauung und Erbrechen.

転子 **35 Ten Shi ("Gelenkpunkt" – nicht auf dem Meridian)**
La: ungefähr 7½ cm seitlich des Hüftknochens.
Te: mit beiden Daumen stark und einwärts, gegen das Kreuzbein
drücken, 10–15 Sekunden, dreimal.
Für: Schmerzen im unteren Rücken, Sexualkraft und Verdauung.

環跳 **36 Kan Tshyo (Gallenblase Nr. 30)**
La: ein Drittel der Entfernung vom großen Trochanter zur
letzten Öffnung im Kreuzbein.
Te: mit beiden Daumen stark und einwärts drücken,
10–15 Sekunden, dreimal.
Für: Ischias und Schmerzen im unteren Rücken.

承扶 **37 Sho Fu (Blase Nr. 36)**
La: an der Mittellinie der hinteren Oberschenkelfläche und auf
gleicher Höhe mit der Gesäßfalte.
Te: mit beiden Daumen stark und aufwärts drücken,
10–15 Sekunden, dreimal.
Für: Ischias und Schmerzen im unteren Rücken.

殷門 **38 I Mon (Blase Nr. 37)**
La: an der Mittellinie der hinteren Oberschenkelfläche und
15 cm von der Gesäßfalte, halbwegs zwischen Blase Nr. 36,
Sho Fu, und Blase Nr. 40, I Tschu.
Te: mit beiden Daumen stark ein- und aufwärts drücken,
10–15 Sekunden, dreimal.
Für: Ischias und müde Beine.

委中 **39 I Tshu (Blase Nr. 40)**
La: im Zentrum der Kniekehle.
Te: mit beiden Daumen sanft und einwärts drücken,
7–10 Sekunden, dreimal.
Für: Ischias, Schmerzen im unteren Rücken, Wadenkrämpfe.

承山 **40 Sho Zan (Blase Nr. 57)**
La: im Musculus gastrocnemius. Beim Ausstrecken des Unter-
schenkels erscheint eine Quervertiefung im Musculus
gastrocnemius.
Te: mit dem Daumen sanft und einwärts drücken,
10–15 Sekunden, dreimal.
Für: Ischias, Krämpfe im Musculus gastrocnemius, müde Beine.

三陰交 **41 San Yin Ko (Milz Nr. 6)**
La: 7½ cm oberhalb des mittleren Knöchels, entlang der
hinteren Schienbeinkante.
Te: mit beiden Daumen stark und einwärts drücken, gegen den
Knochen hin, 7–10 Sekunden, dreimal.
Für: traumatische Schmerzen in den Fußknöcheln, Übergewicht,
Verdauungsprobleme, Schlaflosigkeit und Menstruations-
störungen.

湧泉 **42 Yu Sen (Niere Nr. 1)**
La: an der Fußsohle, ein Drittel der Entfernung von der Spitze
der mittleren Zehe zur Ferse und in der Falte, die durch das
Beugen der Zehen gebildet wird.
Te: mit beiden Daumen stark und einwärts drücken,
10–15 Sekunden, dreimal.
Für: Epilepsie, Schwindel und Menstruationsstörungen.

肩髎 **43 Ken Ryo (Dreifacher Wärmer Nr. 14)**
La: auf der dorsalen Fläche der Schulter, unten an der Falte,
die sich unterhalb des Akromion bildet, wo der Arm
hochgehoben wird.
Te: mit beiden Daumen stark und einwärts drücken,
10–15 Sekunden, dreimal.
Für: Schmerzen im Schultergelenk.

肩髃 **44 Ken Gu (Dickdarm Nr. 15)**
La: zwischen dem Akromion und dem größeren Höcker des
Oberarmknochens und in der Mitte des oberen Deltamuskels.
Zur Identifizierung dieser Stelle: wenn der Arm des Patienten
auf Schulterhöhe gehoben wird, werden zwei Vertiefungen
unterhalb des Akromion und des Schlüsselbeins sichtbar;
die kleinere Vertiefung direkt vor der distalen Spitze des
Akromion ist der Punkt.
Te: mit beiden Daumen stark und einwärts drücken,
10–15 Sekunden, dreimal.
Für: Schultergelenkschmerzen.

曲池 **45 Kyoku Tshi (Dickdarm Nr. 11)**
La: in der Vertiefung am Ende der Falte, die erscheint, wenn
der Ellbogen um 90 Grad gebeugt und auf Schulterhöhe
gehoben wird.
Te: mit dem Daumen stark gegen den Ellbogen hin drücken,
10–15 Sekunden, dreimal.
Für: Diarrhöe, Kopfweh, Fieber und Schmerzen im Arm.

三里 **46 Te San Ri (Dickdarm Nr. 10)**
La: 3¾ cm von Dickdarm 11, Kyoku Tschi.
Te: mit dem Daumen stark und einwärts drücken, 7–10 Sekunden,
dreimal.
Für: allgemeines Wohlbefinden.

合谷 **47 Go Koku (Dickdarm Nr. 4)**
La: zwischen dem ersten und zweiten Mittelhandknochen.
Nahe der radialen Seite der Mitte des zweiten Mittelhandknochens.
Wenn die Finger zusammen gehalten werden, kann die Stelle
unterhalb des fleischigen Walls, der sich zwischen der Basis
des Daumens und Zeigefingers bildet, gefunden werden.
Mit Zeigefinger und Daumen des Patienten auf 90 Grad zueinander
ausgerichtet, sollte der Therapeut sein Daumenendglied auf
die Brücke zwischen Daumen und Zeigefinger legen, um den
Punkt an der Spitze seines Daumens zu finden.
Te: mit dem Daumen stark gegen den Zeigefinger drücken,
10–15 Sekunden, dreimal.
Für: Diarrhöe, Hautausschläge, Spannungen in den Gesichts-
muskeln und Zahnschmerzen.

商陽 **48 Sho Yo (Dickdarm Nr. 1)**
La: auf der radialen Seite des Zeigefingers. 2½ mm seitlich
der Nagelwurzel.
Te: mit einem spitzen Gegenstand stark und einwärts drücken,
5–7 Sekunden, dreimal.
Für: Fieber und Diarrhöe.

後谿 **49 Go Kei (Dünndarm Nr. 3)**
La: die Stelle ist an der Falte, die sich bildet wenn die Hand
eine Faust macht, zu finden, hinter dem fünften Finger am
kubitalen Rand der Hand.
Te: mit dem Daumen oder einem spitzen Gegenstand stark und
einwärts drücken, 7–10 Sekunden, dreimal.
Für: Gefühllosigkeit und Lähmung der Finger und Kopfschmerzen.

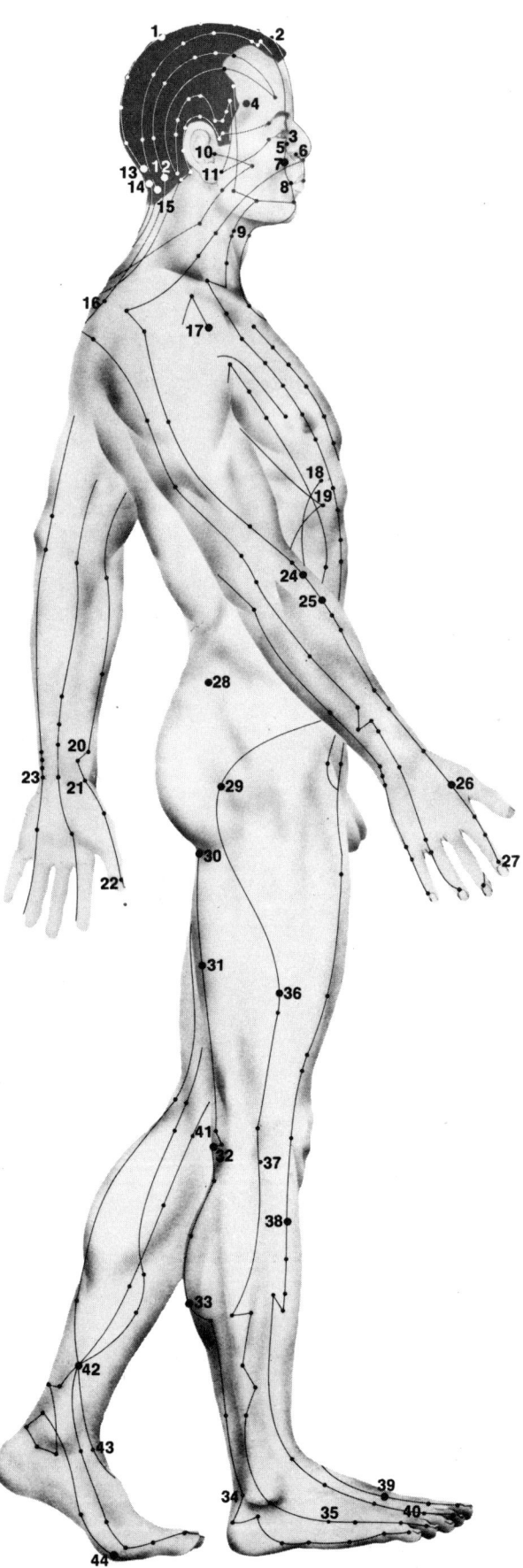

ABB. 2-6 OHASHIS TAFEL: SEITENANSICHT

百会 **1 Hya Kue (Lenkergefäß Nr. 20)**
siehe Rücken 1

上星 **2 Jo Sei (Lenkergefäß Nr. 23)**
siehe Gesicht 1

晴明 **3 Sei Mei (Blase Nr. 1)**
siehe Gesicht 3

太陽 **4 Tai Yo ("Sonne" – nicht auf dem Meridian)**
siehe Gesicht 10

承泣 **5 Sho Kyu (Magen Nr. 1)**
siehe Gesicht 6

迎香 **6 Gei Ko (Dickdarm Nr. 20)**
siehe Gesicht 5

巨髎 **7 Kyo Sho (Magen Nr. 3)**
siehe Gesicht 7

地倉 **8 Tshi So (Magen Nr. 4)**
siehe Gesicht 8

人迎 **9 Jin Gei (Magen Nr. 9)**
siehe Vorderansicht 1

聴宮 **10 Tshyo Ku (Dünndarm Nr. 19)**
La: vor dem Tragus, in der Vertiefung, die sich bei leicht
geöffnetem Mund bildet.
Te: mit dem Zeigefinger stark und einwärts drücken,
7–10 Sekunden, dreimal.
Für: Ohrenklingen.

聴会 **11 Tsho E (Gallenblase Nr. 2)**
La: gerade unterhalb Dünndarm 19, Tschyo Ku.
Te: mit dem Zeigefinger stark und einwärts drücken,
7–10 Sekunden, dreimal.
Für: Ohrenklingen.

風池 **12 Fu Tshi (Gallenblase Nr. 20)**
siehe Rücken 4

風府 **13 Fu Fu (Lenkergefäß Nr. 16)**
siehe Rücken 2

瘂門 **14 A Mon (Lenkergefäß Nr. 15)**
siehe Rücken 3

天柱 **15 Ten Tshu (Blase Nr. 10)**
siehe Rücken 5

肩髃 **16 Ken Gu (Dickdarm Nr. 15)**
siehe Rücken 44

中府 **17 Tshu Fu (Lunge Nr. 1)**
siehe Vorderansicht 2

期門 **18 Ki Mon (Leber Nr. 14)**
siehe Vorderansicht 4

日月 **19 Jitsu Getsu (Gallenblase Nr. 24)**
siehe Vorderansicht 5

列欠 **20 Rei Ketsu (Lunge Nr. 7)**
siehe Vorderansicht 23

太淵 **21 Tai En (Lunge Nr. 9)**
siehe Vorderansicht 24

少商 **22 Shou Sho (Lunge Nr. 11)**
siehe Vorderansicht 25

神門 **23 Shin Mon (Herz Nr. 7)**
siehe Vorderansicht 28

曲池 **24 Kyoku Tschi (Dickdarm Nr. 11)**
siehe Rücken 45

三里 **25 Te San Ri (Dickdarm Nr. 10)**
siehe Rücken 46

合谷 **26 Go Koku (Dickdarm Nr. 4)**
siehe Rücken 47

商陽 **27 Sho Yo (Dickdarm Nr. 1)**
siehe Rücken 48

転子 **28 Ten Shi ("Gelenkpunkt" – nicht auf dem Meridian)**
siehe Rücken 35

環跳 **29 Kan Tshyo (Gallenblase Nr. 30)**
siehe Rücken 36

承扶 **30 Sho Fu (Blase Nr. 36)**
siehe Rücken 37

殷門 **31 I Mon (Blase Nr. 37)**
siehe Rücken 38

委中 **32 I Tshu (Blase Nr. 40)**
siehe Rücken 39

承山 **33 Shyo Zan (Blase Nr. 57)**
siehe Rücken 40

崑崙 **34 Kon Ron (Blase Nr. 60)**
La: zwischen dem äußeren Knöchel und der Achillessehne.
Te: mit dem Daumen stark und einwärts drücken,
7–10 Sekunden, dreimal.
Für: Ischias, Schwindel und Epilepsie

臨泣 **35 Rin Kyu (Gallenblase Nr. 40)**
siehe Vorderansicht 14

風市 **36 Fu Shi (Gallenblase Nr. 31)**
siehe Vorderansicht 12

陽陵泉 **37 Yo Ryo Sen (Gallenblase Nr. 33)**
siehe Vorderansicht 13

三里 **38 Ashi San Ri (Magen Nr. 36)**
siehe Vorderansicht 16

太衝 **39 Tai Tshu (Leber Nr. 3)**
siehe Vorderansicht 19

内庭 **40 Nai Tei (Magen Nr. 44)**
siehe Vorderansicht 17

陰陵泉 **41 In Ryo Sen (Milz Nr. 9)**
siehe Vorderansicht 21

三陰交 **42 San Yin Ko (Milz Nr. 6)**
siehe Rücken 41

中封 **43 Tshu Fu (Leber Nr. 4)**
siehe Vorderansicht 18

湧泉 **44 Yu Sen (Nieren Nr. 1)**
siehe Rücken 42

Schlüssel für die Abkürzungen
La: Lage der Punkte auf den Abbildungen
Te: Technik des Drückens der Punkte
Für: Für die Behandlung von

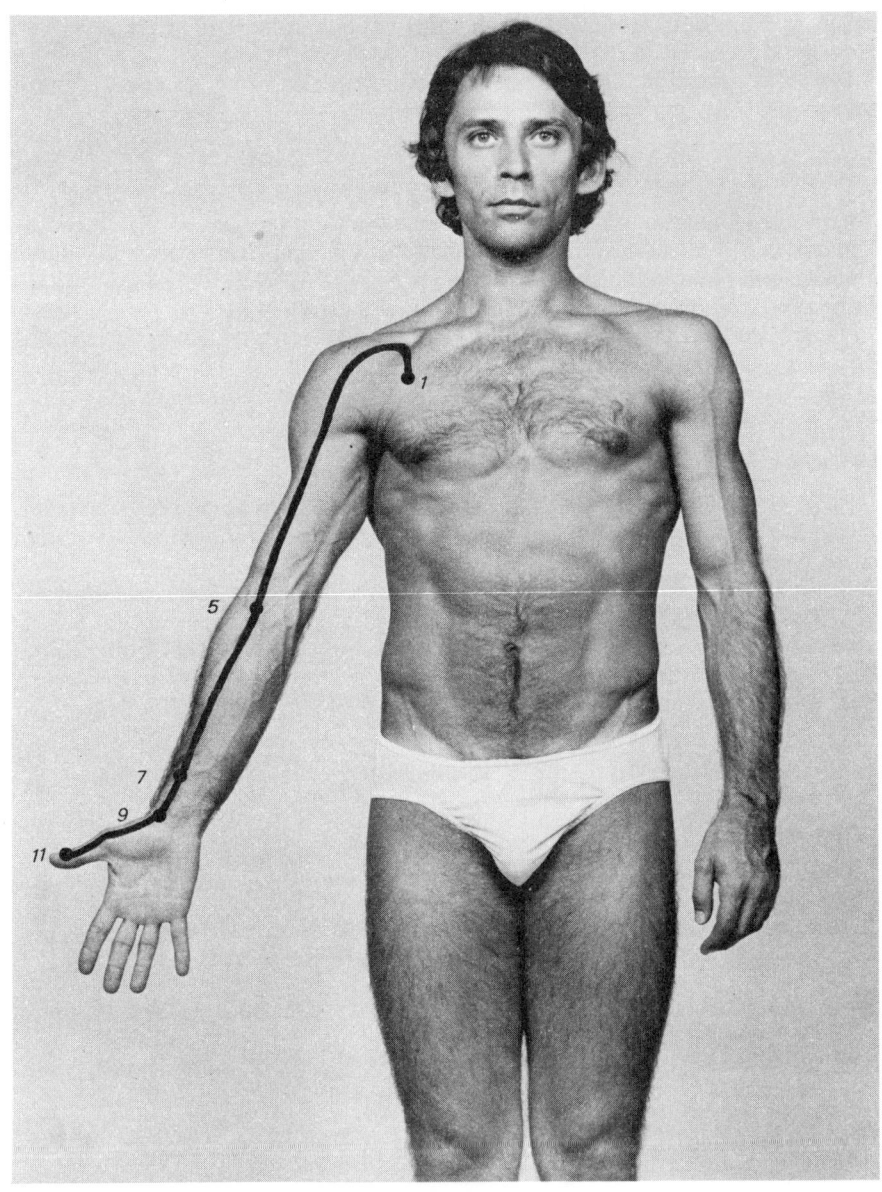

**ABB. 2–7
LUNGENMERIDIAN**

Haupttsubos auf den Meridianlinien

1. LUNGENMERIDIAN (Yin) Tafel 2–7

Lunge Nr. 1 Tshu Fu ("Sammelzentrum") Zeichnung 2–8

Lage: von der Brustwarze ab 5 cm messen (in die Richtung auf den Arm zu). Drei Rippen nach oben abzählen. Der Punkt ist zwischen der ersten und zweiten Rippe von oben, 2½ cm unterhalb der Mitte des Schlüsselbeins.
Technik: mit dem Daumen dreimal 7–10 Sekunden lang stark und einwärts drücken.
Für: gewöhnliche Erkältung, Husten, Asthma.

Lunge Nr. 5 Shoku Taku ("in der Furche")

Lage: eine Faust machen, Ellbogen beugen, Lunge Nr. 5 ist an der Außenseite der Sehne in der Ellbogenbeuge.

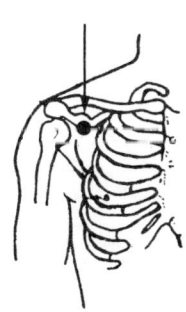

**ABB. 2–8
LAGE VON LUNGE NR. 1**

23

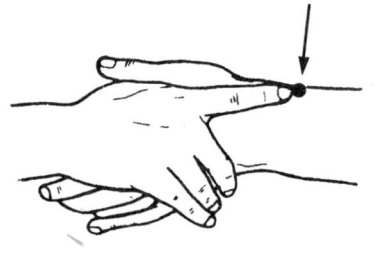

**ABB. 2–9
WIE MAN LUNGE NR. 7 FINDET**

Technik: mit dem Daumen dreimal, je 7–10 Sekunden lang, rückwärts und einwärts drücken.

Für: Husten, Ellbogenschmerzen, schmerzhafte Atmung, Versteifung, mit Lungenproblemen verbundenes Fieber.

Lunge Nr. 7 Retsu Ketsu* Zeichnung 2–9

Lage: den Daumen und Zeigefinger des Patienten spreizen und seine andere Hand in den Zwischenraum gleiten lassen. Sein Zeigefinger sollte am anderen Handgelenk auf den Punkt treffen.
Lunge Nr. 7 ist 3¾ cm oberhalb der Handgelenksfalte.

Technik: mit dem Daumen dreimal, je 7–10 Sekunden lang, stark und einwärts drücken.

Für: Stauungen, Kopfweh, Erkältung, Fazialislähmung.

Lunge Nr. 9 Tai En ("große Stockung")

Lage: eine Faust machen und das Handgelenk beugen. Lunge Nr. 9 ist in der Kerbe der ersten Hautfalte an der Daumenseite des Handgelenks, wo man einen kleinen Puls fühlen kann.

Technik: mit dem Daumen dreimal, je 7–10 Sekunden lang, stark und einwärts drücken.

Für: Wiederbelebung eines bewußtlosen Menschen (Stimulation durch Drücken des Punktes und Reiben der Hand), schmerzhafte Atmung, Husten, Rachenkatarrh.

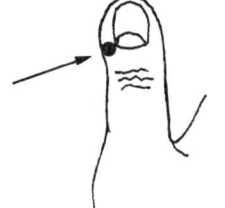

Lunge Nr. 11 Shou Shu ("junger Händler")

Lage: an der Außenseite des Daumens, ¼ cm seitwärts von der Nagelbasis.
Wie finden: siehe Zeichnung 2–10
Technik: mit einem scharfen, spitzen Gegenstand, wie z.B. einem Zahnstocher, dreimal, je 7–10 Sekunden lang, stark und einwärts drücken.
Für: Halsentzündung, Husten, schmerzende Atmung.

**ABB. 2–10
LAGE VON LUNGE NR. 11**

2. DICKDARMMERIDIAN (Yang) Tafel 2–11

Dickdarm Nr. 1 Sho Yo ("Yang Händler")

Lage: an der Daumenseite des Zeigefingers, ¼ cm seitwärts von der Nagelbasis.
Technik: mit einem scharfen, spitzen Gegenstand dreimal, je 7–10 Sekunden lang, stark drücken.
Für: Fieber, Durchfall.

Dickdarm Nr. 4 Go Koku ("Bergen begegnen")

Lage: halbwegs zwischen den Knochen des Daumens und des Zeigefingers.
Wie finden: nehmen Sie den Daumen des Patienten und legen Sie ihn zwischen Daumen und Zeigefinger seiner anderen Hand (Zeichnung 2–12). Beugen Sie seinen Daumen. Die Spitze wird Dickdarm Nr. 4 berühren.
Technik: mit dem Daumen dreimal, je 10–15 Sekunden lang, stark gegen den Zeigefinger drücken.
Für: Durchfall, Ausschlag, Zahnschmerzen, Gesichtsmuskelspannung, wichtig für allgemeine Gesundheit.

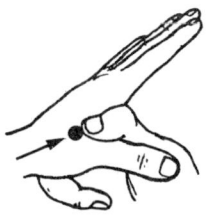

**ABB. 2–12
WIE MAN DICKDARM
NR. 4 FINDET**

* Dieses Tsubo und einige andere sind unübersetzbar.

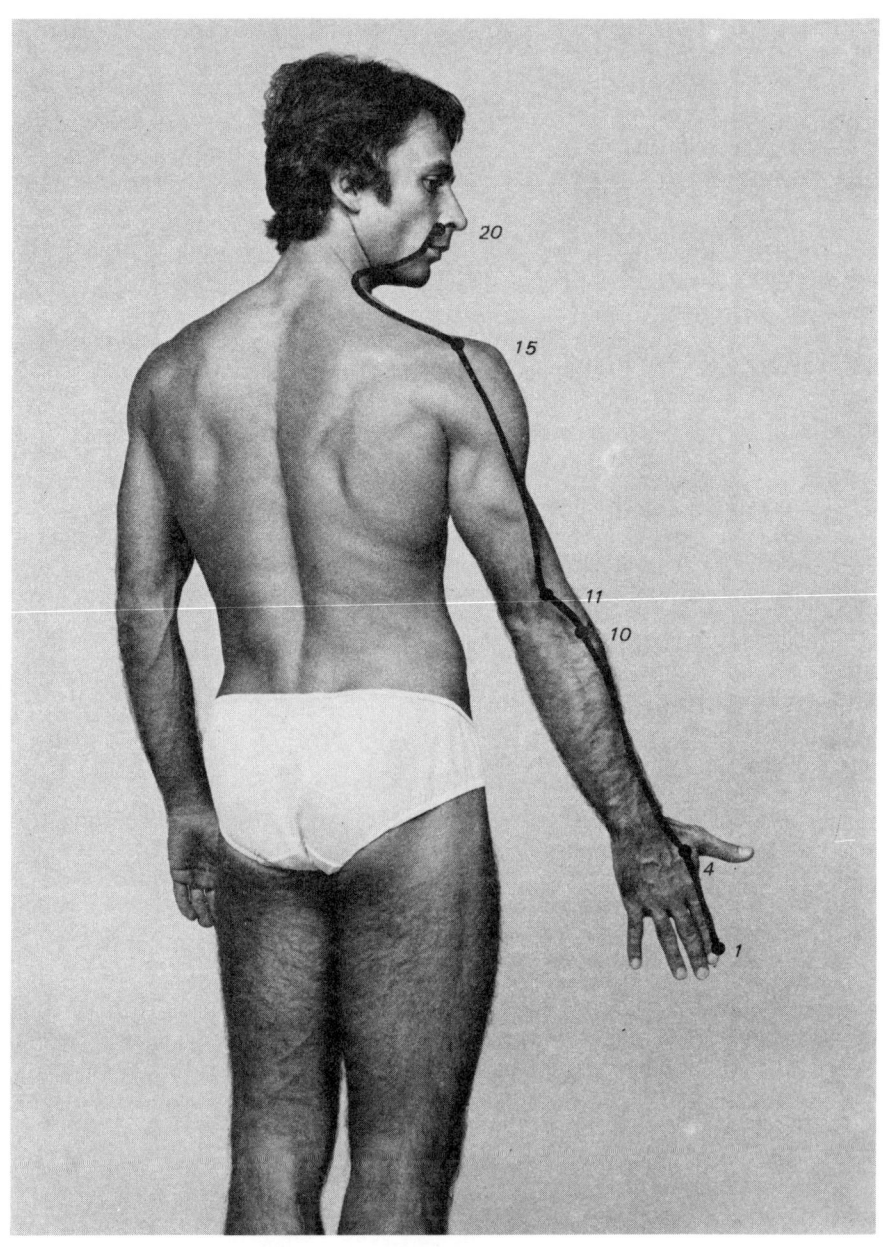

ABB. 2–11
DICKDARMMERIDIAN

Dickdarm Nr. 10 To San Ri ("drei Meilen")

Lage: 3¾ cm unterhalb der Vertiefung am Ende der Falte, welche erscheint, wenn der Ellbogen um 90 Grad gebeugt wird.

Wie finden: drei Finger breit von der Spitze der Ellbogenfalte am Unterarm herunter, an der Außenseite, abmessen. Siehe Dickdarm Nr. 11.

Technik: mit dem Daumen dreimal, je 10–15 Sekunden lang, stark drücken.

Für: schmerzende ine, Schmerz und Ermüdung in den Armen, allgemeines Wohlbefinden.

Dickdarm Nr. 11 Kyoku Tshi ("der See der Kraft an der Ecke")

Lage: in der Vertiefung, die erscheint, wenn der Ellbogen um 90 Grad gebeugt wird.

Wie finden: Beugen Sie den Ellbogen. Der Punkt ist am Ende der Falte, an der Außenseite, halbwegs zwischen Lunge Nr. 5 und dem Kopf des Musikantenknochens. Es ist leichter, Dickdarm Nr. 10 zu finden, nachdem man diesen Punkt gefunden hat.

Technik: mit dem Daumen dreimal, je 10–15 Sekunden lang, stark drücken.

Für: alle Armprobleme.

Dickdarm Nr. 15 Ken Gu ("Ecke der Schulter")

Lage: in der Vertiefung an der Außenseite des Schulterblattes.

Wie finden: Lassen Sie den Patienten seinen gebeugten Arm in einem Winkel von 90 Grad vom Körper abheben. Die Vertiefung wird dann leichter zu sehen sein.

Technik: mit dem Daumen dreimal, je 10–15 Sekunden lang, stark drücken.

Für: Schultergelenkschmerzen, versteiftes Schultergelenk.

Dickdarm Nr. 20 Gei Ko ("willkommener Duft")

Lage: in den kleinen Kerben an den Seiten der Nase, gerade außerhalb des weitesten Punktes der Nasenflügel.

Technik: mit dem Zeigefinger in einem Winkel von 45 Grad dreimal, je 10–15 Sekunden lang, stark und einwärts drücken.

Für: Nasenverstopfung, Schnupfen, Gesichtsmuskelspannung.

3. MAGENMERIDIAN (Yang) Tafel 2–13

Magen Nr. 3 Kyo Sho

Lage: auf der Linie direkt unter den Pupillen, wenn der Patient geradeaussieht, auf gleicher Höhe mit der Basis der Nase.

Wie finden: siehe Abbildung des Magenmeridians (Tafel 2–13).

Technik: zuerst den kleinen Finger auf den Punkt legen, den Daumen darüber und einwärts und aufwärts drücken.

Für: Stirnhöhlenkatarrh, Nasenverstopfung, Gesichtsschmerzen oder Gesichtslähmung, Spannung.

Magen Nr. 4 Tshi So

Lage: auf der Linie direkt unter den Pupillen, wenn der Patient geradeaus sieht, niveaugleich mit dem Mundwinkel.

Wie finden: siehe Tafel des Magenmeridians (Tafel 2–13).

Technik: mit dem Zeigefinger dreimal, je 5–7 Sekunden lang, stark und einwärts drücken.

Für: Zahnschmerzen, Gesichtsmuskelspannung, allgemeine Spannung.

Magen Nr. 6 Kyo Shya (nicht auf der Tafel)

Lage: am Kiefergelenk, an jeder Seite des Mundes.

Wie finden: Lassen Sie den Patienten seinen Kiefer anspannen. Sie werden eine Vertiefung fühlen können an der Ecke des Kiefers, leicht einwärts vom Kieferknochen.

Technik: mit dem Daumen dreimal, je 5–7 Sekunden lang, langsam steigernd, sanft und einwärts drücken.

Für: Zahnschmerzen.

Magen Nr. 9 Jin Gei ("willkommener Mensch")

Lage: 3¾ cm von der Mittellinie durch den Kehlkopf, wo ein kleiner Puls fühlbar ist.

Wie finden: Folgen Sie mit Daumen und Mittelfinger einer der beiden Hände der Faltenlinie unter Ihrem Kinn bis Sie den Kehlkopf fühlen. Jetzt

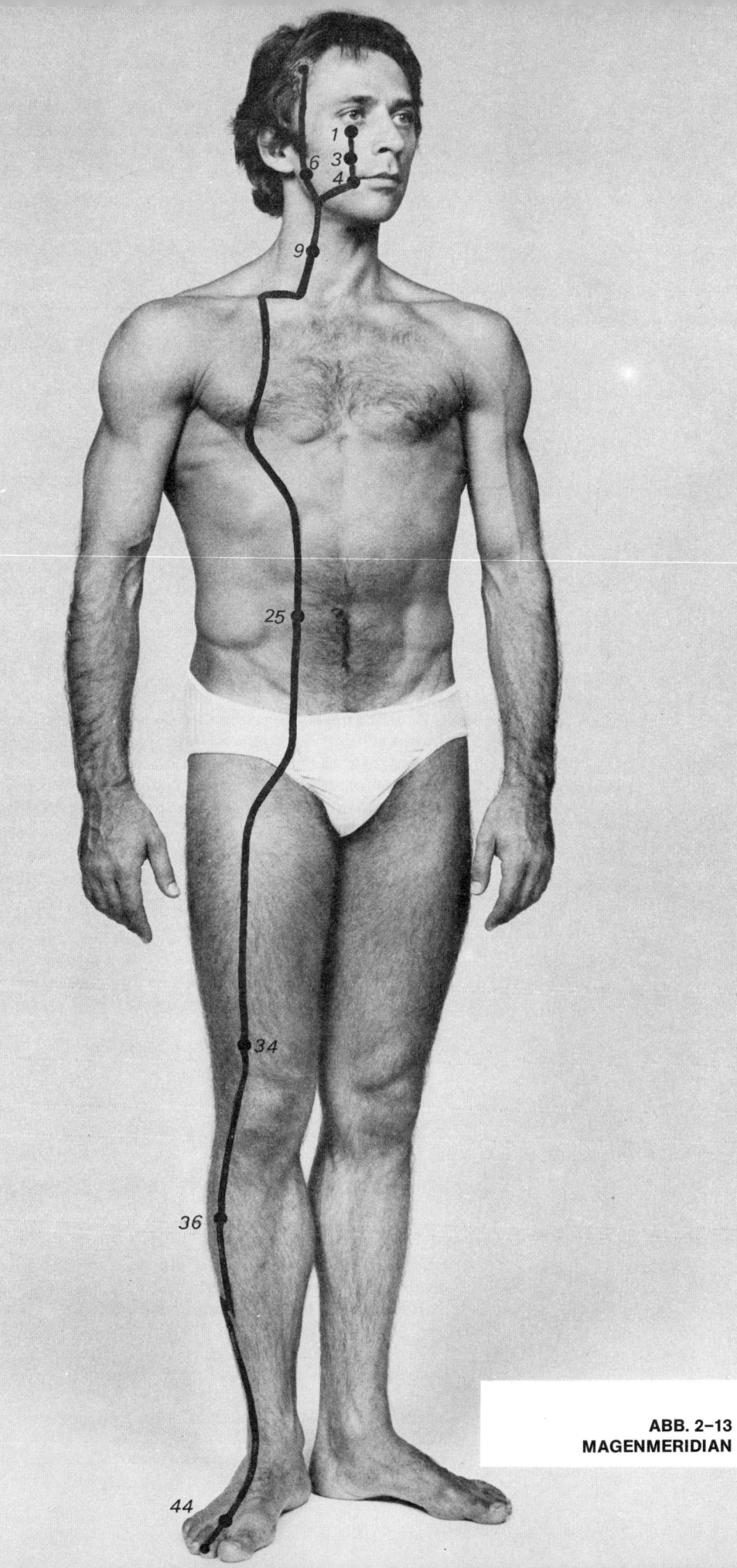

ABB. 2-13
MAGENMERIDIAN

einwärts und leicht vom Kehlkopf weg drücken. Sie werden einen Puls an einer Seite des Adamsapfel spüren. Das ist die richtige Stelle.

Technik: mit dem Daumen dreimal, je 10–15 Sekunden lang, sanft und einwärts drücken.

Für: hohen Blutdruck, Verschönerung des Gesichts.

Magen Nr. 25 Ten Su

Lage: 5 cm auf jeder Seite vom Nabel nach außen.
Wie finden: siehe Abbildung des Magenmeridians (Tafel 2–13)
Technik: mit drei Fingern dreimal, je 10–15 Sekunden lang, langsam steigernd tief und einwärts drücken.
Für: Leibschmerzen, Durchfall.

Magen Nr. 34 Ryo Kyu ("auf dem Hügel")

Lage: in dem Muskel, der an der Außenseite des Oberschenkels verläuft, 5 cm aufwärts von der Kniescheibe.
Wie finden: Lassen Sie den Patienten auf einem Stuhl sitzen und sein Knie in einem Winkel von 90 Grad beugen. Messen Sie 5 cm aufwärts vom oberen Rand der Kniescheibe. Der Punkt ist etwas zur Außenseite des Beines hin.
Technik: mit dem Daumen dreimal, je 7–10 Sekunden lang, stark und einwärts drücken.
Für: Magenschmerzen, Durchfall, Arthritis im Knie.

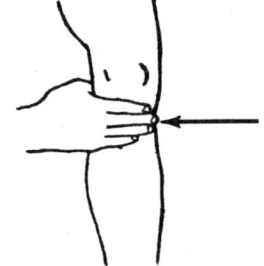

**ABB. 2–14
WIE MAN MAGEN
NR. 36 FINDET**

Magen Nr. 36 Ashi San Ri ("drei Meilen")

Lage: Beugen Sie das Knie des Patienten in einem Winkel von 90 Grad und lassen Sie ihn seine Kniescheibe zwischen Zeigefinger und Daumen ergreifen. Der Mittelfinger ist an der Außenseite des Schienbeines, und Magen Nr. 36 ist an der Spitze dieses Fingers (Zeichnung 2–14).
Technik: mit beiden Daumen dreimal, je 10–15 Sekunden lang, stark und einwärts drücken.
Für: allgemeines Wohlbefinden, müde Beine.

Magen Nr. 44 Nai Tei ("innerer Garten")

Lage: zwischen der zweiten und dritten Zehe in der Vertiefung nahe dem zweiten Zehenknochen.
Wie finden: siehe Abbildung des Magenmeridians (Tafel 2–13).
Technik: mit dem Daumen dreimal, je 7–10 Sekunden lang, stark und aufwärts drücken.
Für: Magenschmerzen, Zahnschmerzen.

4. MILZMERIDIAN (Yin) Tafel 2–15

Milz Nr. 6 San Yin Ko ("der Treffpunkt der drei Beinmeridiane")

Lage: Beugen Sie den Fuß des Patienten und legen Sie seine vier Finger auf die Innenseite seines Beines, so daß der kleine Finger auf dem Fußknöchel liegt und die anderen Finger am Bein aufwärts. Wo der vierte Finger liegt, hinter dem Schienbein, ist Milz Nr. 6 (Zeichnung 2–16).
Technik: mit beiden Daumen dreimal, je 7–10 Sekunden lang, stark und einwärts gegen das Schienbein drücken.
Für: Schmerzen im Fußgelenk, Schlaflosigkeit, Übergewicht, Verdauungsprobleme, Menstruationsschmerzen und weibliche Sexualprobleme.

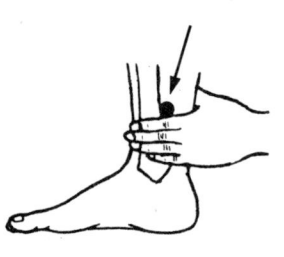

**ABB. 2–16
WIE MAN MILZ NR. 6 FINDET**

Wenn Sie Milz Nr. 6 stimulieren, dann stimulieren Sie die Milz-, Leber- und Nierenmeridiane.

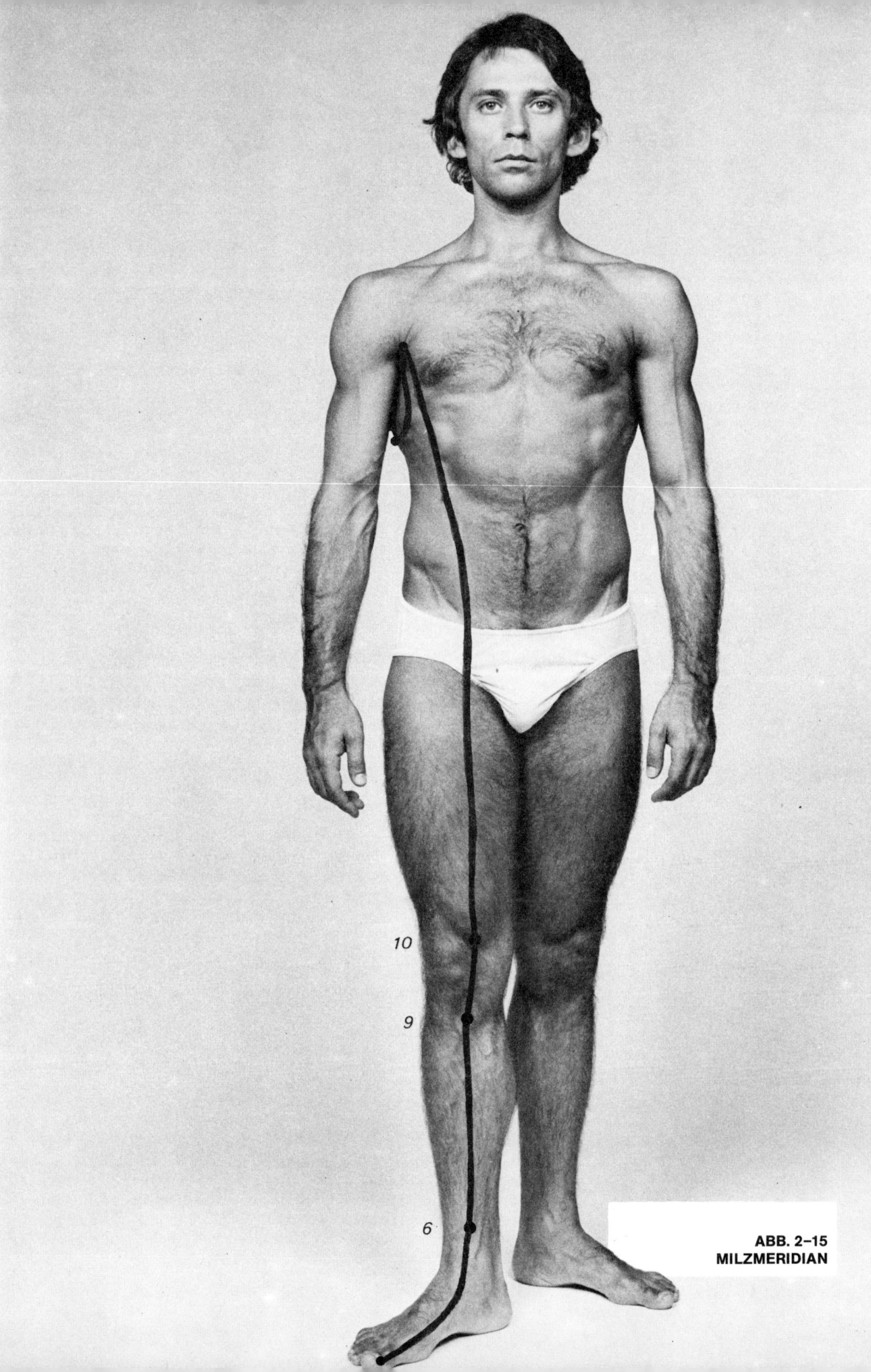

10

9

6

ABB. 2–15
MILZMERIDIAN

Milz Nr. 9 Yin Ryo Sen ("Yin Bergweiher")

Lage: oben auf dem Schienbein, an der Innenseite des Beines.
Wie finden: siehe Abbildung des Milzmeridians (Tafel 2–15).
Technik: mit dem Daumen dreimal, je 7–10 Sekunden lang, stark und einwärts drücken.
Für: Knieschmerzen.

Milz Nr. 10 Ketsu Kai ("Meer von Blut")

Lage: Lassen Sie den Patienten sitzen und das Knie im Winkel von 90 Grad beugen. Legen Sie die Mitte Ihrer Handfläche auf die Mitte seiner Kniescheibe. Die Spitze Ihres Daumens wird Milz Nr. 10, 5 cm oberhalb der Kniescheibe, berühren.
Technik: mit dem Daumen dreimal, je 5–7 Sekunden lang, stark und einwärts drücken.
Für: Juckreiz, Neurodermatitis, Nesselfieber, Menstruationsschmerzen.

5. HERZMERIDIAN (Yin) Tafel 2–17

Wir im Orient glauben, daß der Kampfgeist im Herzen seine Wohnung hat. Da der Herzmeridian im kleinen Finger endet, wird eine Verletzung dieses Fingers eine nachteilige Wirkung auf das Herz und den Kampfgeist haben. Aus diesem Grunde wurden in früheren Zeiten Verbrecher, wenn sie gefangen wurden, gezwungen, ihre kleinen Finger abzuschneiden, um der Gesellschaft zu garantieren, daß sie keine gewalttätigen oder aggressiven Handlungen mehr begehen würden.

Herz Nr. 3 Shyo Kai ("junges Meer") (nicht auf der Tafel)

Lage: in der Vertiefung nahe der inneren Ellbogenfalte, gleich neben der Sehne an der Innenseite des Oberarms.
Technik: mit dem Daumen dreimal, je 5–7 Sekunden lang, stark und einwärts drücken.
Für: Herzklopfen.

Herz Nr. 7 Shin Mon ("Gottes Tor")

Lage: in der Falte an der Seite des Handgelenks, dicht neben dem kleinen Finger.
Wie finden: Finden Sie den knochigen Vorsprung an der Basis der Außenseite der Handfläche. Jetzt lassen Sie den Patienten eine feste Faust machen und die Hand einwärts biegen. Herz Nr. 7 ist die kleine Vertiefung unterhalb und etwas nach der Innenseite des Handwurzelknochens zu.
Technik: mit dem Daumen dreimal, je 5–7 Sekunden lang, stark und einwärts drücken.
Für: Wiederbelebung eines bewußtlosen Patienten, Schlaflosigkeit, Reizbarkeit, Verstopfung.

6. DÜNNDARMMERIDIAN (Yang) Tafel 2–18

Dünndarm Nr. 3 Go Kei ("hintere Furche")

Lage: hinter dem kleinen Finger, in der Falte, die erscheint, wenn die Hand eine Faust macht (Zeichnung 2–19).
Wie finden: Öffnen Sie Ihre Hand und schauen Sie die Linie an, die quer über den oberen Teil Ihrer Handfläche läuft. Wenn Sie eine Faust machen, wird diese Linie zu einer tiefen Falte. Das Ende dieser Falte, nahe dem kleinen Finger ist der Punkt für Dünndarm Nr. 3.

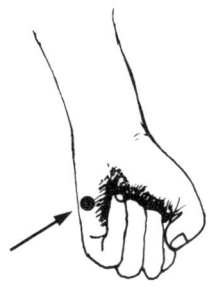

**ABB. 2–19
WIE MAN DÜNNDARM
NR. 3 FINDET**

30

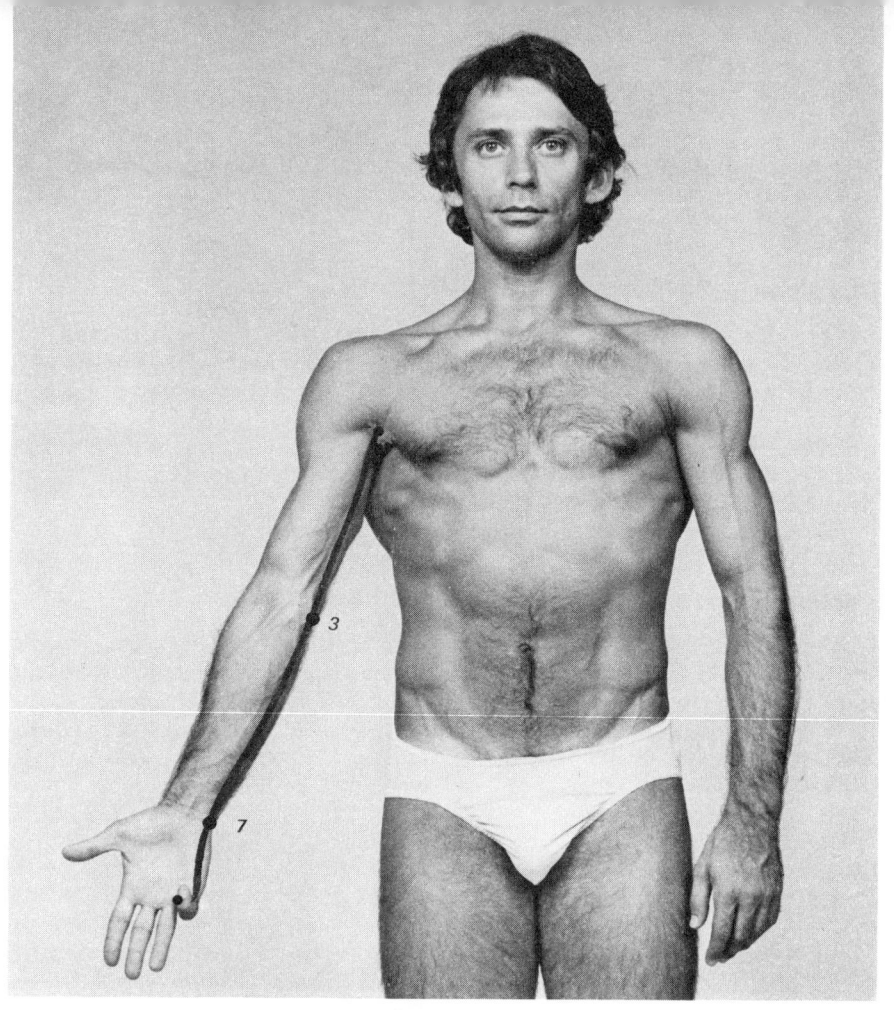

**ABB. 2–17
HERZMERIDIAN**

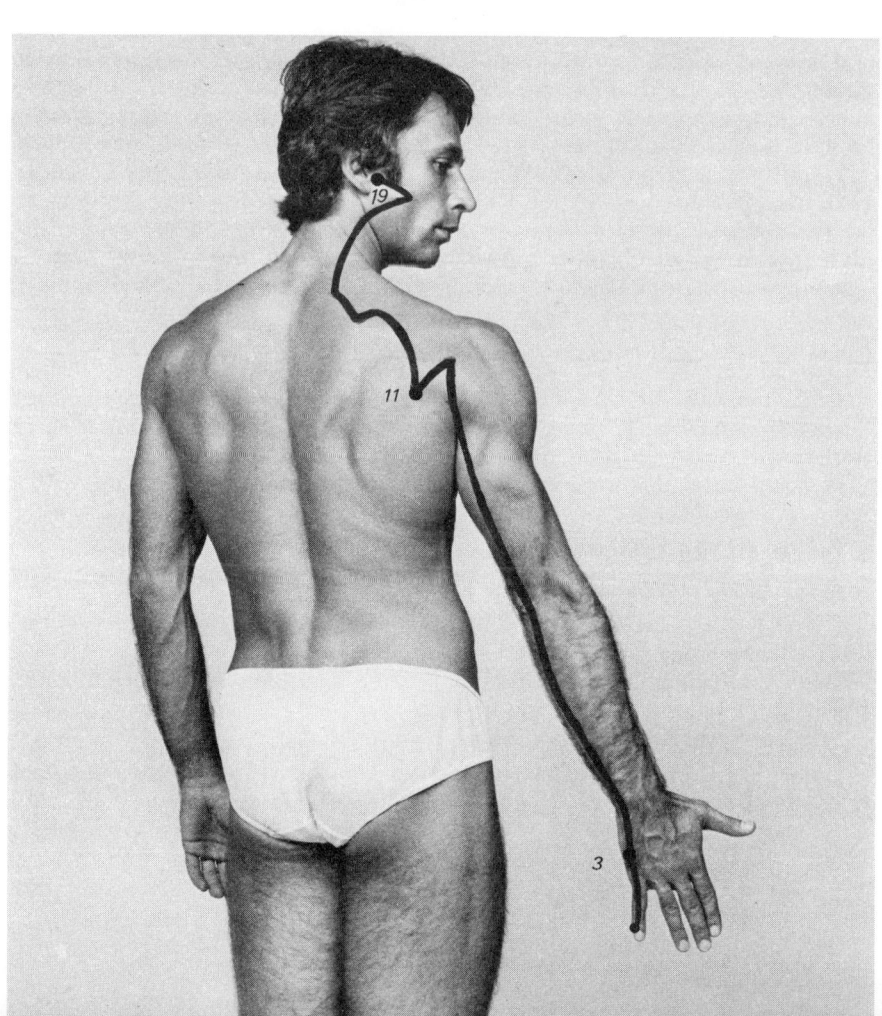

**ABB. 2–18
DÜNNDARMMERIDIAN**

Technik: mit dem Daumen oder mit einem spitzen Gegenstand dreimal, je 7–10 Sekunden lang, stark und einwärts drücken.
Für: taube oder gelähmte Finger.

Dünndarm Nr. 11 Ten So

Lage: der Punkt ist auf der horizontalen Linie zwischen dem vierten und fünften Brustwirbel, in der Mitte des "Dreiecks", das durch das Schulterblatt gebildet wird. (siehe Kapitel 4, Rücken-Shiatsu, für Wirbellokalisierung). Sie können eine Vertiefung fühlen, da wo das Tsubo ist.
Technik: mit dem Daumen dreimal, je 10–15 Sekunden lang, sanft und einwärts, auf die Wirbelsäule zu, drücken. Drehen Sie den Daumen hin und her, da der Punkt sehr sensitiv sein könnte.
Für: Schulterschmerzen, Neuralgie.

Dünndarm Nr. 19 Tshyo Ku ("Palast des Hörens")

Lage: Wenn Sie Ihren Mund öffnen, erscheint eine Vertiefung gerade vor der Mitte des Ohres. Wenn Sie Ihren Mund öffnen und schließen, dann können Sie die Vertiefung, in der sich Dünndarm Nr. 19 befindet, genauer fühlen.
Technik: mit dem Zeigefinger dreimal, je 7–10 Sekunden lang, stark und einwärts drücken.
Für: Ohrenklingen.

7. BLASENMERIDIAN (Yang) Tafel 2–20

Im Blasenmeridian sind siebenundsechzig Tsubos. Er geginnt im Gesicht, läuft den Rücken hinunter und endet in den Beinen. Tsubos Nr. 11–26 des Blasenmeridians befinden sich zwischen den Wirbeln, ungefähr 3¾ cm zu beiden Seiten der Wirbelsäule. Blase Nr. 27, 28 und 32 befinden sich am ersten, zweiten und dritten Foramen sacrale, den Öffnungen im Kreuzbein. Viele der Blasenpunkte im Rücken sind assoziierte Punkte, Yu, die mit anderen Organen in Verbindung stehen. Die assoziierten Punkte, wie auch Druckmethoden, werden im einzelnen in Kapitel 4, Rücken-Shiatsu, erklärt. Alle Tsubos des Blasenmeridians in Rücken und Hüften werden auf dieselbe Art und Weise gedrückt, stark und einwärts mit beiden Daumen, je 5–7 Sekunden lang, dreimal. In diesem Kapitel werde ich nur von den im Rücken liegenden Punkten des Blasenmeridians die Namen geben, sowie ihre anatomische Lage und die Gründe, warum sie gedrückt werden. Für die Lage der Wirbel siehe Kapitel 4.

Blase Nr. 1 Sei Mei ("helles Licht")

Lage: eben außerhalb des Tränenkanals in der Falte im inneren Augenwinkel.
Technik: mit dem Daumen oder Zeigefinger in einem Winkel von 45 Grad stark und einwärts drücken, dreimal je 10–15 Sekunden lang.
Für: schlechte oder ermüdete Augen, geschwollene Augen.

Blase Nr. 10 Ten Tshu ("Pfeiler des Himmels")

Lage: gerade unter dem ersten Halswirbel.
Wie finden: siehe Abbildung des Blasenmeridians (Tafel 2–20). 3¾ cm seitlich des Lenkergefäßes Nr. 15, mit Gallenblase Nr. 20 auf der anderen Seite.
Technik: mit dem Daumen dreimal, je 7–10 Sekunden lang, drücken, unter Vermeidung jedes plötzlichen Druckes.
Für: Kopfweh, Nasenverstopfung.

Blase Nr. 12 Fu Mon ("Tor des Windes") (nicht auf der Tafel)

Lage: 3¾ cm auf beiden Seiten des Dornfortsatzes (des Knochens, der den

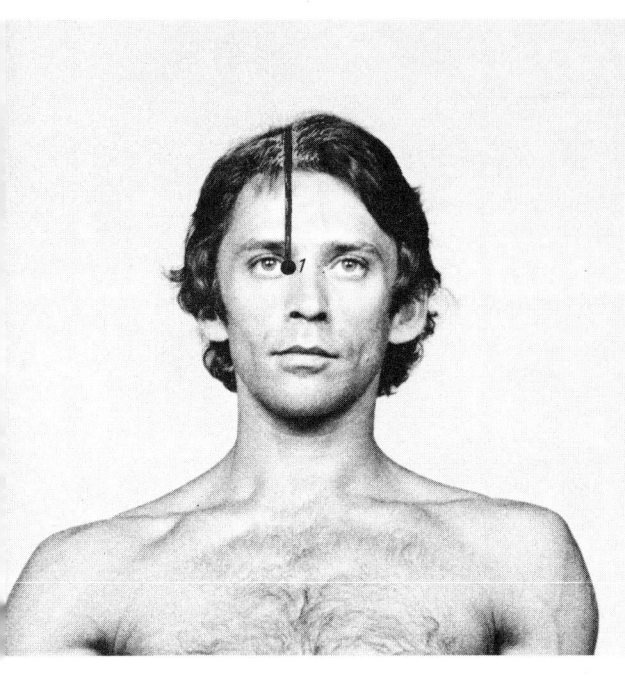

ABB. 2–20
BLASENMERIDIAN
(FRONTAL UND RÜCK-SEITE)

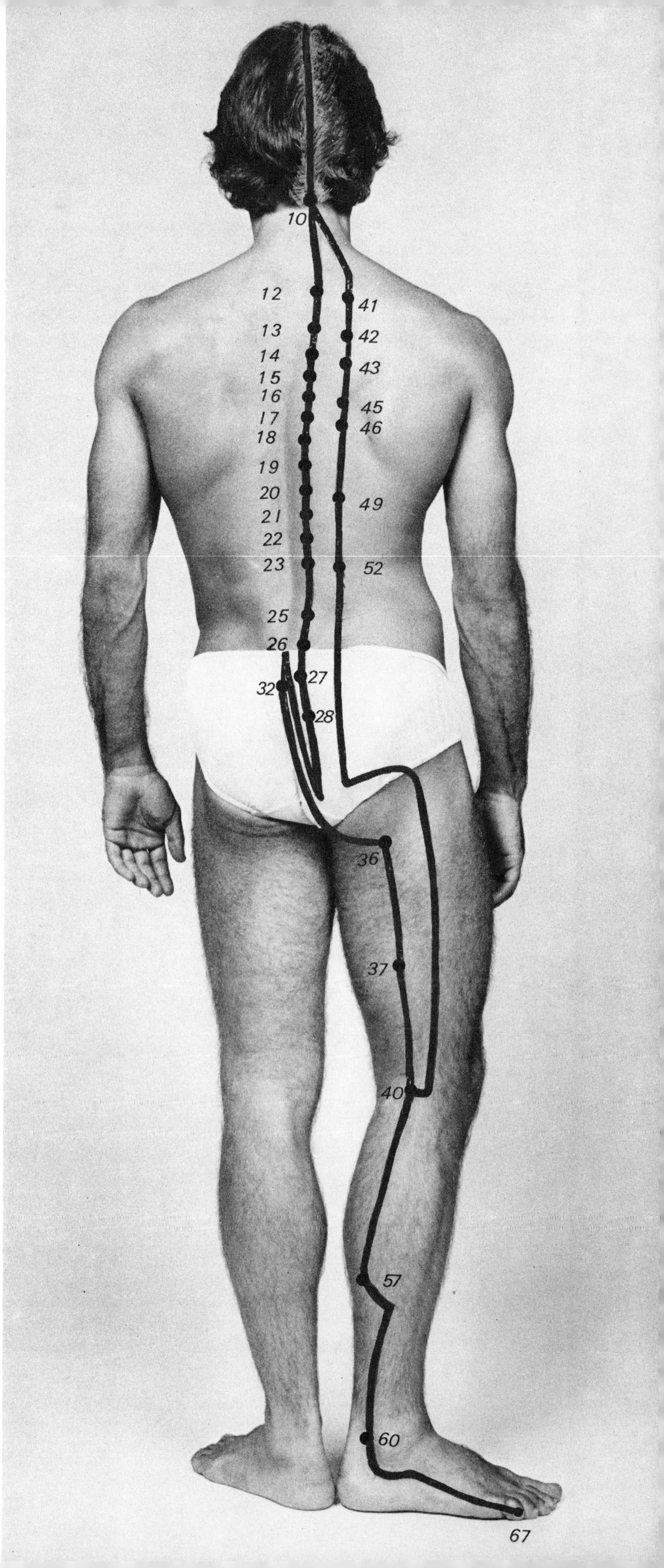

knotigen Teil des Wirbels bildet), zwischen dem zweiten und dritten Brustwirbel.

Für: Husten, Asthma, jede Art von Atmungsproblem.

Blase Nr. 13 Hai Yu (mit der Lunge verbundener Punkt)

Lage: zwischen dem dritten und vierten Brustwirbel.
Für: Atmungsprobleme.

Blase Nr. 14 Ketsu Yin Yu (mit dem Herzkreislauf verbundener Punkt)

Lage: zwischen dem vierten und fünften Brustwirbel.
Für: Stimulation des Meridians des Konzeptionsgefäßes.

Blase Nr. 15 Shin Yu (mit dem Herz verbundener Punkt)

Lage: zwischen dem fünften und sechsten Brustwirbel, hinter der Brustwarzenlinie.
Für: Reizbarkeit, Herzschwäche.

Blase Nr. 16 Toku Yu (mit dem Lenkergefäß verbundener Punkt)

Lage: zwischen dem sechsten und siebenten Brustwirbel.
Für: Stimulation des Meridians des Lenkergefäßes.

Blase Nr. 18 Kan Yu (mit der Leber verbundener Punkt)

Lage: zwischen dem neunten und zehnten Brustwirbel.
Für: mit der Leber verbundene Probleme.

Blase Nr. 19 Tan Yu (mit der Gallenblase verbundener Punkt)

Lage: zwischen dem zehnten und elften Brustwirbel.
Für: mit der Gallenblase verbundene Probleme.

Blase Nr. 20 Hi Yu (mit der Milz verbundener Punkt)

Lage: zwischen dem elften und zwölften Brustwirbel.
Für: mit der Milz und Bauchspeicheldrüse verbindene Probleme.

Blase Nr. 21 I Yu (mit dem Magen verbundener Punkt)

Lage: zwischen dem zwölften Brustwirbel und dem ersten Lendenwirbel.
Für: Magenprobleme.

Blase Nr. 22 San Shyo Yu (mit dem Dreifachen Wärmer verbundener Punkt)

Lage: zwischen dem ersten und zweiten Lendenwirbel.
Für: Kreislaufschwäche, Durchfall, Erschöpfung, Schmerzen im unteren Rücken.

Blase Nr. 23 Jin Yu (mit den Nieren verbundener Punkt)

Lage: zwischen dem zweiten und dritten Lendenwirbel, gerade hinter dem Nabel.
Für: Belebung der Energie des Patienten, mit den Nieren verbundene Probleme.

Blase Nr. 25 Dai Tsho Yu (mit dem Dickdarm verbundener Punkt)

Lage: zwischen dem vierten und fünften Lendenwirbel.

Für: mit dem Dickdarm verbundene Probleme, Verstopfung.

Blase Nr. 26 Kan Gen Yu

Lage: zwischen dem fünften Lendenwirbel und dem Beckenknochen (siehe Kapitel 8 für Anweisung zum Auffinden).
Für: Schmerzen im unteren Rücken, Verdauung, sexuelle Kraft.

Blase Nr. 27 Sho Tsho Yu (mit dem Dünndarm verbundener Punkt)

Lage: erste Öffnung im Kreuzbein.
Für: mit dem Dünndarm verbundene Probleme.

Blase Nr. 32 Gi Ryo ("zweites Loch")

Lage: zweite Öffnung im Kreuzbein.
Für: Bettnässen, Menstruationsstörungen.

Blase Nr. 36 Sho Fu

Lage: an der Basis der Hüfte, am Oberschenkelknochen.
Technik: mit dem Daumen tief und einwärts drücken, 7–10 Sekunden lang.
Für: Ischias, Schmerzen im unteren Rücken.

Blase Nr. 37 I Mon

Lage: an der Mittellinie auf der Rückseite des Oberschenkels, 15 cm von der Falte bei den Gesäßmuskeln, halbwegs zwischen Blase Nr. 36 und Blase Nr. 40.
Technik: mit beiden Daumen dreimal, je 10–15 Sekunden lang, stark und aufwärts drücken.
Für: Ischias, müde Beine.

Blase Nr. 40 I Tshu

Lage: im Rücken des Kniees, in der Falte wo das Knie sich beugt, zwischen den beiden Sehnen.
Technik: mit beiden Daumen dreimal, je 7–10 Sekunden lang, sanft und einwärts drücken.
Für: Ischias, Schmerzen im unteren Rücken, Wadenkrämpfe.

Die Punkte Nr. 41–52 des Blasenmeridians verlaufen parallel zu den Punkten Nr. 11–23. Sie liegen zwischen den Wirbeln, aber 7½ cm seitwärts, auf beiden Seiten der Wirbelsäule, gerade neben den langen Muskeln, die auf beiden Seiten den Rücken herablaufen. Drücken Sie auf dieselbe Weise wie Sie Nr. 11–23 drückten.

Blase Nr. 41 Fu Bun

Lage: zwischen dem zweiten und dritten Brustwirbel.
Für: Witwenbuckel, von Alter gekrümmter Rücken.

Blase Nr. 42 Haku Ko

Lage: zwischen dem dritten und vierten Brustwirbel.
Für: Hals- und Schulterschmerzen, Husten.

Blase Nr. 43 Ko Ko

Lage: zwischen dem vierten und fünften Brustwirbel.
Für: Kreislaufschwäche, Asthma.

Blase Nr. 45 I Ki

Lage: zwischen dem sechsten und siebenten Brustwirbel.
Für: Fieber, Schwitzen, Husten.

Blase Nr. 46 Kaku Kan

Lage: zwischen dem siebenten und achten Brustwirbel.
Für: Übelkeit, Erbrechen, Schluckauf.

Blase Nr. 49 I Sha

Lage: zwischen dem elften und zwölften Brustwirbel.
Für: Durchfall, Magenschmerzen, Spannungen.

Blase Nr. 52 Shi Shitsu ("Kammer der Geister")

Lage: zwischen dem zweiten und dritten Lendenwirbel.
Für: Schmerzen im unteren Rücken, Energiemangel, Nierenprobleme.

Blase Nr. 57 Shyo Zan ("im Berge")

Lage: Lassen Sie den Patienten sich auf die Ballen seiner Füße stellen. Der Wadenmuskel wird dann leicht zu sehen sein. Blase Nr. 57 ist am Anfang der Vorbuchtung des Muskels (Zeichnung 2–21).
Technik: mit dem Daumen sanft und einwärts drücken, 10–15 Sekunden lang, dreimal.
Für: Ischias, Muskelkrämpfe, müde Beine.

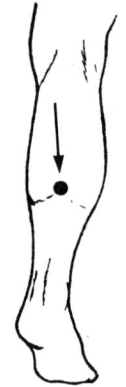

**ABB. 2–21
WIE MAN BLASE
NR. 57 FINDET**

Blase Nr. 60 Kon Ron ("Berg")

Lage: Ziehen Sie eine Linie zwischen dem äußeren Ende der Basis des Fußknöchels und der Achillessehne. Blase Nr. 60 ist in der Mitte.
Technik: mit dem Daumen dreimal, je 7–10 Sekunden lang, stark und einwärts drücken.
Für: Ischias, Schwindel, Epilepsie.

Blase Nr. 67 Shi Yin ("äußerstes Yin") (nicht auf der Tafel)

Lage: an der Außenseite der kleinen Zehe, ¼ cm von der unteren Ecke des Nagels.
Wie finden: siehe Zeichnung 2–22
Technik: mit einem spitzen Gegenstand drücken, bis ein winziger Tropfen Blut kommt.
Für: leichtere Wehen.

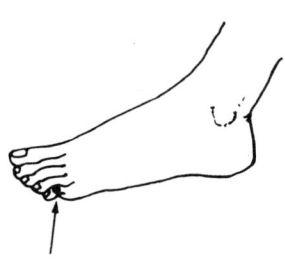

**ABB. 2–22
WIE MAN BLASE
NR. 67 FINDET**

8. NIERENMERIDIAN (Yin) Tafel 2–23

Niere Nr. 1 Yu Sen ("hervorströmender Frühling")

Lage: an der Sohle des Fußes, etwas weniger als ein Drittel der Entfernung von der Spitze der mittleren Zehe zur Ferse und halbwegs quer über den Ballen des Fußes.
Wie finden: den Fuß des Patienten oben sanft zusammendrücken, sodaß eine vertikale Linie entlang der Mitte der Sohle entsteht. Jetzt biegen Sie die Zehen nach unten. Es wird eine horizontale Linie entstehen. Der Punkt, an dem diese zwei Linien sich treffen, ist Niere Nr. 1.

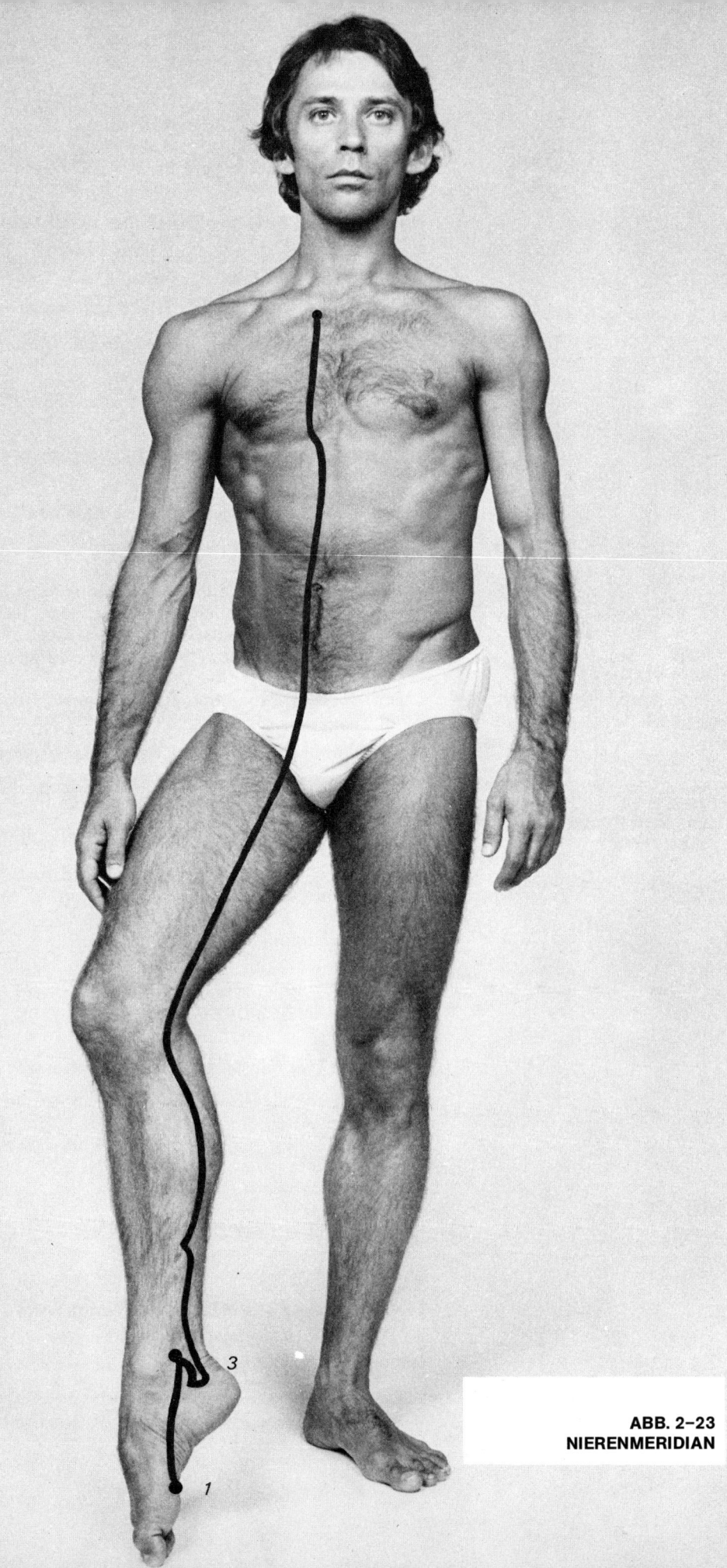

ABB. 2–23
NIERENMERIDIAN

Technik: mit beiden Daumen dreimal, je 10–15 Sekunden lang, stark und einwärts drücken.

Für: Epilepsie, Schwindel, Menstruationsschmerzen, Wiederbelebung.

Niere Nr. 3 Tai Kei ("große Furche") (nicht auf der Tafel)

Lage: an der Innenseite des Fußknöchels, auf halber Entfernung zwischen Achillessehne und Ende des Fußknöchels.

Wie finden: siehe Nierenmeridian (Tafel 2–23). Fühlen Sie den Puls, der den Punkt kennzeichnet.

Technik: mit dem Daumen dreimal, je 7–10 Sekunden lang, stark und einwärts drücken.

Für: Funktionsstörung der Nieren.

9. MERIDIAN DES HERZKREISLAUFES (Yin) Tafel 2–24

Herzkreislauf Nr. 6 Nai Kan ("innerhalb des Tores")

Lage: 5 cm über der Handgelenksfalte, zwischen den beiden Handgelenkssehnen

Wie finden: Lassen Sie den Patienten seine Hand rückwärts biegen. Die beiden Sehnen werden leicht zu finden sein. Jetzt messen Sie ungefähr 5 cm am Arm aufwärts, von der Handgelenksfalte ab.

Technik: mit dem Daumen dreimal, je 7–10 Sekunden lang, stark und einwärts drücken.

Für: Übelkeit, Erbrechen, Schlaflosigkeit, Herzklopfen.

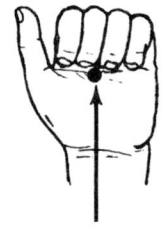

**ABB. 2–25
WIE MAN HERZKREISLAUF
NR. 8 FINDET**

Herzkreislauf Nr. 8 Ro Kyu ("Palast der Besorgnis")

Lage: in der Handfläche, wo die Spitze des ganz übergebogenen Mittelfingers die letzte Falte der Handfläche berührt.

Wie finden: Der Patient beugt vier Finger, um die Handfläche zu berühren. Der Punkt ist zwischen den Spitzen des Mittelfingers und des Ringfingers (Zeichnung 2–25).

Technik: mit dem Daumen dreimal, je 10–15 Sekunden lang, stark und einwärts drücken.

Für: Erschöpfung.

10. MERIDIAN DES DREIFACHEN WÄRMERS (Yang) Tafel 2–26

Dreifacher Wärmer Nr. 14 Ken Ryo ("oberster Teil der Schulter")

Lage: Lassen Sie den Patienten seinen Arm in einem Winkel von 90 Grad zum Körper halten. Sie werden zwei Vertiefungen auf der Schulter sehen, eine vorn und eine hinten. Der Dreifache Wärmer Nr. 14 ist die Vertiefung auf der Rückseite. Die vordere ist Dickdarm Nr. 15.

Technik: mit beiden Daumen dreimal, je 10–15 Sekunden lang, stark und einwärts drücken.

Für: Schmerzen im Schultergelenk.

11. GALLENBLASENMERIDIAN (Yang) Tafel 2–27

Gallenblase Nr. 1 Do Shi Ryo

Lage: neben dem äußeren Augenwinkel, auf der Schläfe.

Wie finden: siehe Seitenansicht auf der Tafel des Gallenblasenmeridians (Tafel 2–27).

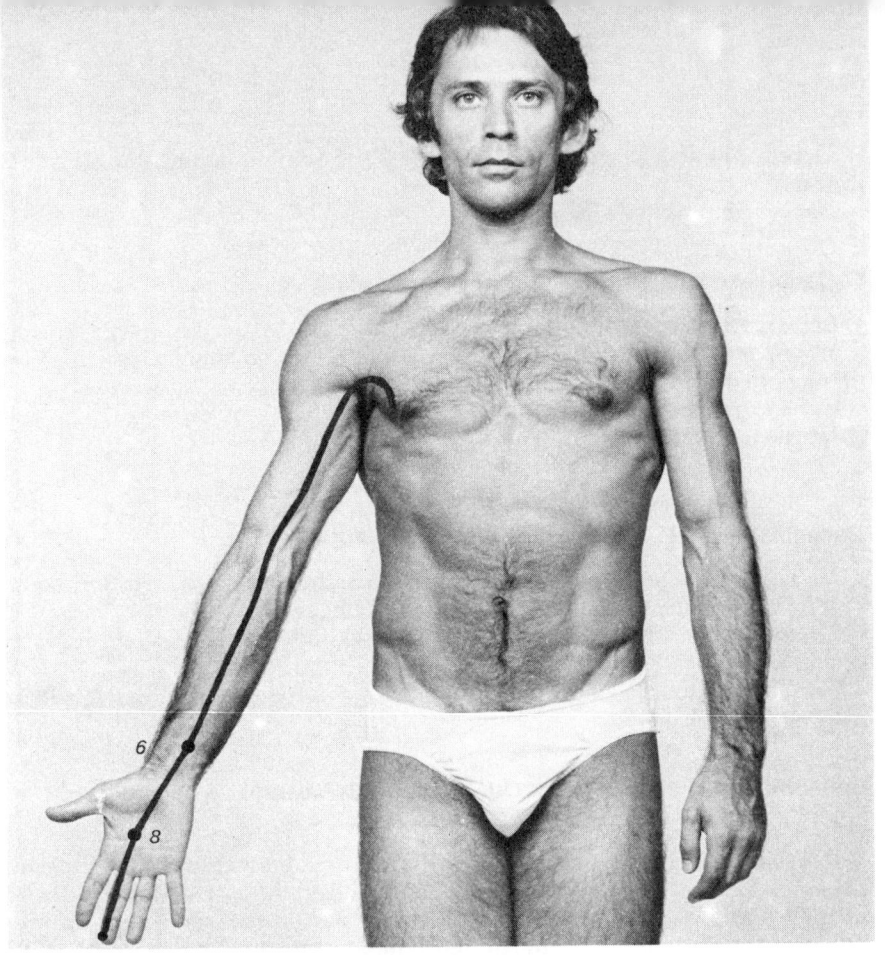

ABB. 2–24
HERZKREISLAUFMERIDIAN

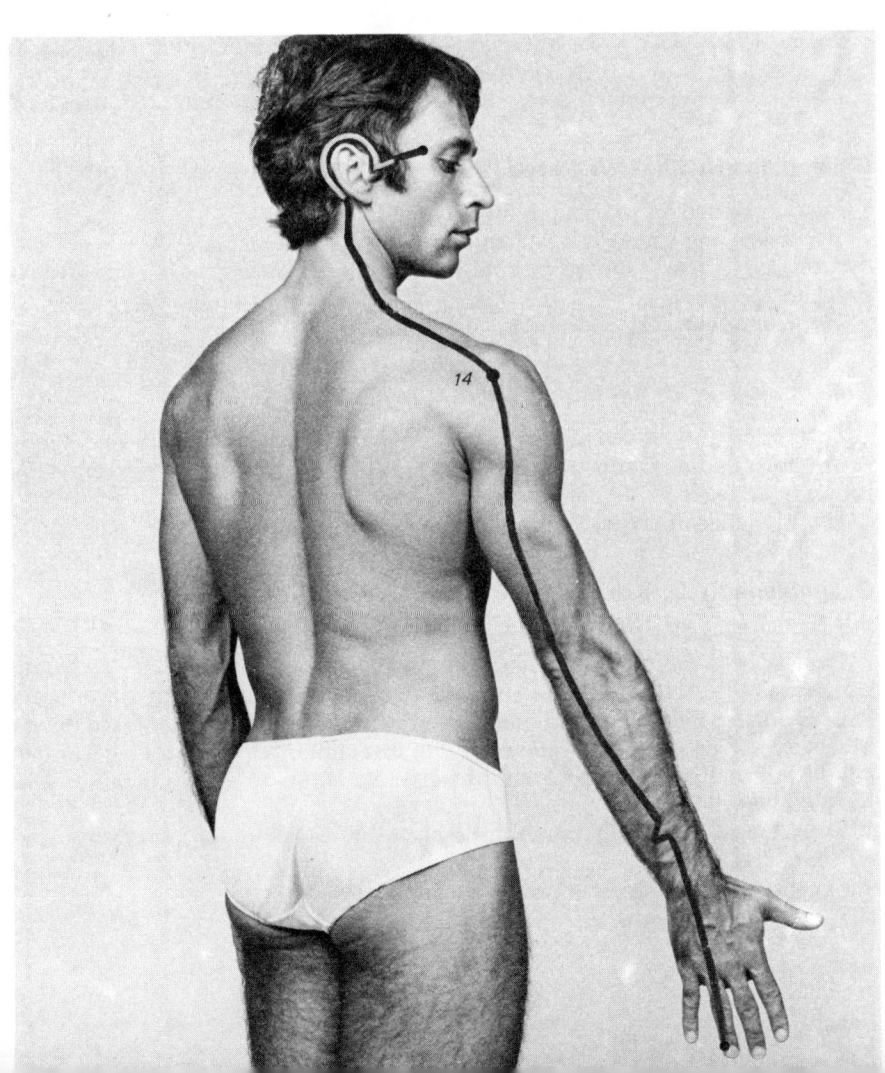

ABB. 2–26
DREIFACHER
WÄRMERMERIDIAN

Technik: mit dem Zeigefinger dreimal, je 10–15 Sekunden lang, sanft einwärts drücken.
Für: Augenprobleme, Kopfweh.

Gallenblase Nr. 2 Tsho E ("Punkt des Hörens")

Lage: gerade unter Dünndarm Nr. 19.
Wie finden: Wenn der Patient seinen Mund öffnet, so können Sie eine Vertiefung oben am Ohrläppchen, etwas nach dem Gesicht zu, fühlen.
Technik: mit dem Zeigefinger dreimal, je 7–10 Sekunden lang, stark und einwärts drücken.
Für: Ohrenklingen.

Gallenblase Nr. 20 Fu Tshi ("Weiher des Windes")

Lage: 2½ cm über dem Haaransatz, an den Seiten der großen Halsmuskeln.
Wie finden: siehe Gallenblasenmeridian (Tafel 2–27).
Technik: mit dem Daumen dreimal, je 7–10 Sekunden lang, stark und einwärts drücken.
Für: gewöhnliche Erkältungssymptome, Kopfweh, Schwindel, geschwollene Augen.

Gallenblase Nr. 21 Ken Sei ("Quelle in der Schulter")

Lage: auf der Schulter, etwas nach hinten.
Wie finden: Ziehen Sie eine Linie zwischen dem herausstehenden Teil des siebenten Halswirbels und dem Ende des Schulterblattes. Gallenblase Nr. 21 ist halbwegs zwischen diesen Punkten. Oder ziehen Sie eine Linie von der Brustwarze gerade nach oben. An dem Punkt an dem sie den höchsten Teil der Schulter kreuzt ist Gallenblase Nr. 21.
Technik: fest, aber sanft anfangend, mit dem Daumen dreimal, je 10–15 Sekunden lang, einwärts drücken.
Für: Schulterschmerzen, mangelnde Milchbildung bei stillenden Müttern.

Gallenblase Nr. 24 Jitsu Getsu ("Sonne und Mond")

Lage: zwischen der siebenten und achten Rippe.
Wie finden: der Punkt ist fast genau unter der Brustwarze.
Technik: mit dem Daumen dreimal, je 7–10 Sekunden lang, stark und einwärts drücken.
Für: Gallenblasenkrankheiten.

Gallenblase Nr. 25 Kei Mon ("Tor des Kapitols")

Lage: eben unter der zwölften Rippe, im Rücken, nach der Seite zu.
Technik: mit dem Daumen dreimal, je 5–7 Sekunden lang, stark und einwärts drücken.
Für: Magenschmerzen, Verdauungsprobleme, Erbrechen.

Gallenblase Nr. 30 Kan Tshyo

Lage: in der großen Vertiefung auf der Hüfte.
Wie finden: Wenn der Patient sich gerade hinstellt, können Sie die Vertiefung an der Seite der Hüfte sehen. Auch können Sie den Punkt finden, wenn der Patient auf der Seite liegt und seine Knie in einem Winkel von 90 Grad beugt. Machen Sie eine Faust und setzen Sie den Knöchel Ihres kleinen Fingers oben auf die Hüfte. Rollen Sie die Faust abwärts; der Daumen wird auf Gallenblase Nr. 30 fallen.
Technik: mit beiden Daumen dreimal, je 10–15 Sekunden lang, stark und einwärts drücken.
Für: Ischias, Schmerzen im unteren Rücken.

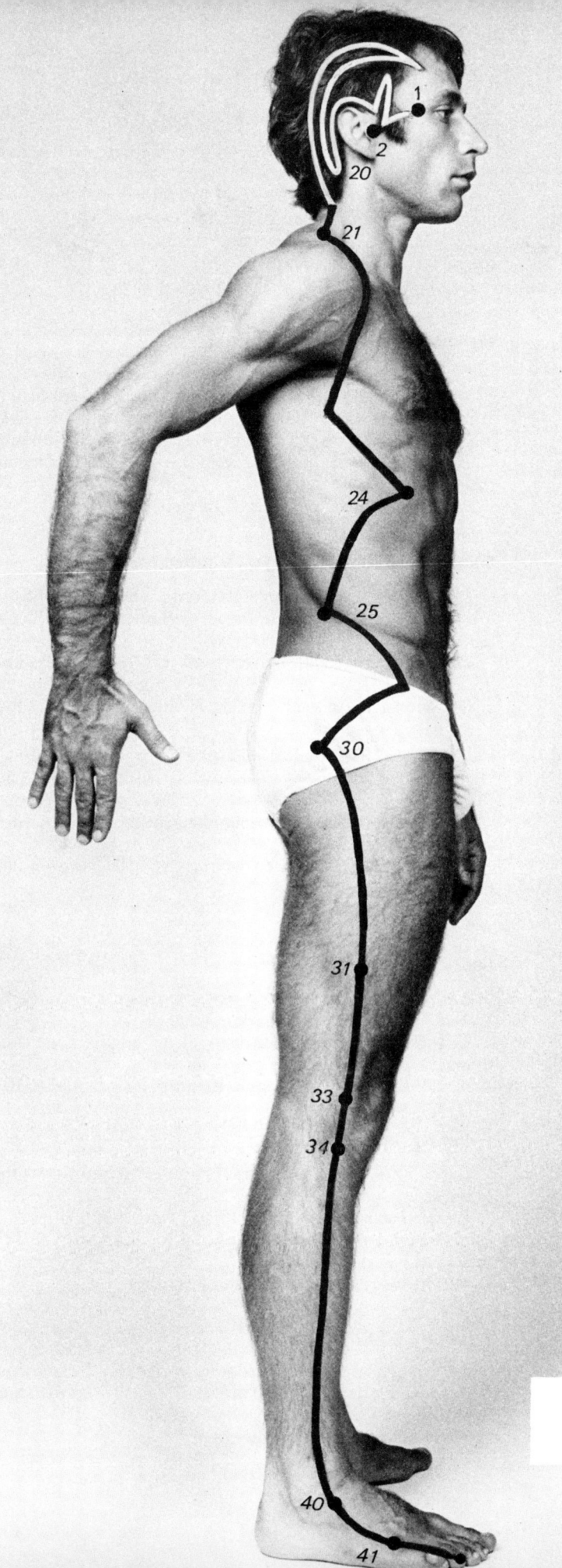

**ABB. 2–27
GALLENBLASEN-
MERIDIAN**

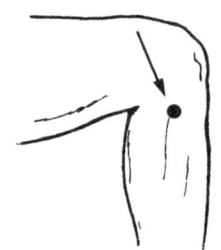

**ABB. 2-28
WIE MAN GALLENBLASE
NR. 34 FINDET**

Gallenblase Nr. 31 Fu Shi ("Windmarkt")

Lage: an der Seite des Oberschenkels, an der Spitze des Mittelfingers, wenn die Arme gerade herabhängen.

Wie finden: Der Patient steht aufrecht und läßt seine Arme an den Seiten hängen. Der Punkt ist unter der Spitze seines Mittelfingers.

Technik: mit beiden Daumen dreimal, je 10–15 Sekunden lang, langsam steigernd einwärts drücken (tief).

Für: Kreislauf in den Beinen, müde Beine.

Gallenblase Nr. 34 Yo Ryo Sen

Lage: eben unter der Kniescheibe, etwas seitwärts.

Wie finden: Lassen Sie den Patienten auf einem Stuhl sitzen, die Knie in einem Winkel von 90 Grad gebeugt. Gallenblase Nr. 34 ist in der knochigen Vertiefung unter der Basis der Kniescheibe, nach außen zu (Zeichnung 2-28).

Technik: mit dem Daumen dreimal, je 7–10 Sekunden lang, stark und einwärts drücken.

Für: Fußgelenkschmerzen, Kopfweh.

Gallenblase Nr. 41 Rin Kyu ("fast weinend")

Lage: in der Vertiefung zwischen der vierten und fünften Zehe.

Wie finden: Messen Sie zwei Fingerbreit aufwärts von der Brücke zwischen der vierten und fünften Zehe.

Technik: mit dem Daumen dreimal, je 5–10 Sekunden lang, sanft und aufwärts drücken.

Für: Menstruationsschmerzen, Schmerzen im Fuß, Ohrenklingen.

12. LEBERMERIDIAN (Yin) Tafel 2–29

Leber Nr. 3 Tai Tshu

Lage: von der Brücke zwischen der großen und der zweiten Zehe 3¾ cm aufwärts abmessen.

Technik: mit dem Daumen dreimal, je 7–10 Sekunden lang, stark und aufwärts drücken.

Für: Kopfweh, Schwindel.

Leber Nr. 4 Tshu Ho

Lage: Halbwegs zwischen dem vorderen Rand des Fußknöchels und den faserigen muskeln oben auf dem Fuß.

Technik: mit dem Daumen dreimal, je 7–10 Sekunden lang, stark und einwärts drücken.

Für: Arthritis im Fußgelenk, Schmerzen im unteren Rücken.

Leber Nr. 11 In Ren

Lage: 5 cm abwärts von der Falte zwischen dem Oberschenkel und dem Rumpf.

Wie finden: siehe Lebermeridian (Tafel 2–29).

Technik: mit dem Daumen dreimal, je 7–10 Sekunden lang, stark und einwärts drücken.

Für: Menstruationsschmerzen, Frigidität.

Leber Nr. 13 Shyo Mon

Lage: eben unter der vorderen Spitze des Brustkorbes (Zeichnung 2-30).

Technik: mit dem Daumen dreimal, je 7–10 sekunden lang, stark und einwärts drücken.

Für: Leibschmerzen, Erbrechen.

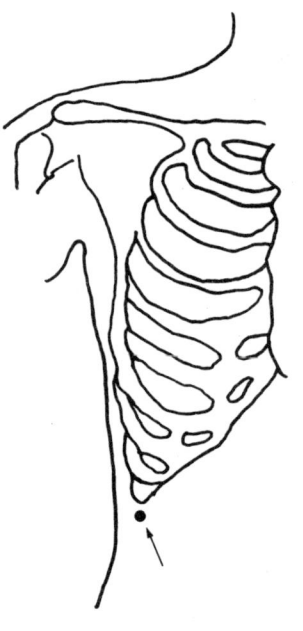

**ABB. 2–30
WIE MAN LEBER NR. 13 FINDET**

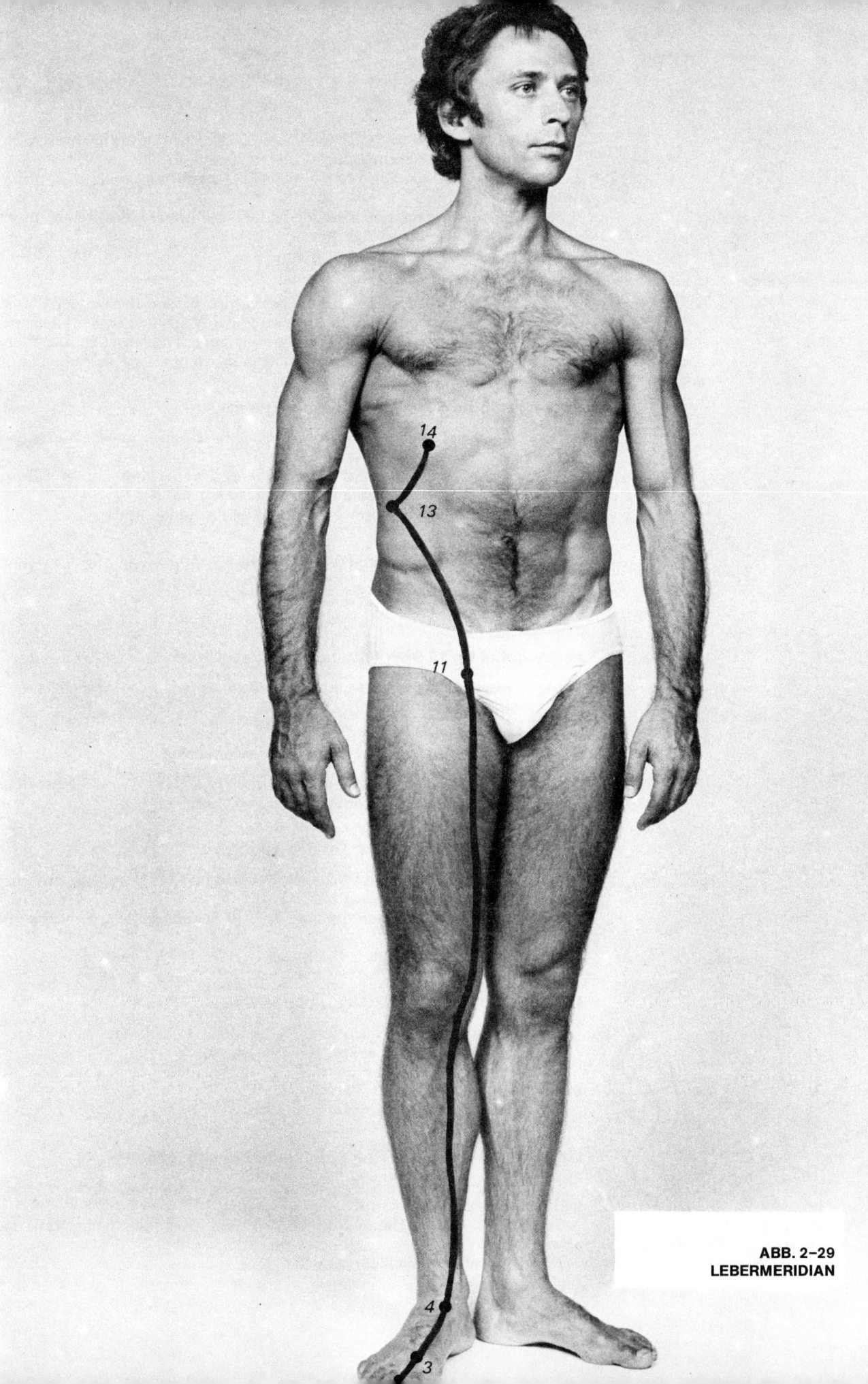

ABB. 2-29
LEBERMERIDIAN

Leber Nr. 14 Ki Mon

Lage: zwischen der sechsten und siebenten Rippe, direkt unter der Brustwarze.
Wie finden: siehe Lebermeridian (Tafel 2–29)
Technik: mit dem Daumen dreimal, je 5–10 Sekunden lang, sanft und einwärts drücken.
Für: Rippenschmerzen, mangelnde Milchbildung bei stillenden Müttern.

13. LENKERGEFÄSSMERIDIAN (Yang) Tafel 2–31

Der Lenkergefäßmeridian verläuft zwischen den beiden Reihen der Blasenmeridiantsubos und die Punkte liegen auf der Wirbelsäule, zwischen den Wirbeln. Alle Punkte auf der Wirbelsäule werden auf dieselbe Art und Weise gedrückt, mit dem Daumen, einwärts und stark, dreimal.

Lenkergefäß Nr. 4 Mei Mon ("Tor des Lebens")

Lage: zwischen dem zweiten und dritten Lendenwirbel, gerade hinter dem Nabel.
Wie finden: Legen Sie eine Schnur, die über den Nabel läuft, um den Körper. Wo die Schnur die Wirbelsäule kreuzt ist Lenkergefäß Nr. 4.
Für: Kreuzschmerzen, Kopfweh, Ohrenklingen, Impotenz.

Lenkergefäß Nr. 11 Shin Do ("Weg Gottes")

Lage: zwischen dem fünften und sechsten Brustwirbel.
Für: Schlaganfall.

Lenkergefäß Nr. 12 Shin Tschu ("Säule des Körpers")

Lage: zwischen dem dritten und vierten Brustwirbel.
Für: Asthma, Erkältung.

Lenkergefäß Nr. 14 Dai Tsui ("Großer Rückenwirbel")

Lage: zwischen dem siebenten Halswirbel und dem ersten Brustwirbel.
Für: Fieber, Kopfweh, Erkältung, Allergien, Asthma.

Lenkergefäß Nr. 15 A Mon ("Tor des Narren")

Lage: auf der Mittellinie des Nackens, 1¼ cm über dem Haaransatz, zwischen dem ersten und zweiten Halswirbel.
Technik: mit dem Daumen dreimal, je 7–10 Sekunden lang, einwärts und aufwärts drücken.
Für: Kopfweh, Nasenbluten, Erkältung.

Lenkergefäß Nr. 16 Fu Fu ("Kapitol des Windes")

Lage: 2½ cm über dem Haaransatz, in der Mitte des Nackens.
Wie finden: 1¼ cm über Lenkergefäß Nr. 15.
Technik: mit dem Daumen dreimal, je 7–10 Sekunden lang, stark, einwärts und aufwärts drücken.
Für: gewöhnliche Erkältungen, Schlaganfall.

Lenkergefäß Nr. 20 Hya Kue ("einhundert Begegnungen")

Lage: in der Mitte der Linie, die die oberen Ränder der beiden Ohren verbindet, auf der Mitte des Kopfes (Zeichnung 2–32).
Technik: mit beiden Daumen dreimal, je 10–15 Sekunden lang, stark und abwärts drücken.
Für: Kopfweh, Hitzschlag, Hämorrhoiden.

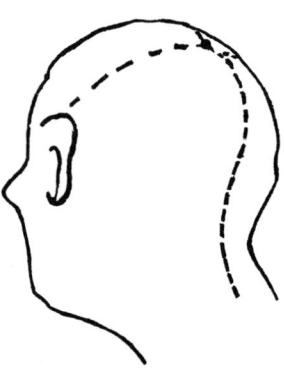

**ABB. 2–32
WIE MAN LENKERGEFÄSS
NR. 20 FINDET**

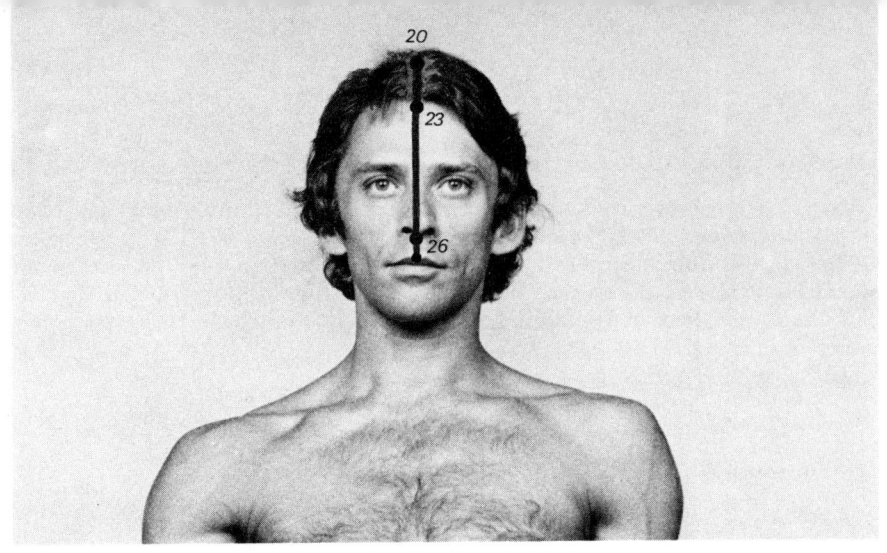

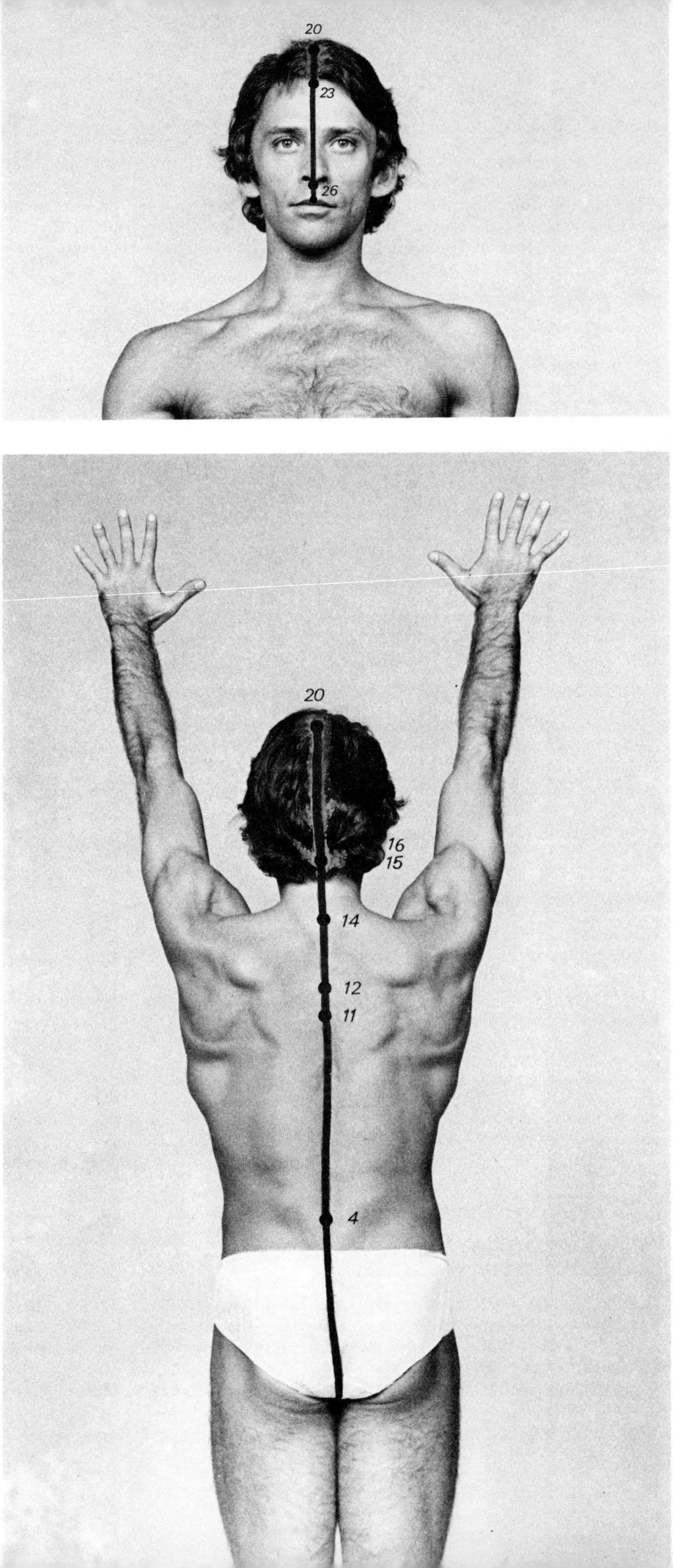

**ABB. 2–31
LENKERGEFÄSSMERIDIAN
(FRONTAL UND RÜCK-SEITE)**

Lenkergefäß Nr. 23 Jo Sei ("oberer Stern")

Lage: 2½ cm hinter dem vorderen Haaransatz (oder hinter dem ursprünglichen Haaransatz, im Fall einer Glatze).
Wie finden: Legen Sie die Handgelenkslinie des Patienten auf die Spitze seiner Nase. Die Spitze seines Mittelfingers wird das Tsubo berühren.
Technik: mit beiden Daumen dreimal, je 7–10 Sekunden lang, stark und einwärts drücken.
Für: Kopfweh und Nasenprobleme.

Lenkergefäß Nr. 26 Nin Tshu ("Mitte des Menschen")

Lage: ein Drittel der Entfernung von dem Ende der Nasenflügel abwärts zum Rand der Oberlippe.
Wie finden: siehe Lenkergefäßmeridian (Tafel 2–31)
Technik: mit dem Zeigefinger oder einem spitzen Gegenstand dreimal, je 7–10 Sekunden lang, stark und einwärts drücken.
Für: Bewußtlosigkeit, Epilepsie.

14. KONZEPTIONSGEFÄSSMERIDIAN (Yin) Tafel 2–33

Konzeptionsgefäß Nr. 4 Kan Gen ("Tor des Ursprungs")

Lage: in der Mitte des Bauches, 7½ cm unter dem Nabel.
Wie finden: siehe Konzeptionsgefäßmeridian (Tafel 2–33) und Kapitel 5, Ampuku-Therapie.
Technik: mit der Handfläche einwärts drücken, langsam steigernd und tief, dreimal, je 10–15 Sekunden lang.
Für: Menstruationskrämpfe, Frigidität, Impotenz.

Konzeptionsgefäß Nr. 6 Ki Kai ("Meer von ki-Energie")

Lage: in der Mitte des Bauches, 3¾ cm unter dem Nabel.
Technik: mit der Handfläche einwärts drücken, langsam steigernd und tief, dreimal, je 10–15 Sekunden lang.
Für: Magenschmerzen, Durchfall, nächtliche Pollutionen, Menstruationsschmerzen, Verstopfung.

Konzeptionsgefäß Nr. 12 Tshu Kan ("auf halbem Weg")

Lage: in der Mitte des Bauches, 10 cm über dem Nabel, halbwegs zwischen dem Nabel und der Magengrube, oder Solar Plexus.
Technik: mit der Handfläche sanft abwärts und einwärts drücken, dreimal, je 10–15 Sekunden lang.
Für: Übelkeit, Erbrechen, Durchfall.

Konzeptionsgefäß Nr. 17 Dan Tschu

Lage: Mitte des Brustbeins, auf der Höhe der Brustwarze.
Wie finden: Ziehen Sie eine Linie von einer Brustwarze zur anderen. Der Punkt ist dort, wo diese Linie sich mit der Linie, die auf der Mitte des Brustbeins herabläuft, kreuzt.
Technik: mit beiden Daumen dreimal, je 10–15 Sekunden lang, sanft einwärts drücken.
Für: Asthma, hohen Blutdruck, mangelnde Milchbildung bei stillenden Frauen.

ABB. 2–33
KONZEPTIONSGEFÄSS-
MERIDIAN

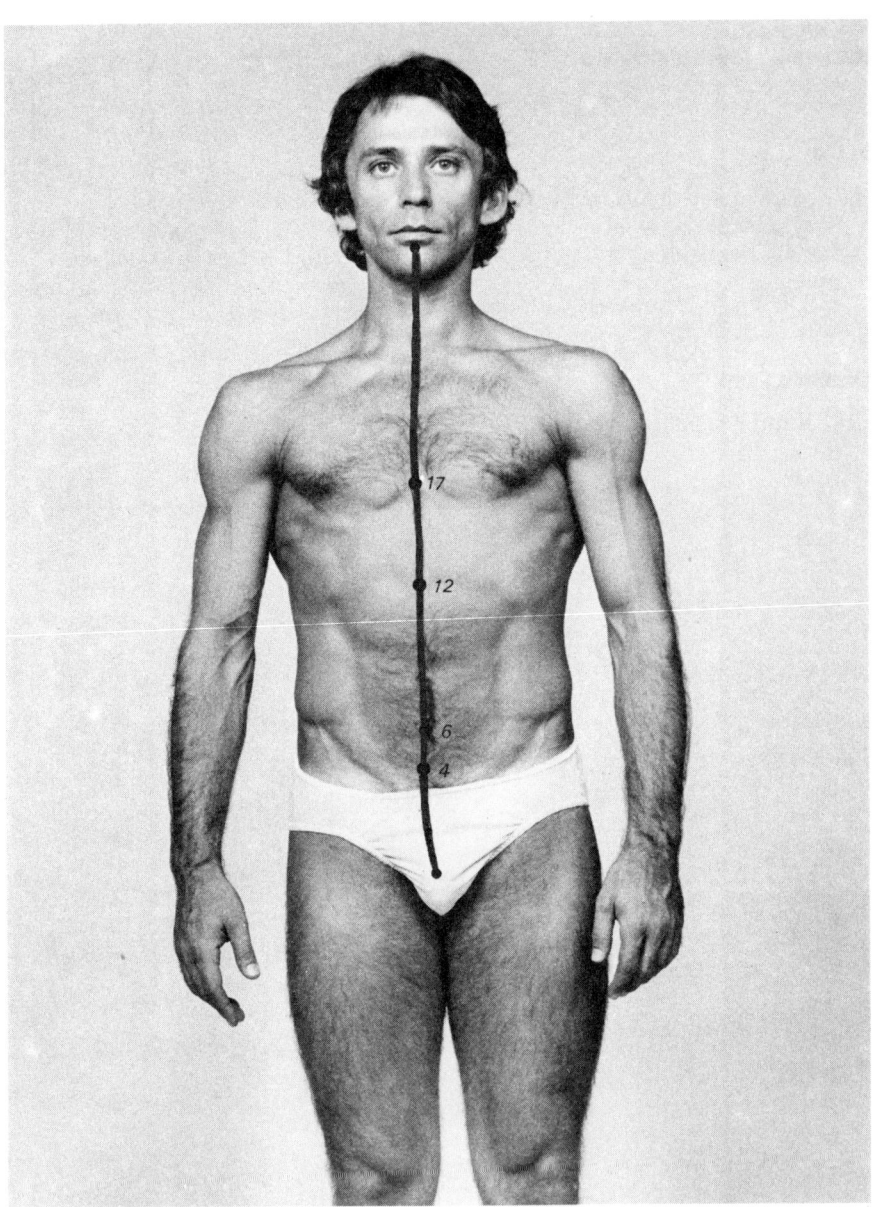

Spezielle Tsubos, die nicht auf den Meridianlinien liegen

Ten Shi ("Gelenkpunkt")

Lage: ungefähr 7½ cm vom Hüftknochen, nach dem Gefäß zu.
Wie finden: siehe Tafel 2–5.
Technik: einwärts gegen die Wirbelsaule drücken.
Für: Ischias, Taubheit in den Beinen, Schmerzen im unteren Rücken, Sexual-
kraft.

Tai Yo ("Sonne")

Lage: einen Fingerbreit zur Seite der Augenbrauen, zwischen dem Ende der
Augenbrauen und dem äußeren Rand des Auges.
Wie finden: siehe Tafel 2–3.

Technik: mit dem Daumen dreimal, je 7–10 Sekunden lang, langsam steigernd stark und einwärts drücken.

Für: rote, geschwollene Augen, Kopfweh, Schwindel.

In Do

Lage: zwischen den Augenbrauen auf dem Lenkergefäßmeridian.

Wie finden: siehe Tafel 2–3.

Technik: mit beiden Daumen dreimal, je 7–10 Sekunden lang, stark und einwärts drücken.

Für: Kopfweh, Nasenverstopfung.

Ohashis Punkt

siehe Kapitel 6, Hals-Shiatsu.

3. Shiatsu-Technik

Einige Tage nachdem ich mein Shiatsu-Training in Tokio beendet hatte, wurde ich zu einem älteren Herrn gerufen, der eine Behandlung wünschte. Wortlos fing ich an, ihn zu behandeln. Einige Augenblicke vergingen, dann sagte er "Ich brauche Sie nicht. Gehen Sie nach Hause!"

"Warum?" fragte ich erschrocken. Seine Antwort: "Sie sind noch ein Neuling, am Beginn Ihrer Laufbahn, und noch kein Therapeut. Ich hatte um einen Shiatsu-Therapeuten gebeten."

Ich sagte ihm, daß er recht habe und daß ich meine Laufbahn erst ein paar Tage vorher begonnen hätte. Wie könne er das wissen? Woran könne er das merken? Ich hätte ihm nichts über mich selbst erzählt.

Er meinte: "Hören Sie, junger Mann. Ich nehme seit mehr als dreißig Jahren Shiatsubehandlungen, lange ehe Sie geboren wurden. Ich kann bei der ersten Berührung feststellen, ob jemand Shiatsu kennt oder nicht. Ich kann feststellen, ob einer Talent hat oder nicht, welche Schule er besucht hat, seine Erfahrung und alles andere, was ich wissen muß. Sie mögen schweigsam gewesen sein, aber Ihre Finger waren es nicht."

Natürlich verdankt der Shiatsu-Praktiker das meiste seiner Fertigkeit der Erfahrung. Es ist außerdem wahr, daß Shiatsu nicht nur eine Manipulationstechnik ist. Das Verhalten des Praktikers spielt in der Qualität der Behandlung eine große Rolle. Wenn Sie sich nicht in Ihren Patienten einfühlen können, ist Ihr Shiatsu wertlos.

Beim Shiatsu brauchen wir keine Maschinen, keine Öle, keine Geräte. Wir brauchen nur unsere Hände. Hände sind ein Teil unseres eigenen menschlichen Körpers und widerspiegeln leicht unsere Gefühle. Wenn Sie Ihren Patienten nicht mögen und zum Beispiel nervös sind, werden Ihre Hände gespannt und schweißig und können sich nicht geschmeidig bewegen. Daher ziehe ich es vor, nur an Menschen, die ich mag, zu arbeiten, und nach meiner Erfahrung bewirken diese positiven Gefühle das beste Shiatsu. Nachdem ich bei jemandem, den ich mag, Shiatsu angewendet habe, fühle ich mich weniger müde und der Patient ist glücklich und zufrieden.

Es ist wunderbar, Shiatsu im Familienkreis zu praktizieren, weil es so eine ausgezeichnete Form der Verständigung ist. Wenn alle Familien Shiatsu praktizieren würden, würde es weniger Familienstreitigkeiten, weniger Generationskonflikte und mehr Freude, Gesundheit, Liebe und Frieden auf Erden geben.

Körperlage bei der Shiatsu-Therapie

Da wir bei Shiatsu keine Geräte brauchen, können wir überall und jederzeit arbeiten – in der Wüste, am Strand, oder auf einem Berggipfel – wo immer es sein mag. Einer der besten Plätze, um Shiatsu zu geben, ist jedoch ein teppichbelegter Fußboden. Die Festigkeit des Bodens macht es für den Praktiker leichter, sein Körpergewicht in das Tsubo zu bringen, das er gerade drückt. Wenn Sie am Rücken eines Patienten arbeiten, lassen Sie ihn sich flach auf den Bauch legen, das Gesicht zur Seite gerichtet. Legen Sie niemals ein Kissen unter seinen Hals, da dies Muskelkrämpfe auslösen kann, wenn Sie auf den Nacken oder Schulter Druck ausüben. Die Arme des Patienten sollten an den Seiten liegen. Er sollte seine Arme nicht unter den Kopf legen, da diese Position ihn daran hindert, sich völlig zu entspannen. Sein Brustkorb muß flach und eben auf dem Boden liegen, sonst wird es ihm unbequem sein, und Sie werden riskieren, seinen Brustkorb zu verletzen. Wenn Sie am Magen des Patienten arbeiten, muß dieser auf dem Rücken liegen, mit seinen Armen an den Seiten und einem Kissen unter dem Kopf. In beiden Positionen sollte der Mund des Patienten zur besseren Entspannung leicht geöffnet und die Augen geschlossen sein.

Der Behandlungsraum muß sauber, ruhig und warm sein, der Patient bequem und entspannt liegen, weil sonst, wenn der Körper starr wäre, eine Schranke errichtet wird, die jeden Heilungsvorgang verhindert.

Atmung

Entspannung erreicht man durch die richtige Atmungsweise. Bei Shiatsu ist es wichtig, nur dann Druck auszuüben, wenn der Patient ausatmet. Wenn er einatmet, wird sein Körper härter und gespannter, und in dem Augenblick Druck auszuüben, würde starkes Unbehagen auslösen und könnte Muskelkrämpfe verursachen sowie auch jeden möglichen Nutzen der Behandlung zunichte machen. Achten Sie auf das Heben und Senken des Brustkorbes oder des Rückens (je nachdem wie der Patient liegt), oder, wenn Sie unerfahren sind, sagen Sie: "einatmen, ausatmen."
Orthopäden und Chiropraktoren wenden dieselbe Methode an.

Vorsichtsmaßregeln

1. Sie müssen den Körper des Menschen kennen, den Sie behandeln. Die Diagnose eines Patienten, vom östlichen wie auch vom westlichen Standpunkt aus, ist ein hochkomplizierter Vorgang, und als Amateur in Shiatsu-Therapie sollten Sie sich nicht allein auf Ihr eigenes Urteil verlassen. Wenn Sie wissen oder ahnen, daß ein Patient ernstlich krank ist, wenden Sie kein Shiatsu an, ohne daß er einen Arzt konsultiert hat. Denken Sie daran, der Hauptzweck von Shiatsu, gerade dem von einem Amateur ausgeübten, ist nicht Krankheit zu heilen, sondern jemandem zu helfen, sich von der Ermüdung und Belastung durch die tägliche Routine zu erholen, oder die Symptome von Krankheiten zu lindern oder diesen vorzubeugen.

2. Wenden Sie kein Shiatsu an, wenn Ihr Patient sehr hungrig oder nach einer großen Mahlzeit zu satt ist. Warten Sie mindestens zwei Stunden. Wenn Sie einen

sehr hungrigen Patienten haben, warten Sie, bis er eine Kleinigkeit gegessen hat.

3. Wenn Ihr Patient sehr müde ist, stark schwitzt oder Herzklopfen hat, warten Sie, bis der Normalzustand erreicht ist.

4. Behandeln Sie keine Patienten mit Knochenbrüchen.

5. Behandeln Sie keine Patienten mit ansteckenden Krankheiten (wie Knochenmarkentzündung, Masern, Keuchhusten oder Influenza mit Fieber); mit irgendwelchen Störungen an Herz, Leber, Nieren oder Lunge; oder mit Krebs, Sarkom oder ansteckenden Hautkrankheiten. Erinnern Sie sich daran, daß ernste Krankheit wohl durch Shiatsu geheilt werden kann, aber nur durch einen erfahrenen Shiatsu-Therapeuten mit hervorragenden Kenntnissen in diagnostischen Methoden und anderen Formen der orientalischen Medizin.

Wann ist Shiatsu anzuwenden?

Wenn Sie eine Behandlung mit Shiatsu planen, ist die Zeit und der Ort so zu wählen, wie es Ihnen am liebsten ist, vorzugsweise in einer Umgebung, wo die Temperatur gemäßigt und die Atmosphäre ruhig und entspannend ist. Allgemein, können Sie jederzeit einmal am Tag Shiatsu erfahren. Wenn Sie gerade gebadet haben, sollten Sie vor der Behandlung eine halbe Stunde ruhen. Eine Sitzung sollte ungefähr dreißig Minuten dauern, doch ist Überbehandlung besser als gar keine Behandlung. Qualität (die richtigen Tsubos in korrekter Weise drücken, unter Anwendung der passenden Methode) ist immer besser als Quantität. Vergessen Sie nicht, auch nach der Behandlung eine Weile zu ruhen.

Während der Shiatsu-Therapie sollten Sie entspannen und dem Druck des Praktikers vollkommen nachgeben. Dies ist nur möglich, wenn Sie in einer entspannten und gleichmäßigen Weise aus- und einatmen.

Yin- und Yang-Shiatsu

Nach der Shiatsu-Diagnose können die Patienten in zwei Kategorien eingeteilt werden – Yin und Yang. Den Yin Patienten nennen wir "leer", schlecht funktionierend. Um das Energieniveau des Patienten zu "tonisieren" oder zu erhöhen, muß ihm der Praktiker Energie zuführen oder des Patienten eigene Energie in dessen Körper tonisieren, und dafür muß er Yang sein, gesünder als der Patient. In der Tonisierungstechnik müssen Sie (1) in der Richtung des Energiestromes im Meridian arbeiten, das heißt, mit dem ersten Tsubo im Meridian anfangen und alle Tsubos nacheinander drücken, bis Sie zu dem letzten Tsubo kommen, und (2) langsam und schonend arbeiten.

Der Yang Patient ist zu "voll", überfunktionierend. Bei seiner Behandlung müssen Sie ihn durch eine Beruhigungstechnik von seiner überschüssigen Energie befreien. In der Beruhigungstechnik arbeiten Sie (1) gegen den Meridian, fangen also beim letzten Tsubo an zu drücken und arbeiten sich durch bis zum ersten, in der dem Energiestrom entgegengesetzten Richtung; und wenden Sie (2) raschen, starken Druck an.

Es ist nicht leicht zu erkennen, ob ein Patient Yin oder Yang ist. Im allgemeinen können Sie es feststellen, indem Sie ihn anschauen und sein Verhalten beobachten. Fettleibige Leute mit gut entwickelten Muskelstrukturen sind oft Yang; und schlanke oder schlaffe Leute, Yin. Kräftige, aktive Leute sind Yang und schwache, apathische Leute sind Yin. Derselbe Mensch kann zu verschiedenen Zeiten Yin oder Yang sein. Sie können sich an einem Tag schwach und müde (Yin) fühlen und am nächsten Tage stark und aktiv (Yang). Gelegentlich, jedoch, kann ein Mensch äußerlich Yin oder Yang zu sein scheinen und doch innerlich das Gegenteil sein. Einer der besten und sichersten Wege, einen Patienten als Yin oder Yang zu diagnostizieren, ist, seinen Puls auf orientalische Art zu fühlen (ein vorgeschrittenes, technisches Verfahren, zu kompliziert, um es hier zu erklären) und den Energiestrom durch die Meridianlinie zu bestimmen. Gewöhnlich ist allerdings der Schein zuverlässig, und Ihre Intuition wird genügen.

Im allgemeinen müssen Menschen, die sich mit Gesundheit befassen, selbst gesund sein. Kranke Menschen haben Bedenken, sich von einem kranken Arzt behandeln zu lassen. Besonders wenn Sie Yin-Shiatsu anwenden, müssen Sie Ihre Energie auf den Patienten übertragen. Wenn Sie nicht gesund sind und nicht genug Energie haben, könnte Ihr Patient Sie schwächen und Sie könnten müder und aller Energie entleert werden.

Beschaffenheit der Finger

Die Finger (einschließlich der Daumen) sind bei Shiatsu Ihre Hauptwerkzeuge, und ihre Sensitivität und Wirksamkeit sind äußerst wichtig. Manche Shiatsu-Spezialisten in Japan gehen so weit, daß sie ihre Daumen und Finger versichern lassen, aus naheliegenden Gründen. Manche Menschen haben schon zu Anfang gute Finger, andere haben sie nicht, aber großenteils kräftigen und entwickeln sich jedermanns Finger durch Ausübung von Shiatsu. Es ist wichtig, die Finger in guter Form zu erhalten, indem wir sie korrekt gebrauchen und Übungen vornehmen, die ich weiter unten in diesem Kapitel beschreiben werde, und die ihrer Entwicklung dienen.

In Japan teilen wir die Finger des Shiatsu-Praktikers in zwei Kategorien ein: (1) *karate,* wörtliche Bedeutung "bitter", – karate Finger sind hart und kräftig, sie tun weh aber sie sind wirksam, besonders für die Beruhigungstechnik, die für Patienten vom Yang-Typ erforderlich ist, und (2) *amate,* wörtliche Bedeutung "süß". Amate Finger sind weich und angenehm, gut geeignet dem Patienten vom Yin-Typ Tonisierung zu vermitteln. Ich habe amate Finger – angenehm, aber durchdringend. Im allgemeinen ist es besser, amate-Typ-Hände zu haben, als solche des karate-Typs.

Der ideale Shiatsu Therapeut hat große Hände und einen kleinen Körper. Je größer die Hände und je kleiner der Körper, desto besser für die Shiatsu-Behandlung, pflegte einer meiner Lehrer zu sagen. Nachdem Sie eine lange Zeit praktiziert haben, werden Ihre Hände größer und weicher geworden sein. Wenn Sie Shiatsu anwenden, sollten Ihre Hände warm sein, weil der Patient eine kalte Hand sehr ungemütlich finden wird. Vergessen Sie nicht, Ihre Nägel kurz zu schneiden, damit Sie den Patienten nicht kratzen, aber lassen Sie den Rand des Nagels intakt, um ihn stark zu erhalten.

Korrekter Gebrauch und Entwicklung des Daumens und der übrigen Finger

Ihre Daumen sind die wichtigsten Finger für Shiatsu. Aber machen Sie nicht den Fehler, "ganz Daumen" zu werden und aufzuhören, andere Shiatsu-Methoden anzuwenden (wie Ellbogen, Finger und Hände). Wenn Sie nur Ihre Daumen gebrauchen, werden diese geschwollen und schmerzhaft werden. Sie werden leicht müde werden, weil Sie nur einen Teil Ihres Körpers gebrauchen. Während dies Ihnen langsam unangenehm wird, übertragen Sie Ihr Unbehagen auf den Patienten, der es bemerken und unruhig werden wird. Die Behandlung wird weniger wirksam sein.

Meistens brauchen Sie jedes Tsubo nur mit einem Daumen zu drücken, aber bei gewissen Gelegenheiten könnten Sie mehr Druck nötig haben, den Sie erreichen können, indem Sie drücken, während Sie einen Daumen auf den anderen halten. Benutzen Sie den Ballen, die Fläche des Daumens, niemals die Spitze, um zu drücken. Üben Sie den Druck gleichmäßig, ohne Wackeln und Reiben aus. Mit der Spitze pressen oder reiben während des Drückens kann den Daumen und Fingern schaden und den Menschen, den Sie behandeln, verletzen. Noch einmal, schneiden Sie alle langen Nägel zurück und vergewissern Sie sich, daß diese nicht über die Spitze des Daumens hinausstehen (Skizzen 3–1, 3–2 und 3–3).

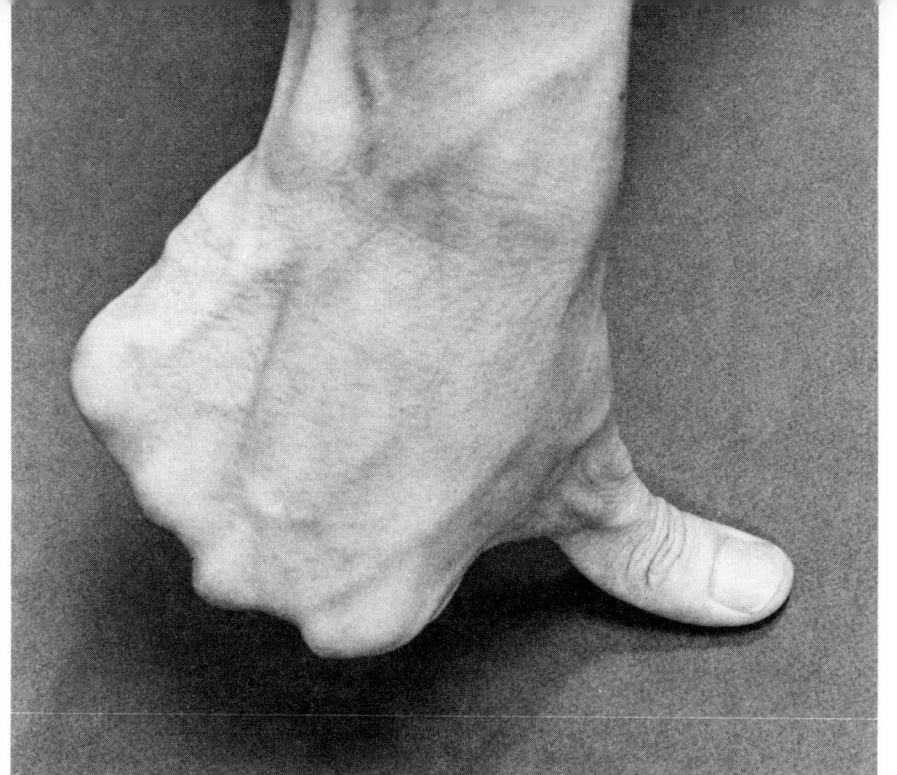

ABB. 3-1
MIT DEM DAUMEN DRÜCKEN

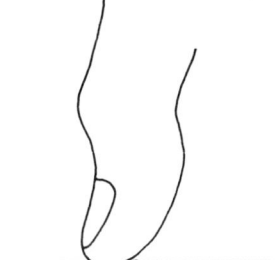

ABB. 3-2
FALSCHER

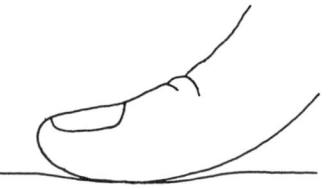

RICHTIGER GEBRAUCH
DES DAUMENS

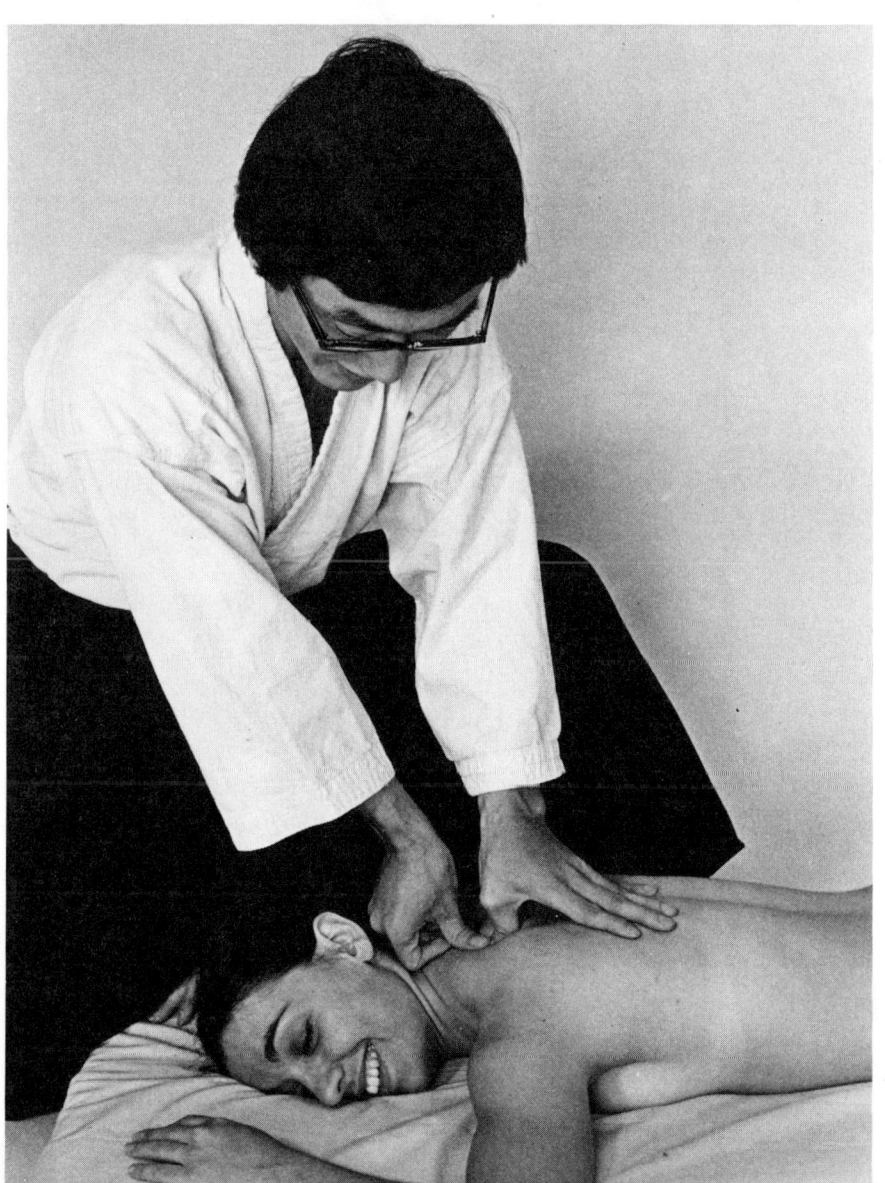

ABB. 3-3
DRÜCKEN MIT EINEM DAUMEN
ÜBER DEM ANDEREN

Wie die Daumen entwickelt werden

Eine der praktischsten Übungen, um die Daumen zu entwickeln und den Muskeltonus in Ihren Armen und Brustkasten zu verbessern, ist das starke Drücken des einen Daumens gegen den anderen. Tun Sie dies zuerst für ein Paar Sekunden, dann steigern Sie nach und nach die Länge der Zeit und den Druck (Abb. 3–4).

Wenn Sie Ihre Freunde in Erstaunen versetzen wollen, während Sie die Kraft und Druckfähigkeit Ihrer Daumen und Arme entwickeln, machen Sie zwanzig mal Liegestütz, indem Sie nur Ihre Daumen benützen, um das Gewicht Ihres Körpers zu tragen. Ich mache diese Übung jeden Tag (Abb. 3–5). Glücklicherweise ist es nicht der einzige Weg, um die Daumen zu kräftigen.

**ABB. 3–4
ZUR KRÄFTIGUNG EINEN DAUMEN GEGEN DEN ANDEREN DRÜCKEN**

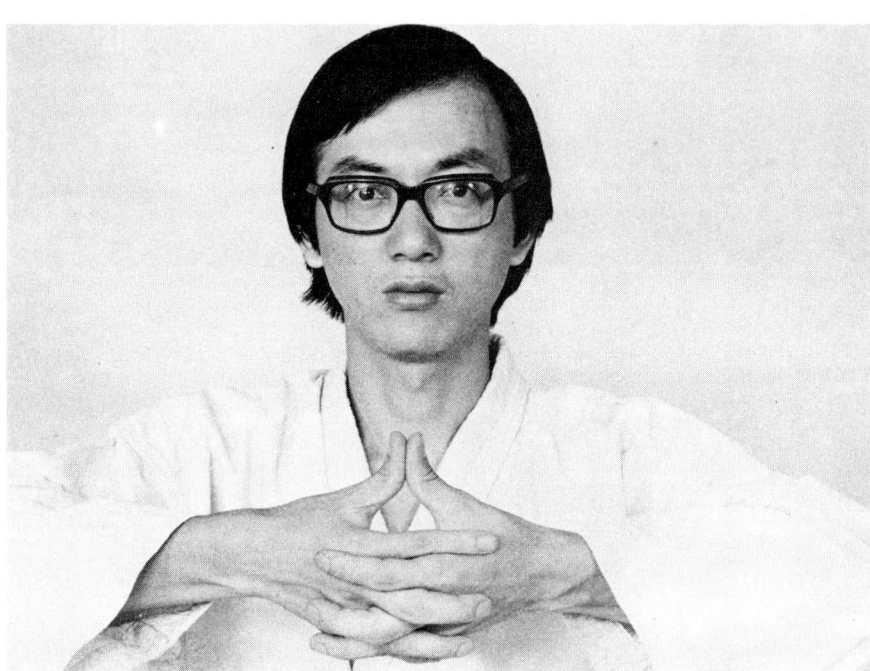

**ABB. 3–5
OHASHI MACHT LIEGESTÜTZ, WOBEI ER NUR SEINE DAUMEN GEBRAUCHT, UM SEIN KÖRPERGEWICHT ZU TRAGEN**

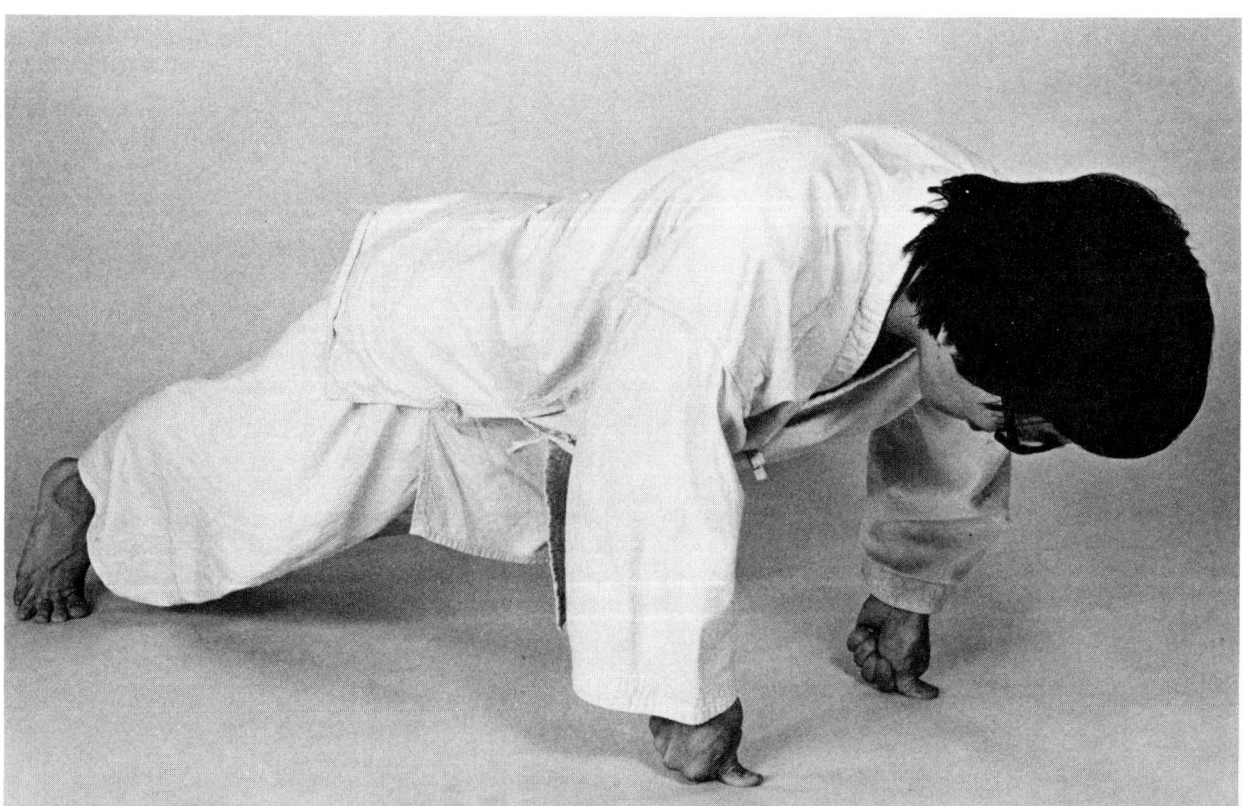

ÜBUNGEN ZUR KRÄFTIGUNG DER FINGER

1. Eine Hand gegen die andere drücken, mit den Handflächen flach und allen Fingern zusammen (Zeichnung 3–6).

2. Eine Hand gegen die andere pressen, den Daumen von den anderen Fingern getrennt (Zeichnung 3–7).

3. Die Finger an jeder Hand zurückbiegen, indem man die jeweils andere Hand dazu benutzt (Zeichnung 3–8).

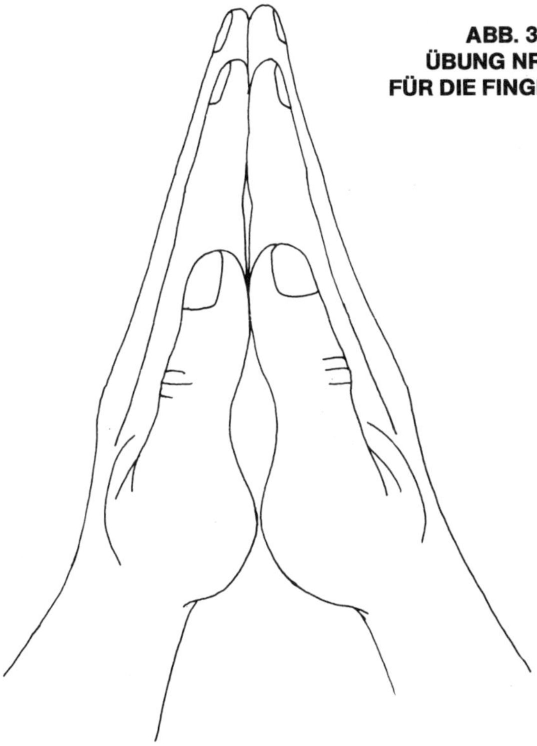

**ABB. 3–6
ÜBUNG NR. 1
FÜR DIE FINGER**

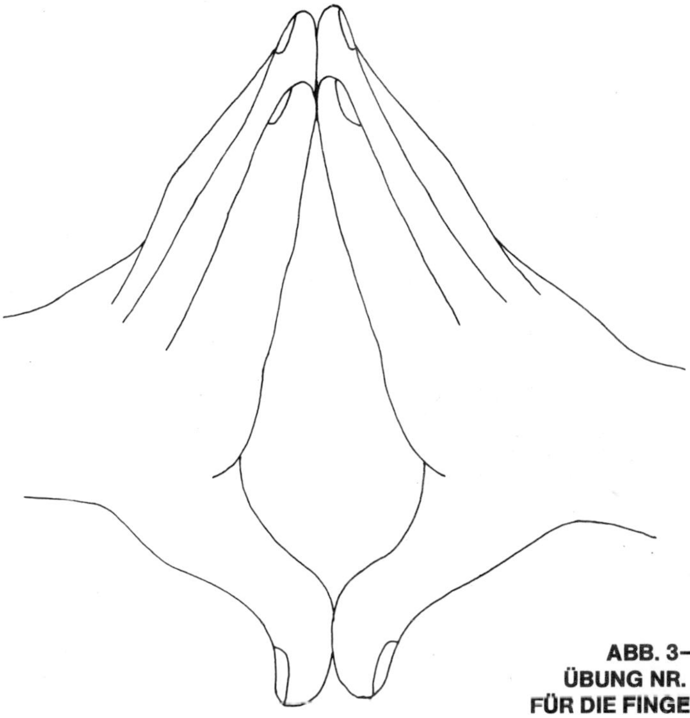

**ABB. 3–7
ÜBUNG NR. 2
FÜR DIE FINGER**

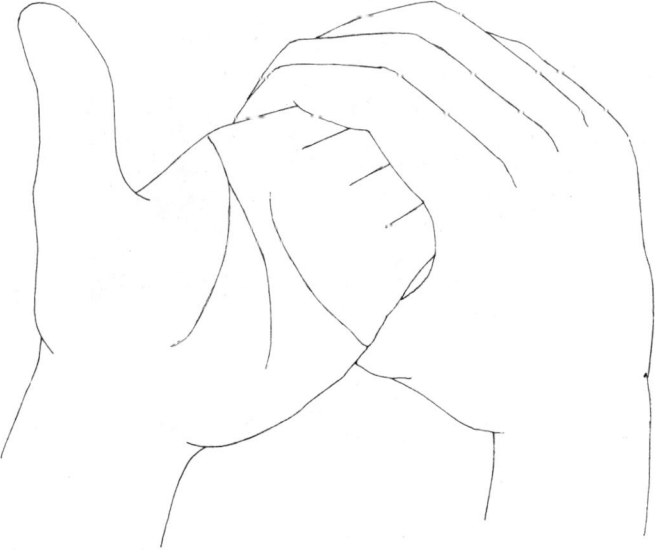

**ABB. 3–8
ÜBUNG NR. 3
FÜR DIE FINGER**

Das Tsubo drücken

Gebrauchen Sie niemals nur Ihre Fingerspitzen, um das Tsubo zu drücken. Setzen Sie Ihren ganzen Körper ein. Sie können den Druck gleichmäßig ausüben oder eine Hin- und Herbewegung machen, welche dem Patienten ein angenehmes, rythmisches Shiatsu vermitteln wird. Obwohl ich nur 112 Pfund wiege, muß ich oft an Menschen arbeiten, die 200–250 Pfund wiegen, besonders in Amerika. In solchen Fällen muß ich imstande sein, mein ganzes Körpergewicht auf ein Tsubo zu konzentrieren, um genügend Druck auszuüben.

Wenn Sie drücken, beugen Sie niemals Ihre Arme oder halten Sie Ihren Körper zu weit weg vom Patienten. Wenn Sie Ihren Körper nahe an den Patienten heranbringen und Ihre Ellbogen gerade halten, werden Sie in der Lage sein, die Energie von Ihrem Hara oder der zentralen Nabelgegend einzusetzen und den wirksamsten Gebrauch von Ihrem Gewicht zu machen. Wenn Sie das, was wir "Dreieckgewichtsdruck" nennen, ausüben wollen, so halten Sie Ihren Körper aufrecht, strecken Sie dann Ihre Arme und neigen Sie sich vorwärts. Ihr Gewicht wird in Ihren Daumen konzentriert sein. Lehnen Sie sich auf Ihre Daumen und lassen Sie die Schwerkraft die Arbeit tun (Abb. 3–9, 3–10). Noch einmal, drücken Sie nur, wenn der Patient ausatmet.

DIE DRUCKRICHTUNG

Die Richtung, in welcher Druck auf jedes Tsubo ausgeübt wird, wechselt. Im allgemeinen drücken Sie auf die Mitte des Körpers zu. Um dies zu tun,

ABB. 3–9
DIE ELLBOGEN GERADE HALTEN UND DEN KÖRPER NAHE AN DEN DES PATIENTEN HERANBRINGEN. DER PATIENT IST IN DER RICHTIGEN POSITION FÜR RÜCKEN-SHIATSU

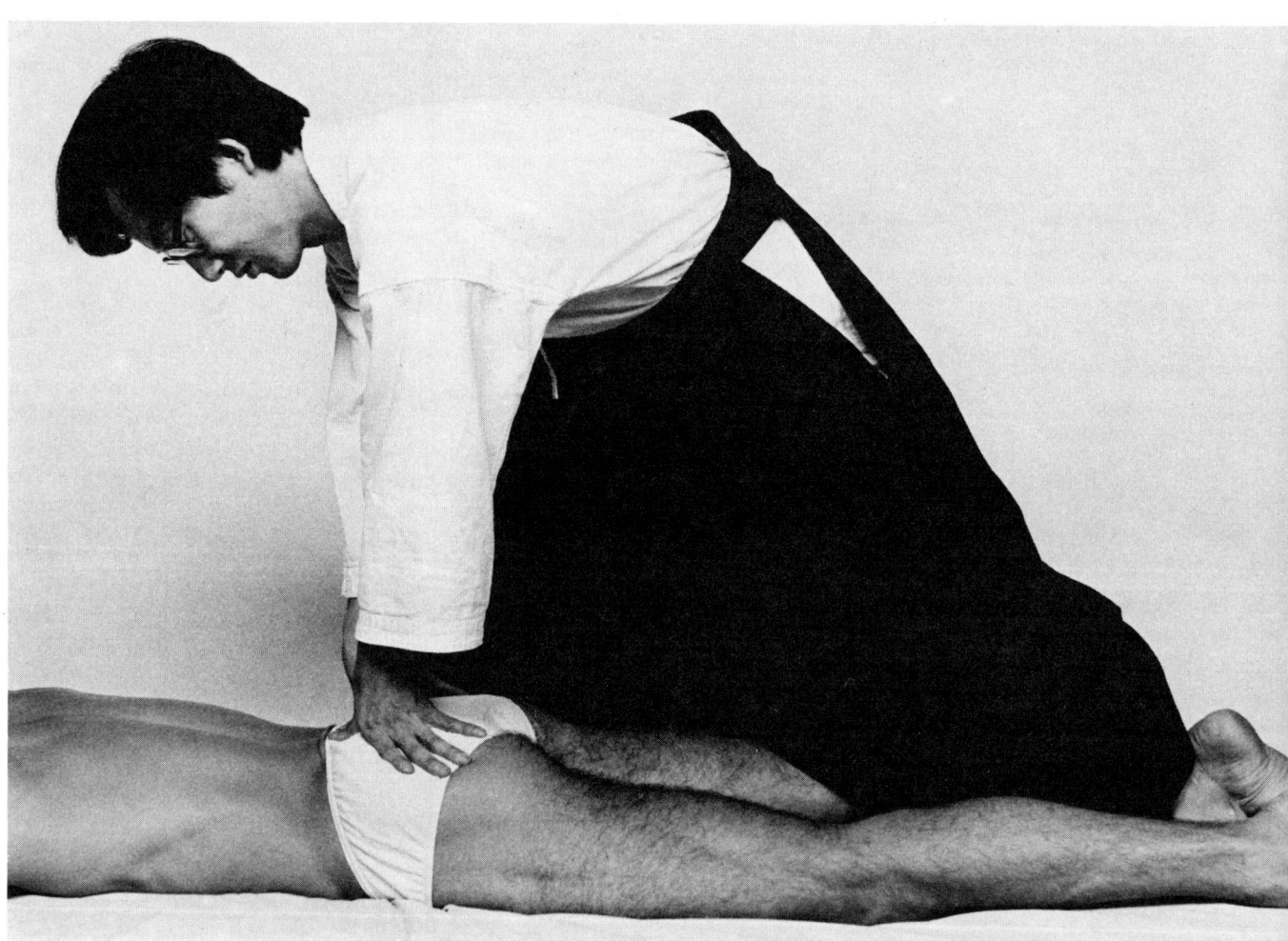

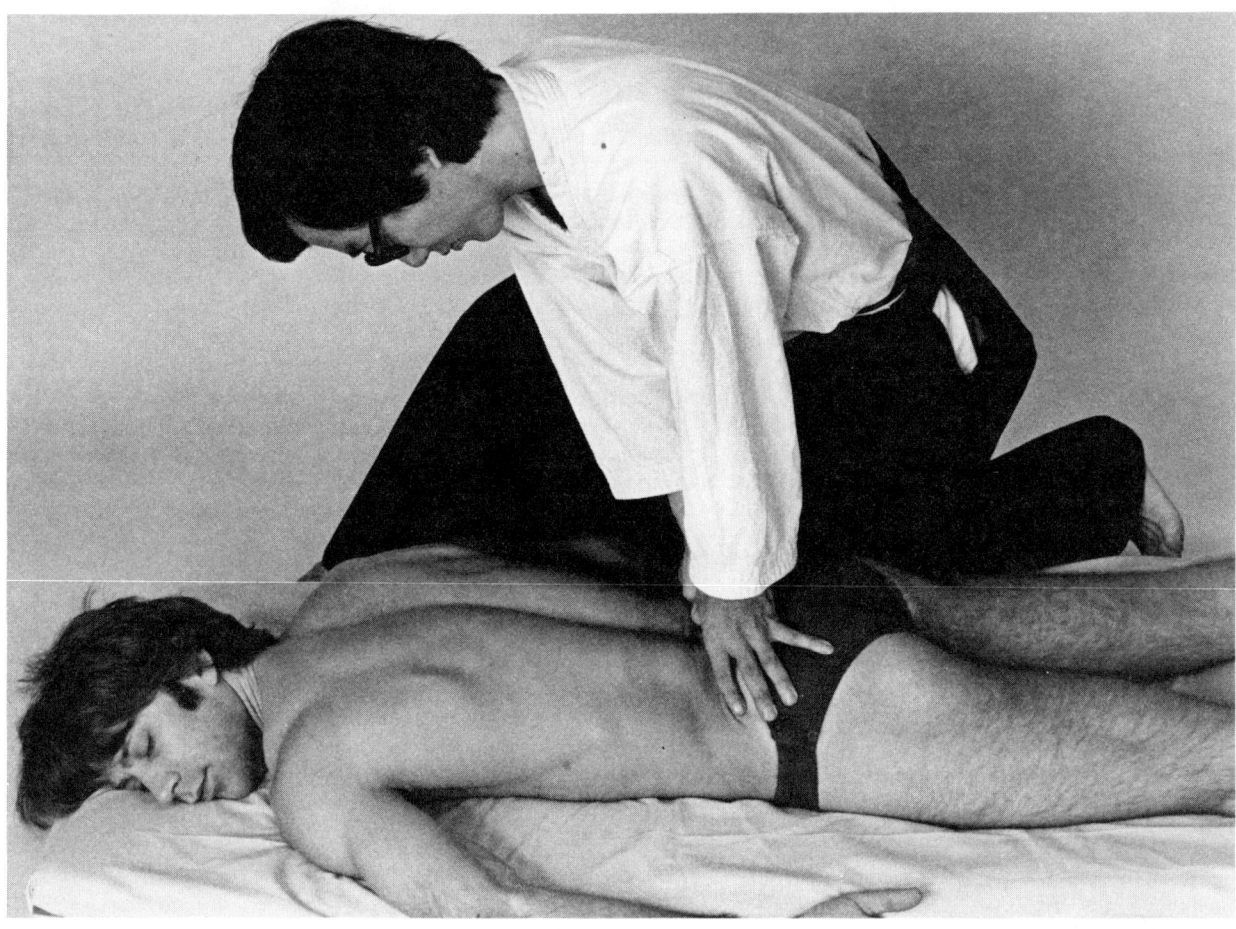

ABB. 3-10
DREIECKGEWICHTSDRUCK

müssen Sie bei jedem Druck die Position ihres eigenen Körpers abschätzen und oft berichtigen. Wie Sie aus Kapitel 2 wissen, werden verschiedene Tsubos auf verschiedene Weise gedrückt. Ich habe einen Hinweis auf die Druckrichtung bei jedem Tsubo überall im Buch gegeben. Auch ist die in Kapitel 2 wiedergegebene Tafel ein nützlicher Wegweiser.

WIE LANGE DRÜCKEN

Druck auf das Tsubo wird im allgemeinen 3-5 Sekunden lang ausgeübt. Wenn Sie jedoch die Rückentsubos drücken, sollten Sie 5-7 Sekunden drücken (Sie selbst zählen bis zehn). Es gibt viele Ausnahmen von diesen allgemeinen Richtlinien, welche ich in Kapitel 2 notierte. Wenn der Patient über plötzliche, starke Schmerzen klagt, sollten Sie sofort aufhören zu drücken. Schmerz kann ein Signal für ernste, innere Probleme sein, ignorieren Sie es daher nicht. Korrektes Drücken auf die Tsubos gibt dem Patienten ein Gefühl irgendwo zwischen Wohlbehagen und Schmerz. Wir nennen dies "angenehmen Schmerz". Es ist die Art von Schmerz, die der Patient leicht erträgt, wenn er weiß, daß Shiatsu ihm hilft. Wenn Sie irgendwelche Zweifel über die Art des Schmerzes haben, oder wenn er äußerst heftig zu sein scheint, lassen Sie den Patienten bevor Sie weitermachen zur Kontrolle einen Arzt konsultieren. Wenn Ihnen diese Darlegung unklar erscheint, wird sich das ändern, nachdem Sie Shiatsu für einige Zeit praktiziert haben. Wie viele Bücher Sie auch immer lesen, wie viele Tafeln Sie konsultieren oder wie viele Unterrichtsstunden Sie nehmen, es gibt keinen Ersatz für persönliche Erfahrung in der Praxis von Shiatsu.

57

Drucktechniken

LANGSAM DRÜCKEN – LANGSAM LOSLASSEN

Dies ist die fundamentalste Shiatsu-Technik. Sie sollten langsam steigernd drücken, den Druck verstärken, während Sie das Gesicht des Patienten auf Reaktionen hin beobachten. Halten Sie den Druck am Höhepunkt 3–5 Sekunden, dann lassen Sie langsam nach. Dies ist eine gute Technik, um Muskelkrämpfe und nervöse Spannungen zu lindern und einen müden Körper wieder zu beleben. Auch ist es eine Tonisierungstechnik für einen Yin-Typ-Patienten.

PLÖTZLICH DRÜCKEN – PLÖTZLICH LOSLASSEN

Dies ist eine schwierigere Technik, die von Berufstherapeuten gebraucht wird, die Shiatsu voll verstehen. Sie drücken langsam, dann plötzlich stärker und lassen plötzlich los. Es ist eine wirksame Methode für den Gebrauch am Rückenmark und eine gute Beruhigungstechnik für Yang-Typ-Patienten.

MIT DER HANDFLÄCHE DRÜCKEN

Die Handfläche wird gebraucht, um Druck auf die weicheren Teile des Körpers auszuüben, wie zum Beispiel Augen und Bauch. Drücken Sie mit der Handfläche oder vier Fingern auf den Magen, Bauch oder Augen, ungefähr eine Minute lang. Sie können auch eine Handfläche über die andere legen, um den Druck zu erhöhen. Denken Sie daran, Druck kommt immer von Ihrem Körper durch Ihren gestreckten Ellbogen bis zu Ihrer entspannten Hand. Diese Methode lindert Schmerzen, Gefühl von Brennen im Magen und müde Augen. Auch ist es eine Tonisierung für den Yin-Typ-Patienten.

ABB. 3–11 (UNTEN LINKS) FÜR VERSTÄRKTEN DRUCK DEN MITTELFINGER ÜBER DEN ZEIGEFINGER LEGEN

ABB. 3–12 (UNTEN RECHTS) FÜR VERSTÄRKTEN DRUCK DEN MITTELFINGER ÜBER DEN ZEIGEFINGER LEGEN

ZEIGEFINGERTECHNIK

Um den Zeigefinger zum Drücken des Tsubos zu benutzen, legen Sie Ihren Mittelfinger über den Zeigefinger für eine sehr wirksame Form des Druckes (Abb. 3–11 und 3–12).

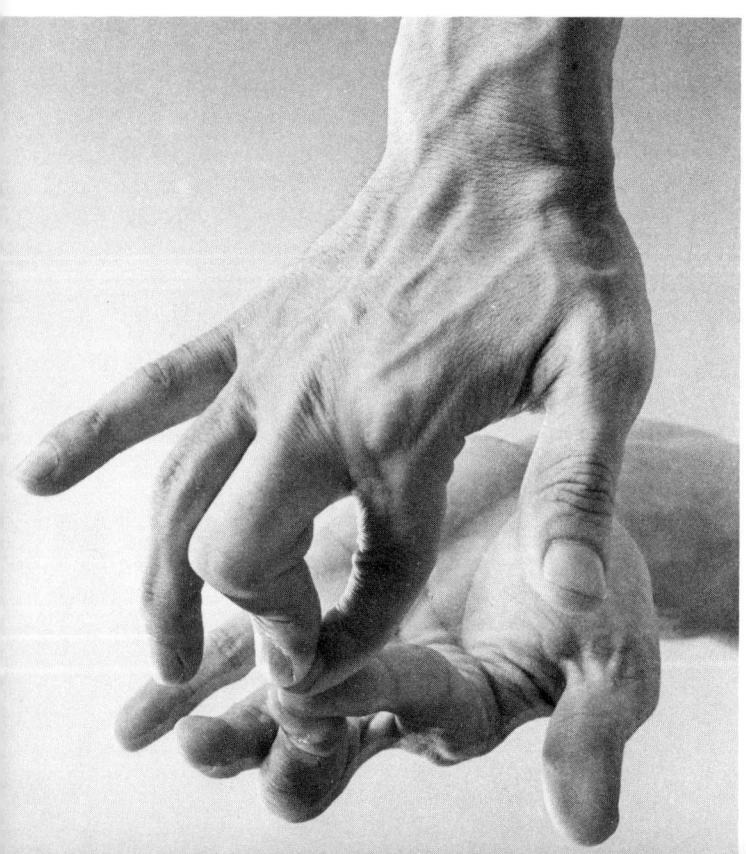
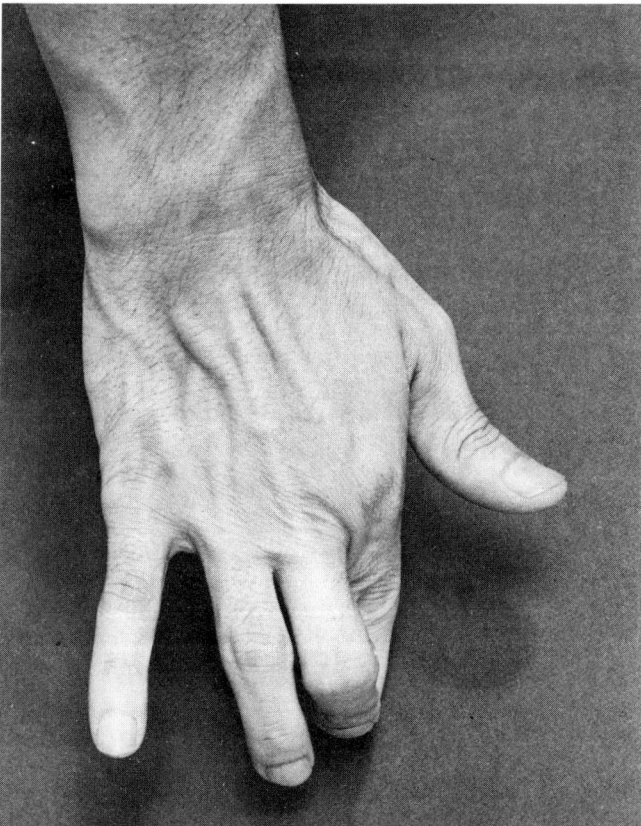

ZWEIFINGERTECHNIK

Wenn Sie Druck auf breitere Tsubos (welche sich an Rücken, Magen, Hüften und Oberschenkeln befinden) ausüben, können zwei Finger – der Zeige- und Mittelfinger –, Seite an Seite gebraucht, einen mittleren Druck ausüben (Abb. 3–13).

Spezielle Shiatsu-Techniken

Hier sind verschiedene Techniken, die man bei einer Shiatsu-Behandlung gebrauchen kann, gemäß den Bedürfnissen des einzelnen Patienten, den Sie behandeln. In Kapitel 2 empfehlen wir eine vollständige Shiatsu-Routine, welche diese Techniken einschließt, sowie auch andere aus späteren Kapiteln, welche in einer allgemeinen Shiatsu-Lebensordnung gebraucht werden können, um Gesundheit und ein Gefühl des Wohlbefindens zu fördern und zu erhalten.

KENBIKI-TECHNIK

Kenbiki, eine der meistgebrauchten Shiatsu-Techniken, lockert und entspannt die Muskeln und Sehnen in jedem Teil des Körpers des Patienten. Kenbiki bedeutet "Schieben und Ziehen der Muskeln" und kann mit dem Daumen oder den Fingern gemacht werden. Auf Abb. 3–14 schiebe und ziehe ich die Muskeln entlang der Wirbelsäule des Patienten mit meinen Daumen, und in Abb. 3–15 gebrauche ich vier Finger, wobei eine Hand über die andere gelegt ist, um extra Druck zu geben. Gebrauchen Sie Kenbiki bevor Sie die Tsubos drücken.

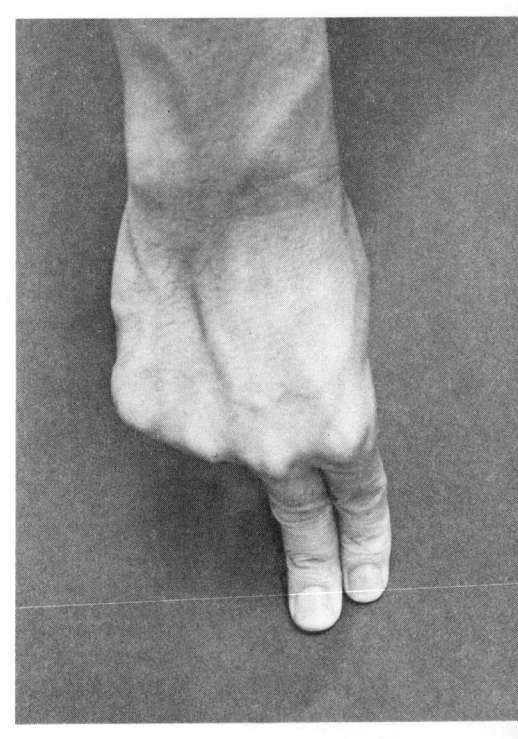

**ABB. 3–13 (OBEN)
ZWEI FINGER WERDEN
GEBRAUCHT, UM MÄSSIGEN
DRUCK AUF BREITERE
TSUBOS AUSZUÜBEN**

ABB. 3–14 UND 3–15 KENBIKI-TECHNIK

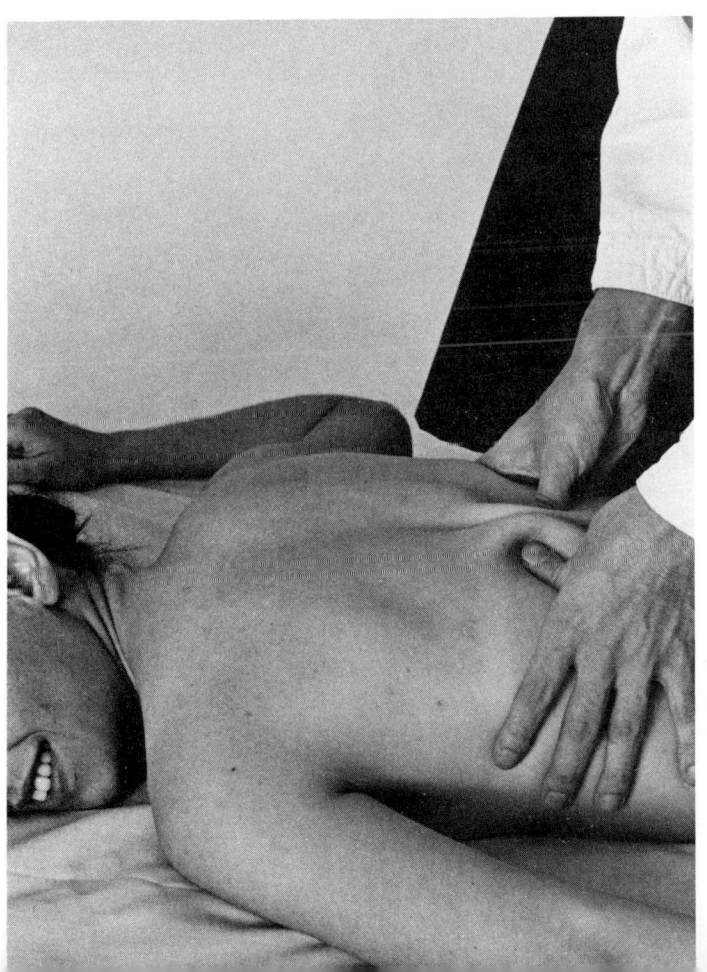

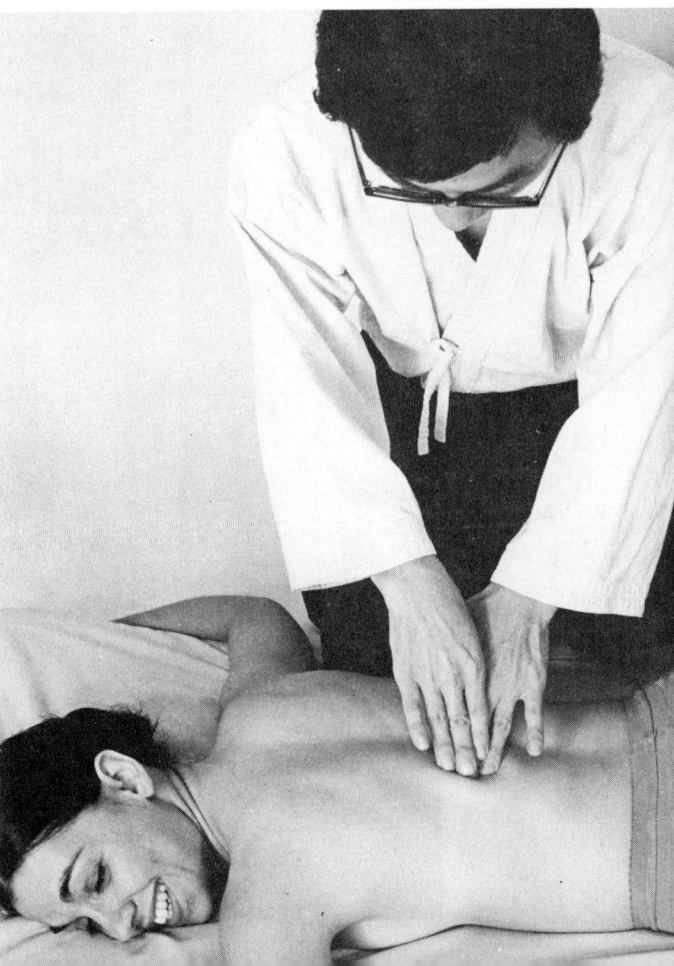

PERKUSSIONSTECHNIKEN

Es gibt mehrere verschiedene Perkussionshandgriffe. Für alle diese ist es wichtig, daß der Praktiker vollkommen entspannt ist, und sich vergewissert, daß in seinen Ellbogen keine Spannung ist, so daß seine Hände entspannt sind und der Patient eine angenehme Behandlung bekommt. Sie sollten niemals so hart klopfen, daß der Patient einen Widerhall im Kopf fühlt. Zwei oder drei Minuten Perkussion sind genug.

Die Hände wölben. Die Hände völlig entspannen. Jetzt wölben Sie sie und klopfen über den ganzen Rücken des Patienten. Das Klopfen sollte in rascher, leichter, stakkatoartiger Weise geschehen. Dies kann einen lauten Ton erzeugen, aber der Patient wird es nicht schmerzhaft finden. Tun Sie es zwei bis drei Minuten lang auf dem oberen Rücken, dem unteren Rücken und den Hüften. Dies ist gut für die Verbesserung des Kreislaufs und die Entspannung der Muskeln (Abb. 3–16).

Erste Perkussionstechnik. Machen Sie eine lockere Faust. Schlagen Sie sanft über die Schultern, den oberen Rücken, unteren Rücken (sehr sanft) und den Kopf (langsam, sanft) zwei bis drei Minuten lang. Seien Sie vorsichtig, daß Sie nicht hart schlagen, besonders wenn der Patient hohen Blutdruck hat (Abb. 3–17).

Doppelkissenperkussion. Mit zusammengehaltenen Fingern und verschränkten Händen schlagen Sie den Patienten mit der Rückseite einer Hand. Wenn Ihre Hände locker genug sind, werden Sie die Luft zwischen den Handflächen entweichen hören. Diese Technik ist gut für müde Schultern, Muskelspannung, schlechten Kreislauf und als allgemeines Entspannungsmittel. Sanft und langsam, zwei bis drei Minuten lang, am Kopf, oberen Rücken, unteren Rücken und Schultern anwenden (Abb. 3–18).

Perkussion mit den Rücken der Finger. Bei dieser Technik wird der Patient sehr rasch mit den Rücken der Finger geschlagen. Die Finger völlig entspannen. Jetzt schlagen Sie mit den Rückseiten der Finger, die Sie wie kleine Peitschen gebrauchen, über Kopf, Schultern, Nacken, oberen und unteren Rücken. Fahren Sie fort an den Hüften und Beinen hinab, indem Sie zwei bis drei Minuten auf die ganze Fläche verwenden (Abb. 3-19).

Nun noch einige zusätzliche Techniken, die durchaus grundlegend sind für die Praxis von Shiatsu. Sie sollten zuerst jede einzelne für sich meistern, und mit der Zeit alle zu einem vollständigen Shiatsu vereinigen. Wie die Perkussionstechniken helfen sie, den Kreislauf zu verbessern und gespannte Muskeln zu entspannen. Die Erfahrung wird Ihnen zeigen, wie lange Sie drücken müssen, wie viel und in welcher Richtung. Noch einmal, lassen Sie sich von den Reaktionen des Patienten leiten. Sie wenden die Technik korrekt an, wenn er einen "angenehmen" Druck spürt.

DIE FINGER UNTER DAS SCHULTERBLATT SCHIEBEN

Schieben Sie Ihre Daumen oder drei oder vier Finger unter das Schulterblatt. Wenn der Patient nicht entspannt ist, werden Sie dies nicht machen können. Lockern Sie die Schulter durch sanftes Schütteln, um die Ausübung der Technik zu erleichtern. Sie mögen imstande sein, Ihre Finger bis zu deren zweiten Gliedern einzuschieben. Dies ist gut für teilweise versteiftes Schultergelenk, nervöse Spannung, Herzkrankheit und Armschmerzen (Abb. 3–21).

DIE MUSKELN ENTLANG DER WIRBELSÄULE SCHIEBEN UND ZIEHEN

Legen Sie alle Finger einer Ihrer Hände auf eine Seite des Rückgrats und schieben Sie nach dem Kopf zu. Legen Sie die andere Hand auf derselben Höhe auf die andere Seite des Rückgrats und schieben Sie abwärts. Nun schieben und ziehen Sie mit beiden Händen zur gleichen Zeit und wenden Sie diese

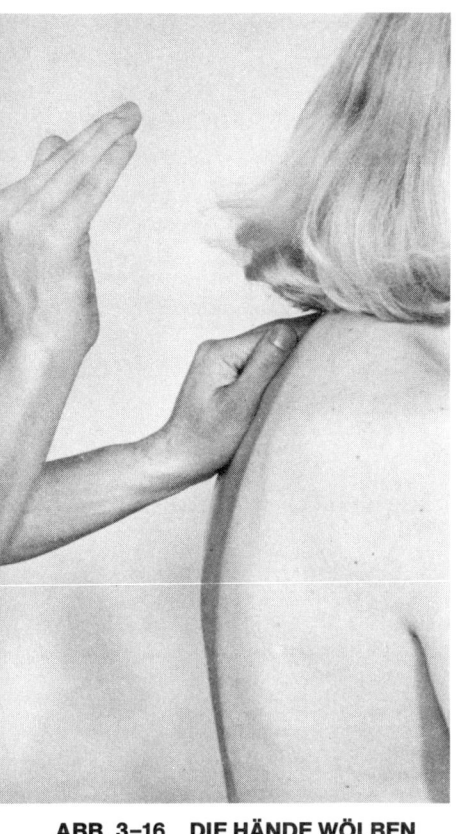
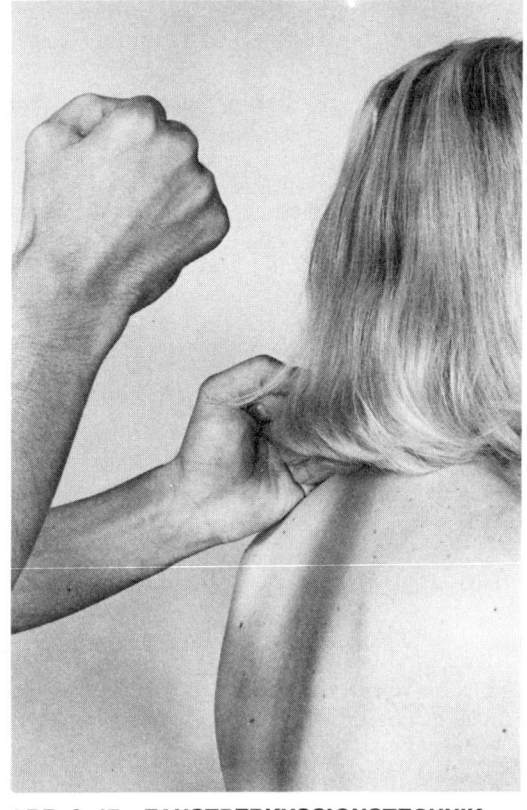
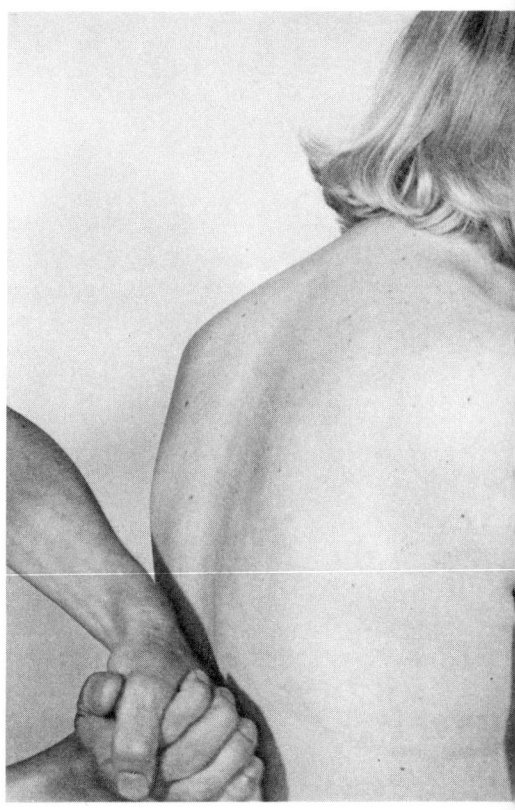

ABB. 3-16   DIE HÄNDE WÖLBEN   **ABB. 3-17   FAUSTPERKUSSIONSTECHNIK**   **ABB. 3-18   DOPPELKISSENPERKUSSION**

ABB. 3-19   PERKUSSION MIT DEN RÜCKEN DER FINGER   **ABB. 3-20   DEN MUSKEL FASSEN UND HEBEN**   **ABB. 3-21   DIE FINGER UNTER DAS SCHULTERBLATT SCHIEBEN**

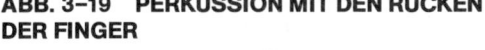
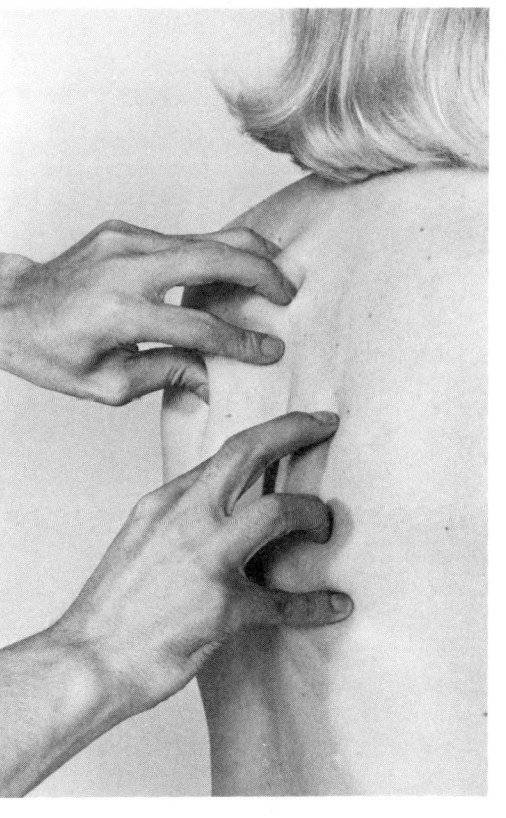
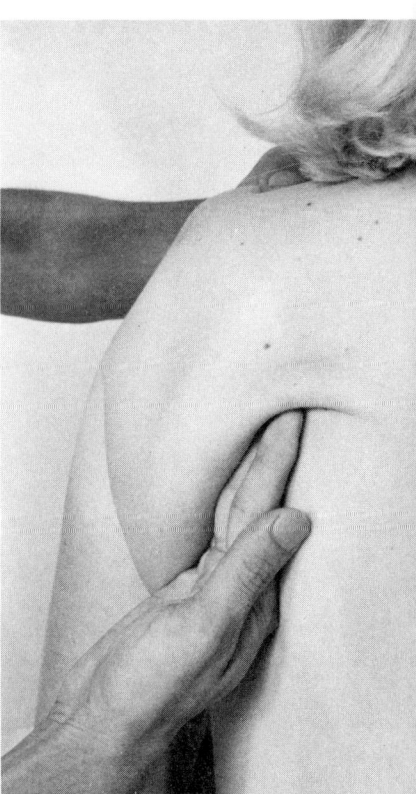

Technik die ganze Wirbelsäule entlang an. Dies wird angewandt, um Muskel-krämpfe zu behandeln und Spannung zu lösen (Abb. 3–22).

DEN ELLBOGEN AUF RÜCKEN UND OBERSCHENKEL GEBRAUCHEN

Der Ellbogen wird gebraucht, um an muskulären Gegenden, wie dem unteren Rücken, den Hüften und den Oberschenkeln zu arbeiten. Der Ellbogen kann über eine größere Fläche stärkeren Druck ausüben als der Daumen. Setzen Sie den Ellbogen auf das Tsubo und drücken Sie gegen sich)Abb. 3–23). Ein "scharfer" Ellbogen (Zeichnung 3–24) gibt einen mehr spezifischen, intensiveren Druck. Ein mehr entspannter Ellbogen (Zeichnung 3–25) gibt einen allge-meineren, milderen Druck.

DIE FAUST ENTLANG DER WIRBELSÄULE GEBRAUCHEN

Machen Sie eine Faust und führen Sie die Hand an den Seiten der Wirbel-säule auf und nieder, den ersten Blasenmeridian entlang (Abb. 3–26 und 3–27). Dies ist gut gegen Schmerzen im unteren Rücken und lockert die Rücken-muskeln.

DIE RÜCKENMUSKELN ZIEHEN

Nehmen Sie den Muskel entlang der Wirbelsäule des Patienten zwischen den gebogenen Zeige- und Mittelfinger. Ziehen Sie ihn hoch. Wiederholen Sie dies entlang der muskulären Bereiche von Rücken, Schultern, Nacken und Armen, um die Muskeln zu lockern und den Kreislauf zu verbessern (Abb. 3–28).

MESSERTECHNIK

Nehmen Sie die Seitenkante der Hand (als ob Sie einen "karate chop" aus-führen) und legen Sie den kleinen Finger auf die Muskelstruktur des Rückens. Gebrauchen Sie eine hackende, stoßende Bewegung den Rücken, Hüftmuskeln und Wirbelsäule entlang. Die ist gut zum Lindern von Muskelmüdigkeit (Abb. 3–29).

DIE OHREN ZUM VIBRIEREN BRINGEN

Der Zeigefinger wird jeweils in ein Ohr eingeführt und langsam zur Vibration gebracht. Damit verliert ein Parient seine nervöse Spannung und die allgemeine Ermüdung (Abb. 3–30).

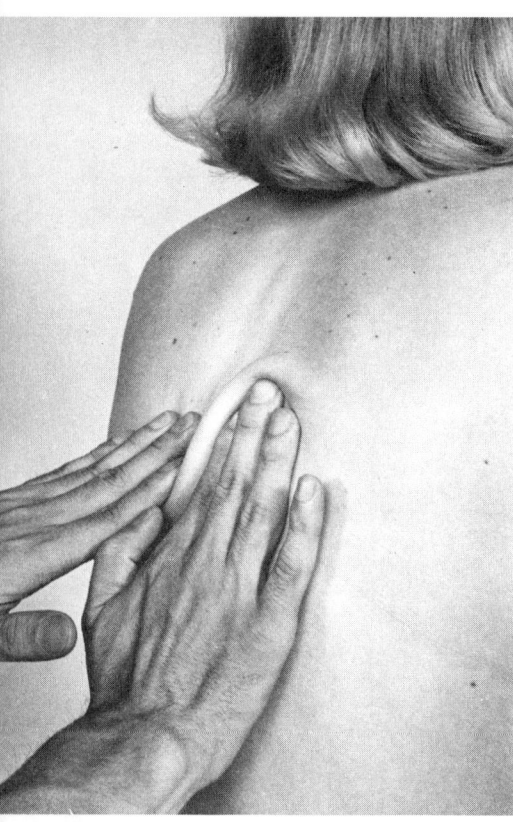

ABB. 3–22
SCHIEBEN UND ZIEHEN
AN DER WIRBELSÄULE

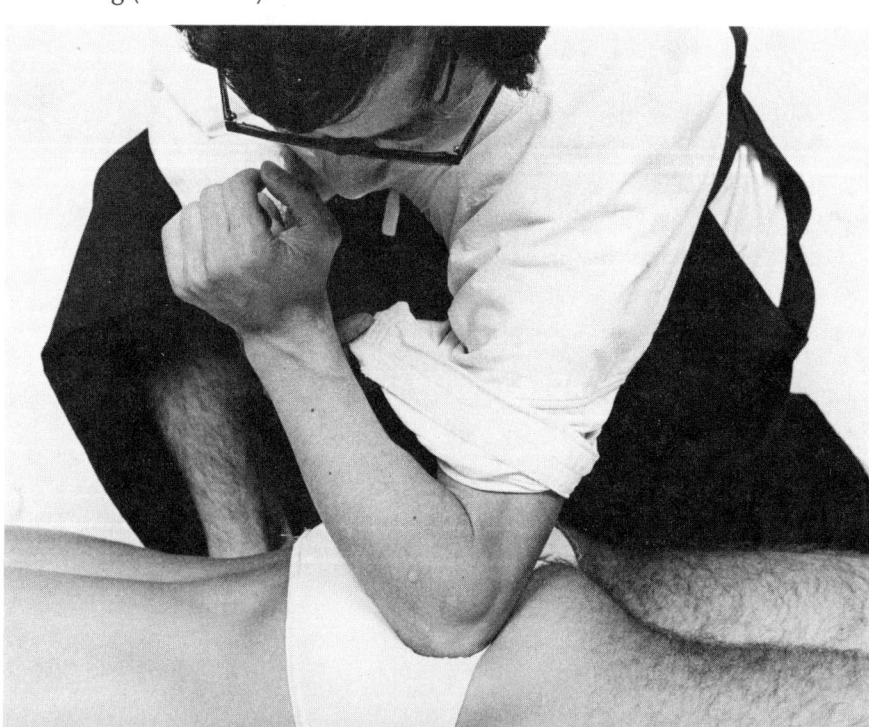

ABB. 3–23
DEN ELLBOGEN GEBRAUCHEN

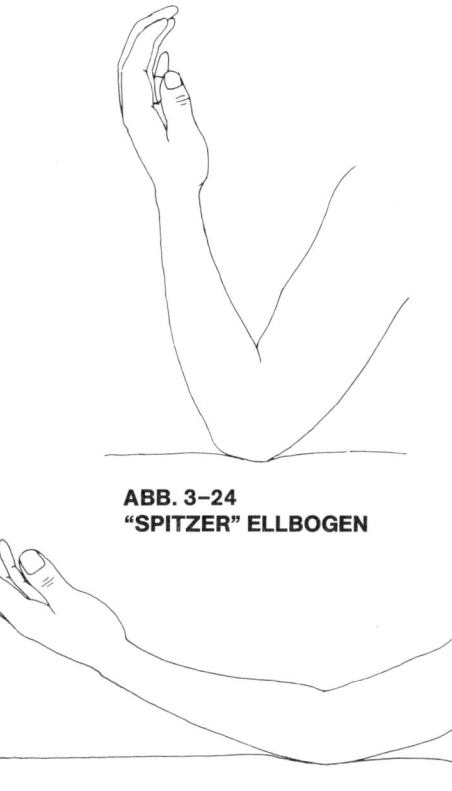

ABB. 3-24
"SPITZER" ELLBOGEN

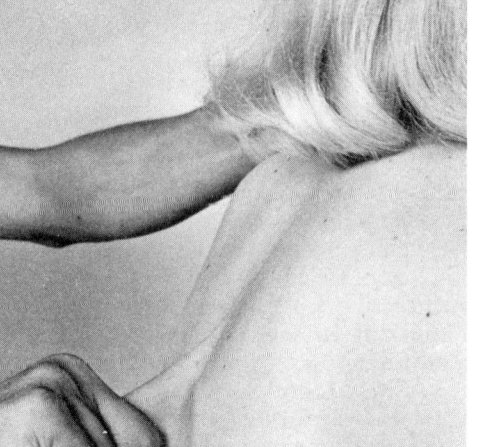

ABB. 3-25
ENTSPANNTER ELLBOGEN

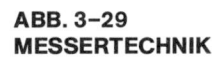

ABB. 3-26 UND 3-37   DIE FAUST ENTLANG DER WIRBELSÄULE GEBRAUCHEN

ABB. 3-28
DIE RÜCKENMUSKELN HOCHZIEHEN

ABB. 3-29
MESSERTECHNIK

ABB. 3-30
DIE OHREN ZUM VIBRIEREN BRINGEN

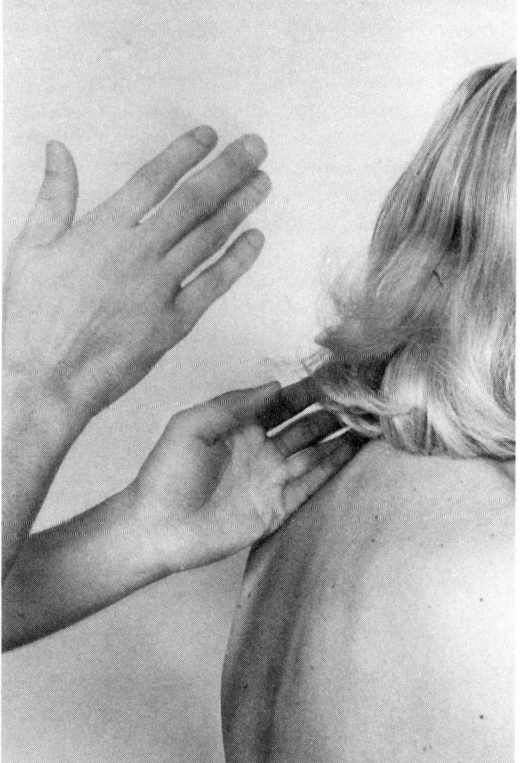

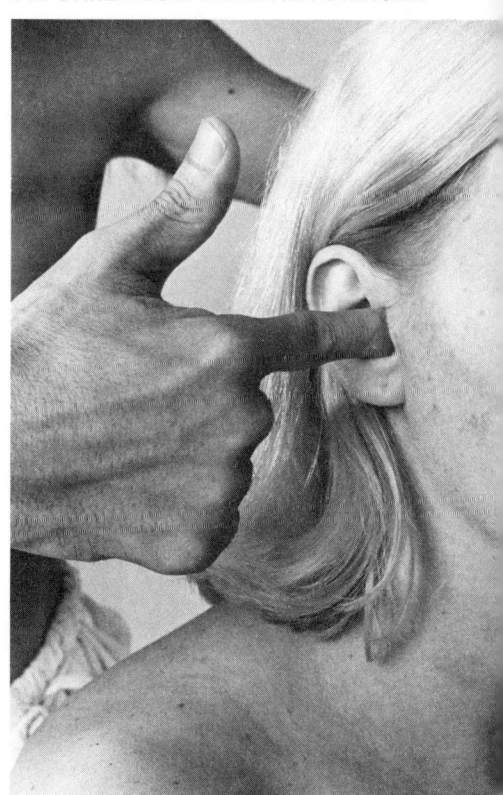

4. Rücken-Shiatsu

Ein starker, biegsamer Rücken ist wesentlich für die Gesundheit und für das Gefühl von Behagen und Wohlbefinden. Der Rücken wie auch der Nacken sind jedoch erste Stellen, wo sich Spannungen ansammeln, die zu Muskelschmerzen und Versteifungen führen. Bei Mangel an Bewegung sind Rückenschmerzen eine alltägliche Beschwerde. Obwohl Sie Übungen machen können und müssen, um Ihren Rücken gesund zu erhalten (siehe Übungsvorschläge in Kapitel 10), können Sie doch den Rücken nicht erreichen, um Shiatsu anzuwenden. Sie müssen sich auf das Geschick und die Fertigkeit der Finger von jemand anderem verlassen, um so die Energie in einer der wichtigsten Gegenden Ihres Körpers in Fluß zu halten.

Ich nenne den Rücken gern den "Spiegel" des Körpers, weil er Störungen der Hauptorgane an den assoziierten Punkten im Blasenmeridian anzeigt, welcher in gerader Linie auf beiden Seiten der Wirbelsäule verläuft. Diese Punkte (yu auf Japanisch) sind mit den Hauptorganen auf eine Weise verbunden, die wir noch nicht zufriedenstellend erklären können. Dies ist der Grund, warum wir sie "Assoziierte Punkte" nennen – sie sind mit den Organen assoziiert. Wenn Sie auf die assoziierten Punkte Druck ausüben, kann ein abnormer Grad von Schmerz und Steifheit eine Störung in Leber, Nieren, Herz oder anderen Organen anzeigen. Natürlich können Sie sich nicht völlig auf Rückendiagnose verlassen, da der Schmerz von strukturellen, muskulären oder Haltungsproblemen herrühren kann. Sie müssen andere Punkte überprüfen, wie zum Beispiel die *Alarmpunkte,* die mit dem fraglichen Organ in Beziehung stehen, und das Hara (Bauchgegend) diagnostizieren (siehe Kapitel 5), ehe Sie den schlüssigen Hinweis bekommen, daß etwas nicht in Ordnung ist.

Assoziierte Punkte am Blasenmeridian

In der orientalischen Medizin, speziell bei Shiatsu, werden Diagnose und Behandlung beide auf dieselbe Weise ausgeführt. Wenn wir die assoziierten Punkte auf dem Rücken finden und drücken, behandeln und diagnostizieren wir gleichsam eine Krankheit in dem damit verbundenen Organ.

Wie Sie wissen, ist der erste Blasenmeridian auf beiden Seiten zwischen den "Querfortsätzen" der Wirbelsäule gelegen, das heißt, zwischen den Wirbeln und den Knochen, die sich auf der Seite jedes Wirbels fortsetzen. Sie können den ersten Brustwirbel finden, indem Sie den Kopf des Patienten vorwärts beugen und den großen knolligen Wirbel am Ende des Nackens, den siebenten Halswirbel, aufsuchen. Der nächste Wirbel nach unten ist der erste Brustwirbel. Falls zwei große Vorsprünge auftauchen und Sie nicht erkennen können, welcher zum Nacken gehört, drehen Sie langsam den Kopf des Patienten. Der Wirbel, der sich mit dem Hals bewegt, ist der siebente Halswirbel, also der erste Punkt des Blasenmeridians auf dem Rücken. Blase Nr. 11 ist zwischen den beiden ersten Brustwirbeln gelegen. Blase Nr. 12 liegt zwischen dem zweiten und dritten, und so weiter. Es ist oft schwierig, die Lenden- von den Brustwirbeln zu unterscheiden. Der Nabel liegt auf der gleichen Höhe mit dem Punkt zwischen dem zweiten und dritten Lendenwirbel. Wenn Sie eine Schnur um den Körper ziehen, so daß sie über den Nabel läuft, wird sie auch zwischen dem zweiten und dritten Lendenwirbel auf dem Rücken verlaufen. Sie können den fünften und sechsten Brustwirbel finden, indem Sie quer über die Brustwarzenlinie eine Schnur um die Brust binden. Wenn Ihr Patient eine vollbrüstige Frau ist, lassen Sie sie sich auf den Boden legen, um die genaue Brustwarzenlinie zu finden.

Nachstehend ist eine Liste der Assoziierten Punkte am Blasenmeridian, der Organe, denen sie entsprechen, ihrer Lage und der Probleme, die durch Drücken der Punkte behandelt werden können.

Japanischer Name	Deutsche Bezeichng.	Organe	Lage	Erkrankung
Hai Yu	Bl Nr. 13	Lunge	3–4B	Erkältung, Asthma, Bronchitis
Ketsu Yin Yu	Bl Nr. 14	Herzkreislauf	4–5B	Hoher Blutdruck, Herzklopfen
Shin Yu	Bl Nr. 15	Herz	5–6B	Herzerkrankungen
Kan Yu	Bl Nr. 18	Leber	9–10B	Leberprobleme
Tan Yu	Bl Nr. 19	Gallenblase	10–11B	Gallenblasenstörungen
Hi Yu	Bl Nr. 20	Milz (Pankreas)	11–12B	Pankreasstörungen
I Yu	Bl Nr. 21	Magen	12B–1L	Magenstörungen
San Shyo Yu	Bl Nr. 22	Dreifacher Wärmer	1–2L	Kreislaufprobleme
Jin Yu	Bl Nr. 23	Nieren	2–3L	Dieser Punkt ist das "Energiezentrum". Behandlung zur Belebung des ganzen Körpers. Auch bei Nierenstörungen.
Dai Tsho Yu	Bl Nr. 25	Dickdarm	4–5L	Verstopfung und Dickdarmstörungen
Sho Tsho Yu	Bl Nr. 27	Dünndarm	1. Öffnung i. Kreuzbein	Dünndarmstörungen
Bo Ko Yu	Bl Nr. 28	Blase	2. Öffnung i. Kreuzbein	Blasenstörungen

Schlüssel: Bl = Blasenmeridian; B = Brustwirbel; L = Lendenwirbel; – = "zwischen"

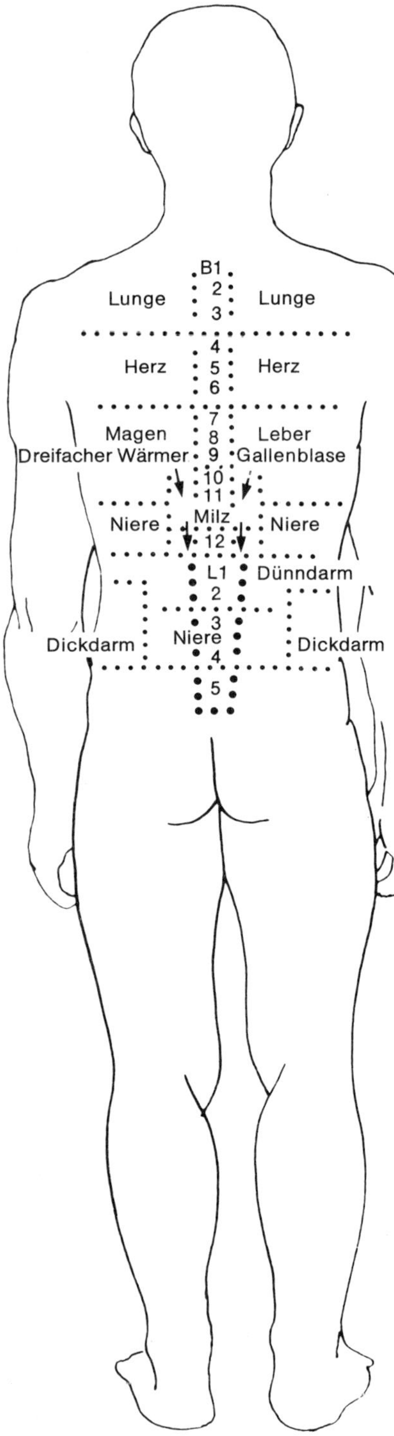

Schema der Rückenschmerzen

Während Sie die assoziierten Punkte drücken, werden Sie oft finden, daß die Versteifung und das Unbehagen des Patienten nicht auf einen speziellen Punkt zurückgeführt werden können. Ein problematisches Organ wird manchmal einen mehr allgemeinen Bereich des Rückens in Mitleidenschaft ziehen. Illustration 4–1, ein "Schema des Rückens", zeigt die Beziehung der Wirbel und deren Umgebung zu spezifischen Organen.

Andere Arten der Rückendiagnose

Die erste Art, einen Patienten durch Anschauen seines Rückens zu diagnostizieren, ist die Beobachtung der Muskeln an beiden Seiten der Wirbelsäule. Die Wirbelsäule eines gesunden Menschen ist in der Mitte zwischen den Längsmuskeln tief eingesunken. Die Wirbelsäule eines ungesunden Menschen kann Wirbel haben, die leicht zu zählen sind. Auch kann ein ungesunder Rücken Muskeln haben, die nicht auf beiden Seiten gleichmäßig sind, so daß der Patient sein Gewicht auf einer Seite mehr als auf der anderen trägt. Wenn Sie eine Kurvatur der Rückenwirbel finden, oder einen großen Klumpen oder eine Kurve in den Muskeln, könnte das ein Problem in einem Organ oder einer Körperfunktion sein, die der Partie des Rückens entspricht. Hervortretende Muskeln zur Rechten der Rückenmitte können Leberprobleme oder Gallensteine anzeigen. Hervortretende Muskeln auf der linken Seite können auf Magenprobleme hindeuten. Herzprobleme, speziell die der Herzklappen, können in der Form von schmerzhafter Versteifung auf der linken Seite des Rückens, gerade unter dem Schulterblatt, erscheinen. Wir können nicht ganz sicher sein, ob der Schmerz und die Versteifung auftreten, weil das Organ in Schwierigkeiten ist, oder ob der Schmerz und die Versteifung, durch schlechte Haltung und Mangel an Bewegung hervorgerufen, zu der Störung in dem assoziierten Organ geführt haben.

HANDFLÄCHENDIAGNOSE

Lassen Sie den Patienten sich auf den Bauch legen und legen Sie Ihre Handfläche vertikal auf seine Wirbelsäule. Drücken Sie sanft, indem Sie oben an der Wirbelsäule anfangen und sich daran herabarbeiten. Sie werden erkennen können, wo die Versteifung oder der Krampf sitzt. Auch können Rücken-, Schulter-, Magenschmerzen und Schluckauf mit dieser Technik gelindert werden.

GLEITENDE DIAGNOSE

Lassen Sie den Patienten sich vorwärtsbeugen, so daß seine Wirbelsäule hervortritt. Nehmen Sie Ihre Zeige- und Mittelfinger und lassen Sie sie fest vom Nacken abwärts die Wirbelsäule hinuntergleiten – wenn Sie hinter dem Patienten stehen –, oder die Wirbelsäule hinauf – wenn Sie vor ihm stehen (Abb. 4–2). Beulen, Vorbuchtungen oder Versteifung deuten auf ein Problem in dem assoziierten Organ hin.

KRATZTECHNIK

Der Patient liegt in entspannter Haltung auf dem Bauch. Kratzen Sie mit den Daumennägeln beider Hände an beiden Seiten der Wirbelsäule entlang vom oberen bis zum unteren Ende. Sie werden rote Linien auf beiden Seiten wahrnehmen. Wenn eine Linie gebrochen ist, oder in irgendeiner Gegend aufhört, so könnte das dieser Gegend entsprechende Organ gestört sein.
Vorsicht: Denken Sie daran, daß dies nur vorläufige Tests sind. Versteifung und Schmerz *können* eine Organstörung anzeigen, müssen es aber nicht. Ver-

Lunge · B1 · Lunge
· 2 ·
· 3 ·
Herz · 4 · Herz
· 5 ·
· 6 ·
Magen · 7 · Leber
Dreifacher Wärmer · 8 · Gallenblase
· 9 ·
· 10 ·
· 11 ·
Niere · Milz · Niere
· 12 ·
Dünndarm L1 Dünndarm
· 2 ·
· 3 ·
Dickdarm · Niere · Dickdarm
· 4 ·
· 5 ·

B = Brustwirbel
L = Lendenwirbel

**ABB. 4–1
SCHEMA DER
RÜCKENSCHMERZEN**

ABB. 4–2
GLEITENDE DIAGNOSE
DES RÜCKENS

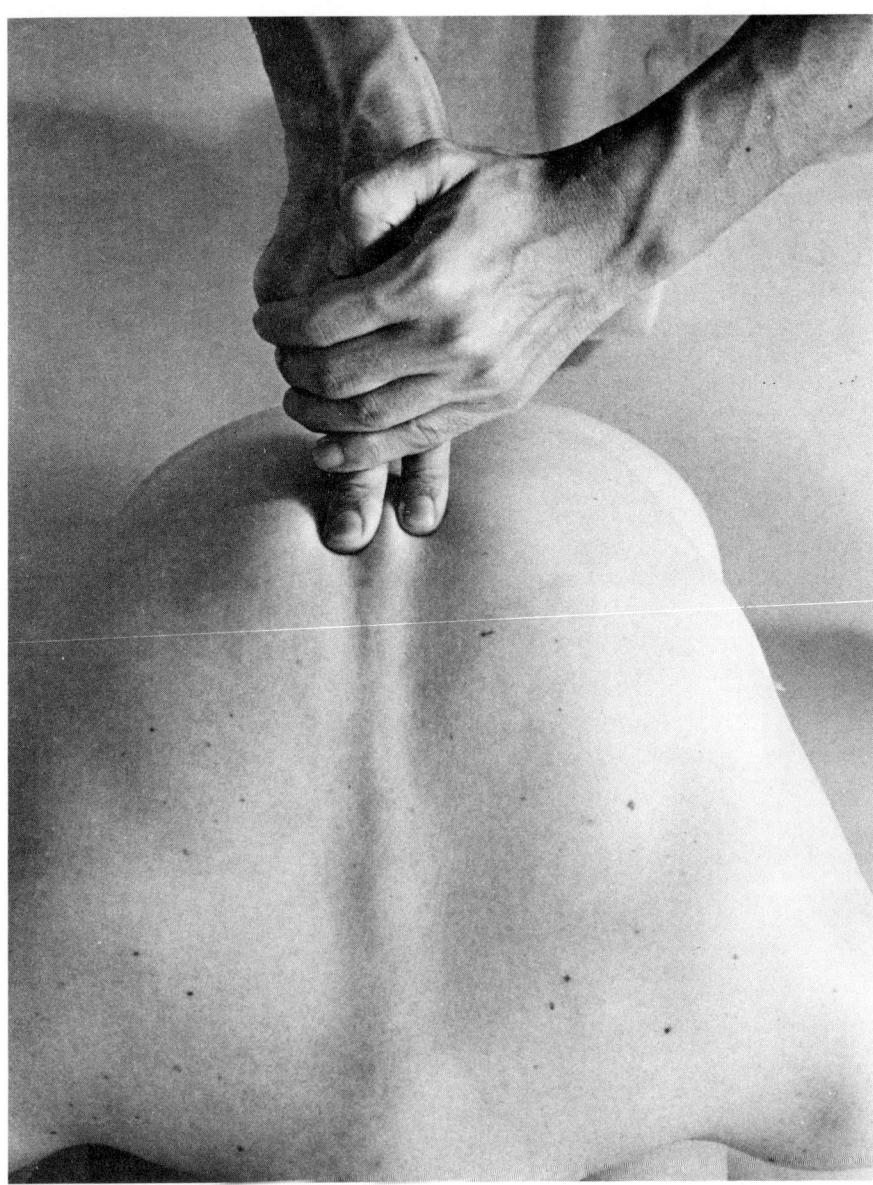

suchen Sie nicht, irgendwelche vermuteten Krankheiten mit Shiatsu selbst zu kurieren oder einen Patienten ohne fachmännische Hilfe zu diagnostizieren.

Wie Rücken-Shiatsu angewandt wird

Bevor Sie Rücken-Shiatsu anwenden, gehen Sie die Shiatsu-Techniken in Kapitel 3, von denen viele auf den Rücken angewandt werden, noch einmal durch. Ehe Sie mit Ihrem Daumen auf die Tsubos der Blasenmeridianlinien Druck ausüben, sollten Sie die Rückenmuskeln Ihres Patienten lockern und entspannen und die Wirbelsäule strecken, was die Behandlung der Tsubos wirksamer machen wird.

DEN RÜCKEN STRECKEN

Der Patient liegt auf dem Bauch. Legen Sie die Handfläche einer Hand auf den oberen Teil des Rücken und die andere auf das Kreuzbein. Indem Sie Ihr Körpergewicht zum Druck einsetzen und Ihre Ellbogen gerade halten, strecken

Sie den oberen Rücken nach dem Kopf zu und das Kreuzbein nach den Füßen zu (Abb. 4–3). Wenn Sie besonders lange Arme haben, kreuzen Sie diese, um eine bessere Streckung zu erzielen (Abb. 4–4).

Und nun strecken Sie die Wirbelsäule, indem Sie mit dem Ballen Ihrer Hand zwischen den Wirbeln drücken. Beugen Sie die Knie des Patienten mit Ihrer anderen Hand und strecken Sie, indem Sie aufwärts drücken, während der Patient ausatmet (Abb. 4–5). Falls Sie stärkeren Druck benötigen, können Sie

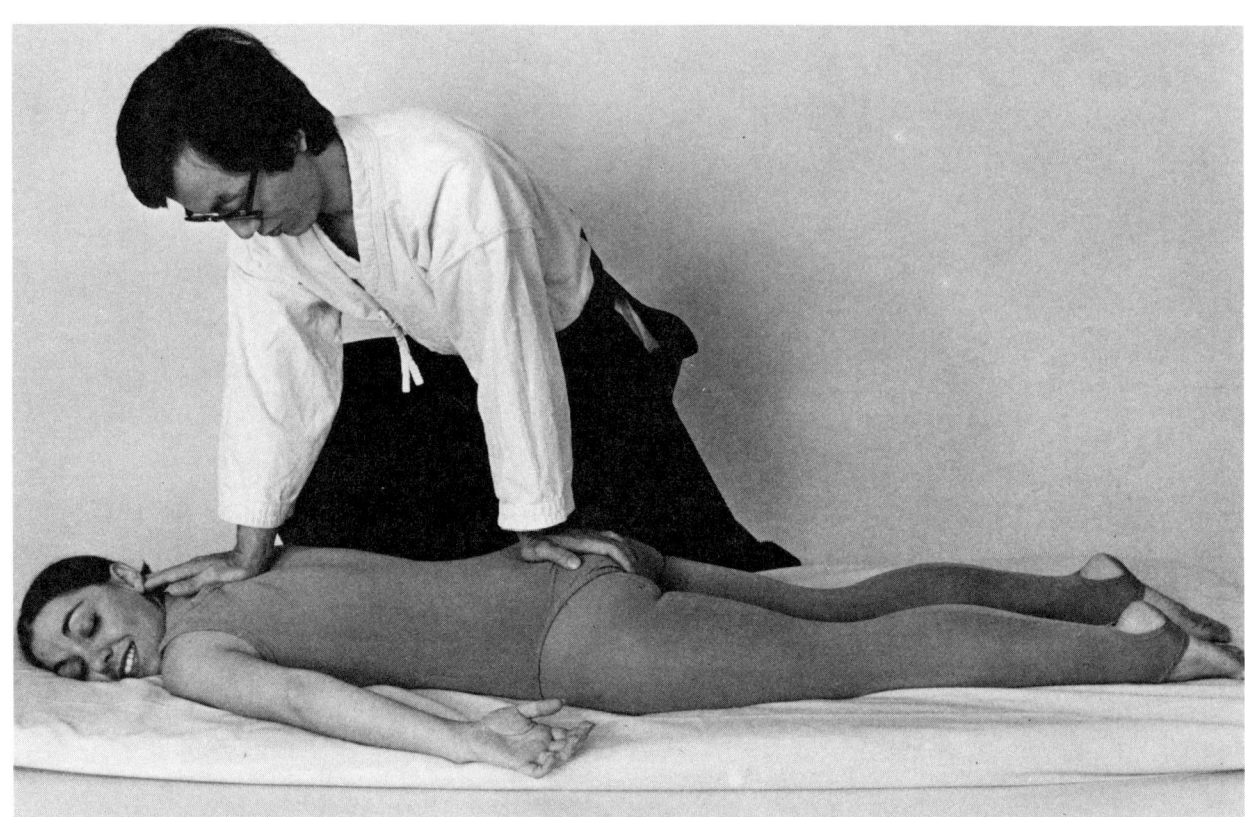

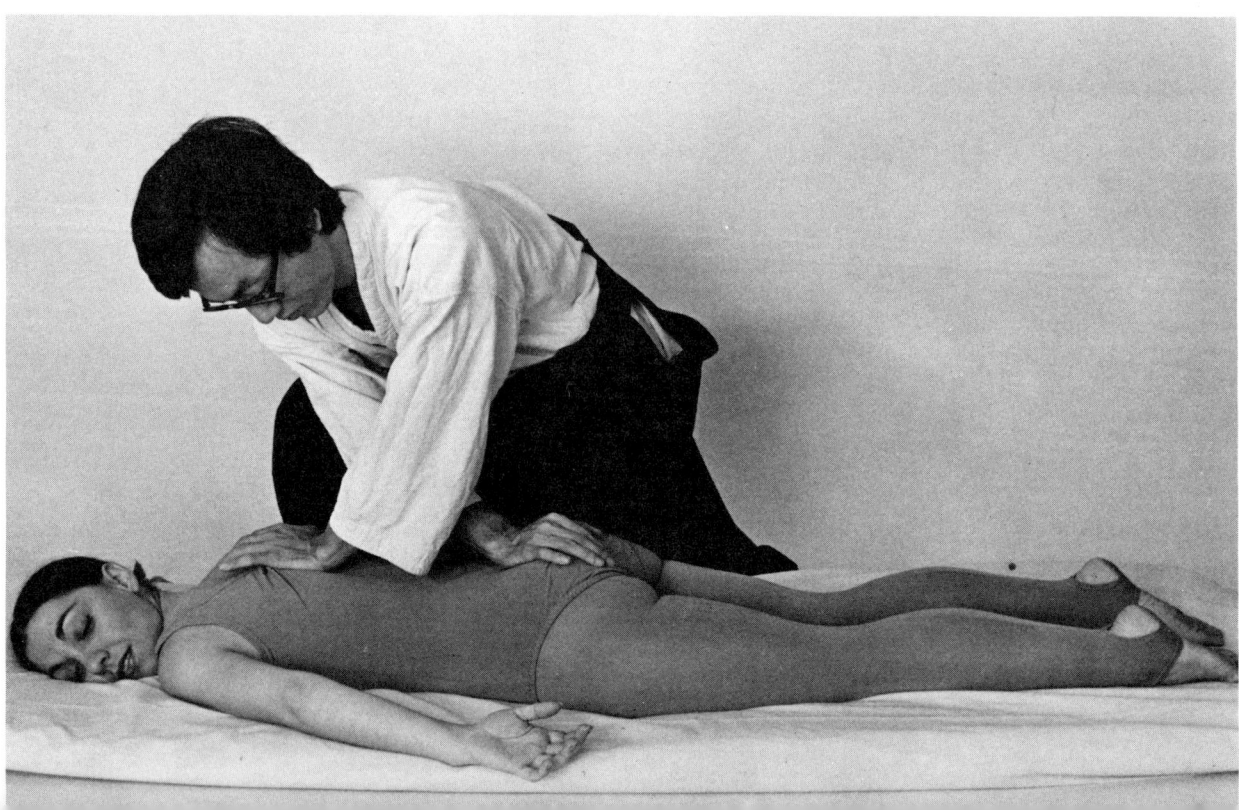

Ihren Fuß in etwa derselben Weise auf dem Rücken des Patienten gebrauchen. Der Zwischenraum zwischen seinen Wirbeln sollte unter die ersten beiden Zehen Ihres Fußes fallen. Halten Sie seine Knie gebeugt und treten Sie zu, während er ausatmet (Abb. 4–6). Wenn der Patient alt ist, schwach, gebrechliche Knochen hat oder große Dosen Cortison genommen hat (was die Knochen schwächt), oder wenn Sie selber schwer sind, gebrauchen Sie diese Techniken nicht.

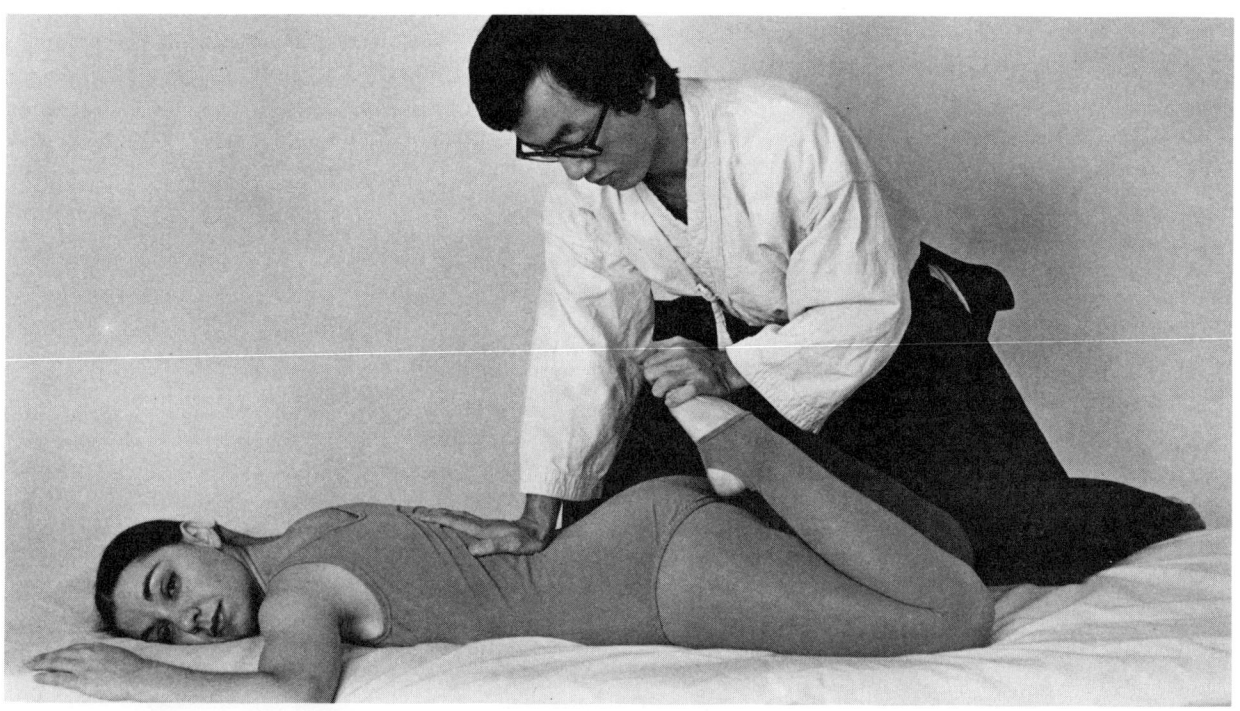

ABB. 4–5
DIE DORNFORTSÄTZE MIT
DEM BALLEN DER HAND
AUSEINANDER STRECKEN

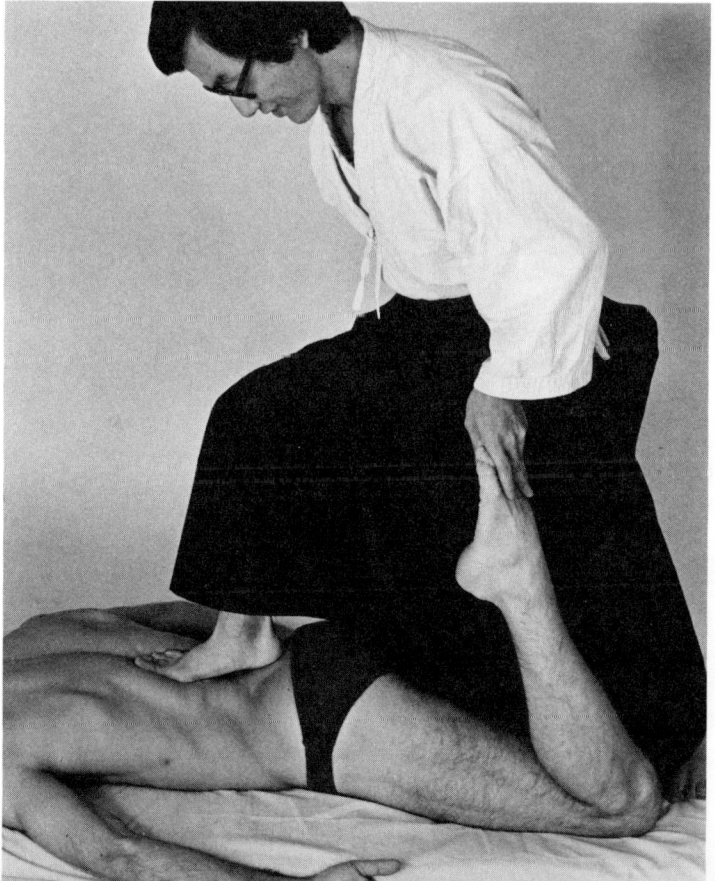

ABB. 4–6
MIT DEM FUSS STRECKEN

DIE MUSKELN AM TORSO ENTLANG ZUSAMMENDRÜCKEN

Verschränken Sie Ihre Finger und drücken Sie mit den Handflächen nach unten die Muskeln an den Seiten des Torso rückenaufwärts zusammen (Abb. 4–7). Wenn die Muskeln des Patienten besonders gespannt sind, beugen Sie seine Beine zurück zur besseren Unterscheidung der Muskeln entlang der Wirbelsäule. Wiederum aufwärts zusammendrücken (Abb. 4–8). Diese Technik ist gut bei Schmerzen im unteren Rücken und allgemeiner Ermüdung.

SCHAUKELTECHNIK

Der Patient liegt auf der Seite und hat sein oberes Bein gebeugt und sein unteres Bein gestreckt. Wenn er auf seiner linken Seite liegt, ist sein rechter Arm entspannt hinter ihm und umgekehrt. Sie können stehen oder sich auf

ABB. 4–7
DIE MUSKELN AM TORSO ENTLANG ZUSAMMENDRÜCKEN

ABB. 4–8
ZUSAMMENDRÜCKEN BEI GEBEUGTEN BEINEN

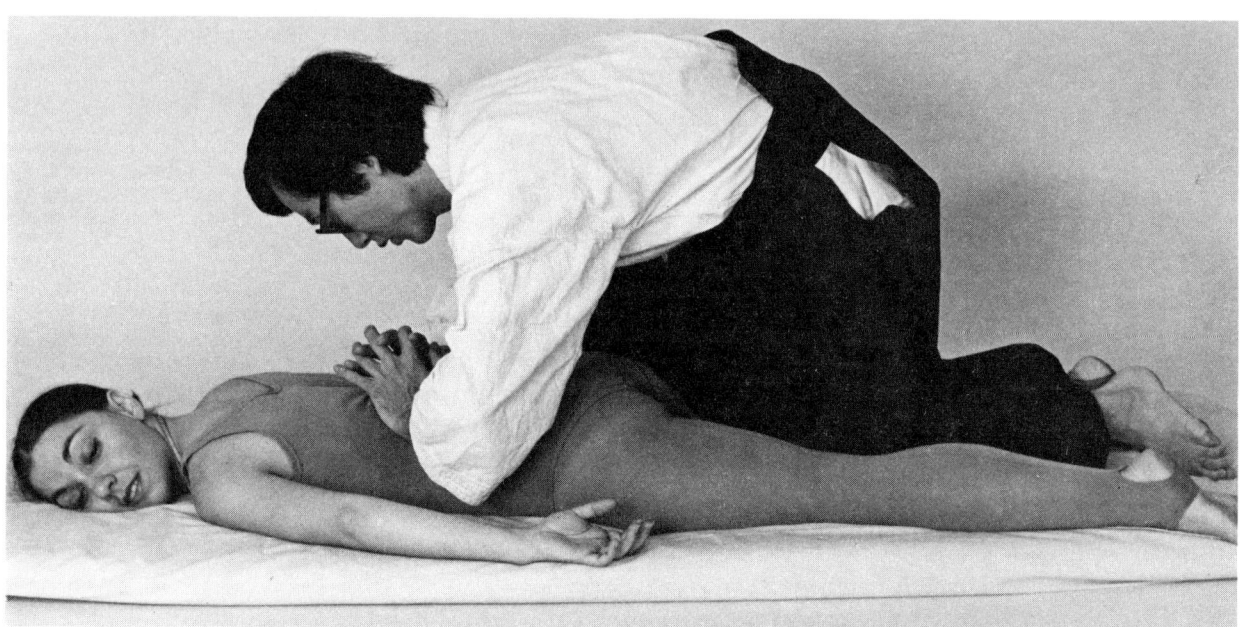

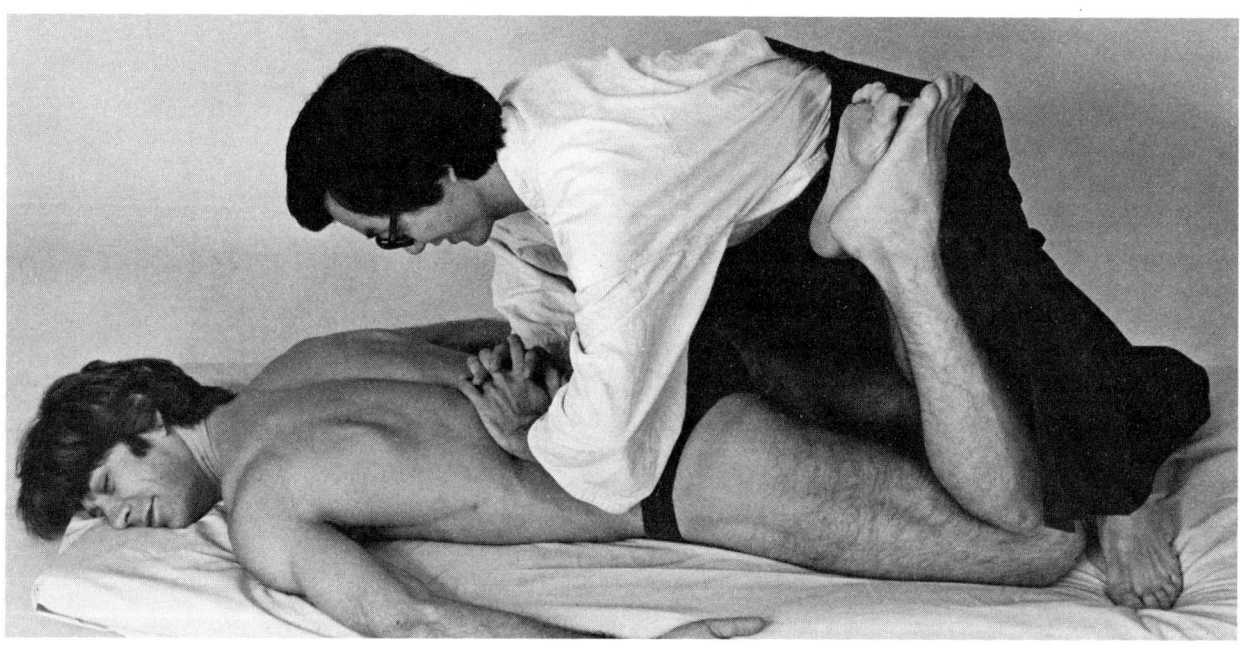

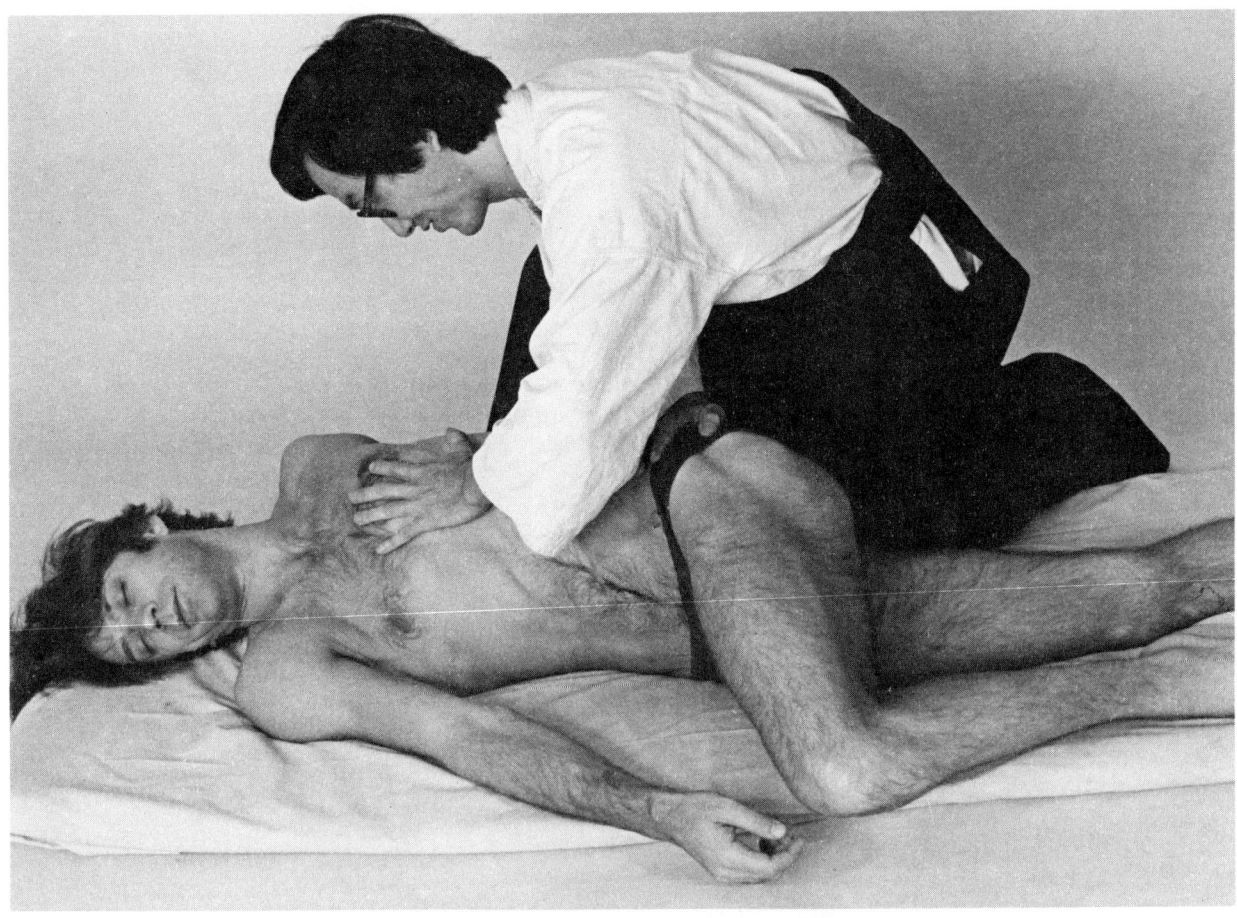

ABB. 4–9
SCHAUKELTECHNIK

einem Knie aufstützen. (Auf Abb. 4–9 liegt der Patient auf seiner rechten Seite, und ich habe meine linke Hand auf seiner Brust und meine rechte Hand auf seiner Hüfte). Mit einer schaukelnden Bewegung schieben Sie seine Brust gegen seine linke Schulter und seine Hüfte gegen seinen Nabel. Dies hilft, den Rücken zu lockern und Rückenschmerzen zu lindern.

DAS SCHULTERBLATT STOSSEN

Entspannen Sie die Schulter des Patienten, und indem Sie die Kante der Hand stoßweise gebrauchen, bringen Sie Ihre Hand in die Furche zwischen Schulterblatt und Rücken. Mit der anderen Hand drückend, manipulieren Sie den Muskel hin und her, drei bis fünf Minuten lang. Dies ist gut für ein teilweise versteiftes Schultergelenk, Schwierigkeiten beim Bewegen des Armes, Rücken- schmerzen und nervöse Spannung (Abb. 4–10, siehe Seite 72).

DRUCK AUF DIE TSUBOS AUSÜBEN

Das grundsätzliche Vorgehen bei der Anwendung von Rücken-Shiatsu ist die Ausübung von Daumendruck auf die Tsubos auf dem ersten und zweiten Blasenmeridian, welche auf beiden Seiten der Wirbelsäule liegen (siehe Illu- strationen in Kapitel 2). Weiter oben in diesem Kapitel habe ich erklärt, wie man die Tsubos auf dem ersten Blasenmeridian und die assoziierten Punkte findet. Der zweite Blasenmeridian liegt ungefähr 7½ cm von jeder Seite der Wirbel- säule weg, gleich bei den langen Muskeln, die den Rücken hinunter laufen. Erinnern Sie sich, wenn Sie Druck anwenden:

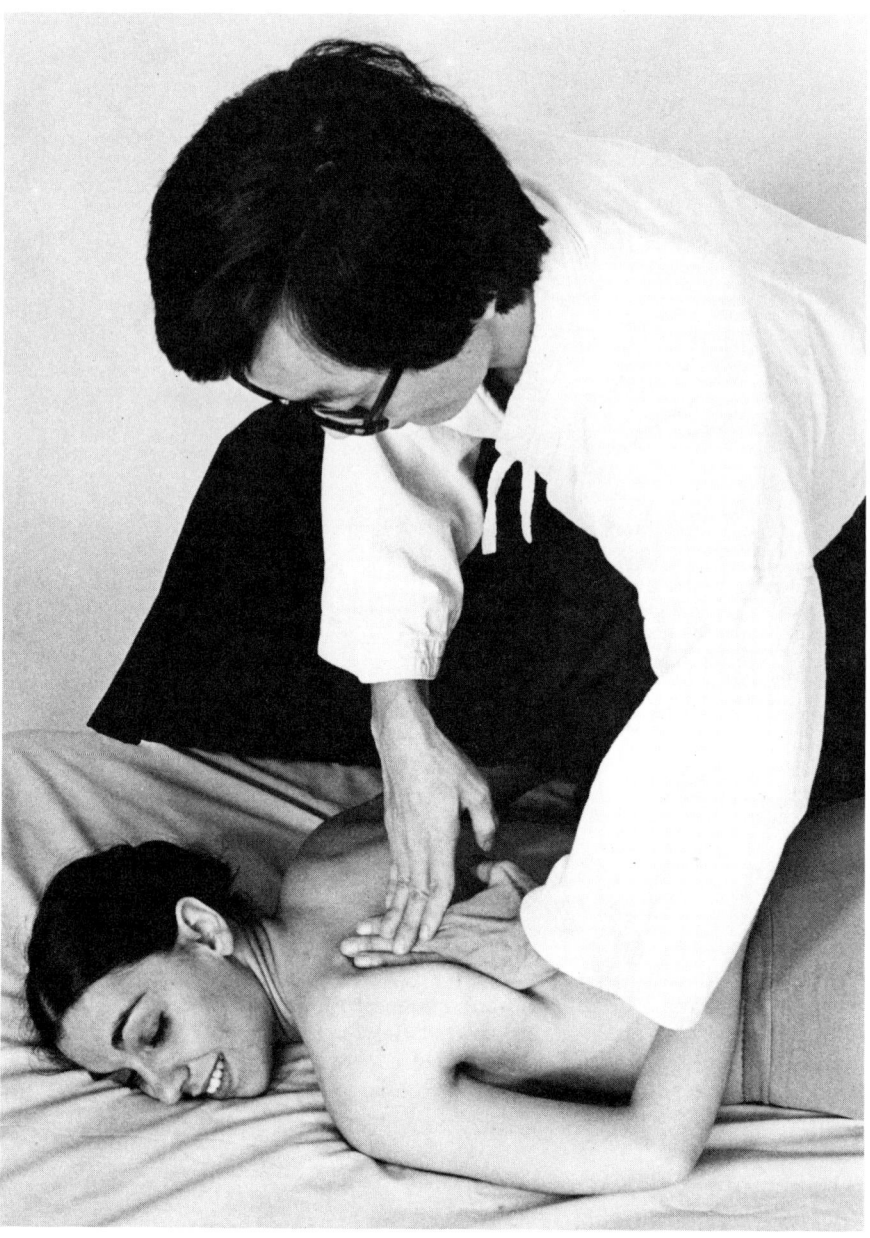

**ABB. 4-10
DAS SCHULTERBLATT
PRESSEN**

    1. Beide Arme strecken. Wenn Sie Ihre Ellbogen beugen, werden Sie leichter müde und können nicht genügend drücken.
    2. Kommen Sie so nahe wie möglich an den Patienten heran, um Ihr Gewicht am wirkungsvollsten einzusetzen.
    3. Entspannen Sie den Patienten. Shiatsu anwenden heißt Liebe und Freude geben – nicht Schmerzen.
    4. Drücken Sie gerade nach unten in einem Winkel von 90 Grad.

VIBRATIONSTECHNIK

    Während des Drückens können Sie Ihren Daumen ganz zart vibrieren lassen. Dadurch fühlt sich der Patient wohler und entspannt. Abb. 4-11 zeigt den richtigen Weg, an den Punkten auf dem ersten Blasenmeridian Shiatsu anzuwenden. Wenn Sie mehr Druck brauchen, setzen Sie einen Daumen über den anderen. Drücken Sie jedes Tsubo fünf bis sieben Sekunden lang, dreimal. Noch einmal, vergewissern Sie sich, daß Sie drücken, wenn der Patient ausatmet.

Wenn er zu empfindlich auf den Druck reagiert, können Sie seinen Schmerz mindern, indem Sie die Fläche der einen Hand auf seinem Rücken ständig vibrieren lassen, während Sie mit der anderen Druck ausüben (Abb. 4–12).

KAN GEN YU (BLASE NR. 26) DRÜCKEN

Blase Nr. 26 ist ein sehr wichtiges Tsubo, weil es in einem Gelenk liegt. Behandlung von Blase Nr. 26 kann bei Schmerzen im unteren Rücken helfen, bei müden Beinen, Verdauungs- und Sexualproblemen. Es liegt zwischen dem fünften Lendenwirbel und dem Beckenknochen. Wenn Sie Schwierigkeiten haben es zu finden, beugen Sie die Knie des Patienten gegen seinen Rücken. Das wird Blase Nr. 26 klarer hervortreten lassen. Anstatt in einem Winkel von 90 Grad gerade abwärts zu drücken, pressen Sie nach innen, dann aufwärts nach dem Kopf zu, fünf bis sieben Sekunden lang, dreimal (siehe Abb. 3–2).

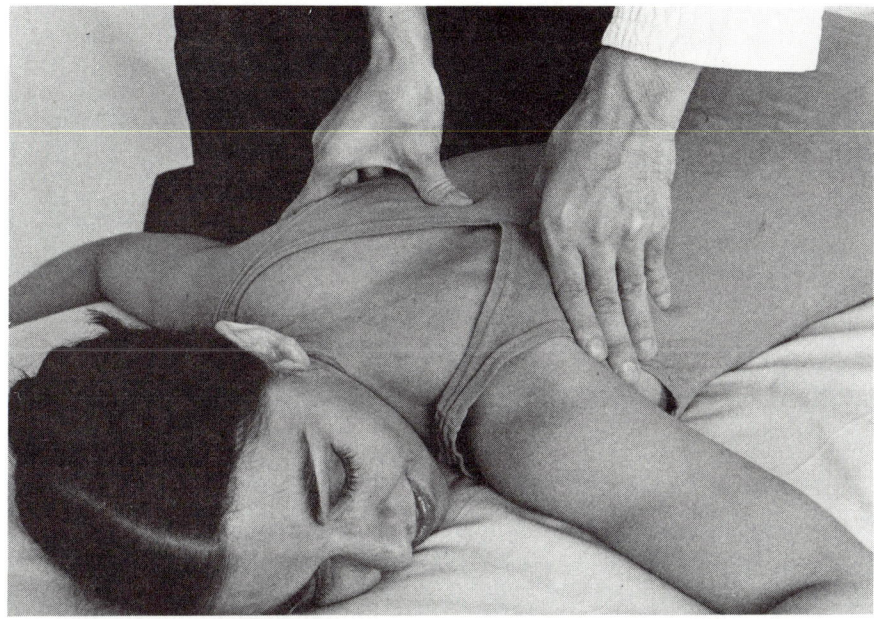

**ABB. 4–11
TSUBODRÜCKEN AM ERSTEN
BLASENMERIDIAN**

**ABB. 4–12
DIE HAND VIBRIEREN LASSEN,
WÄHREND DAS TSUBO
GEDRÜCKT WIRD**

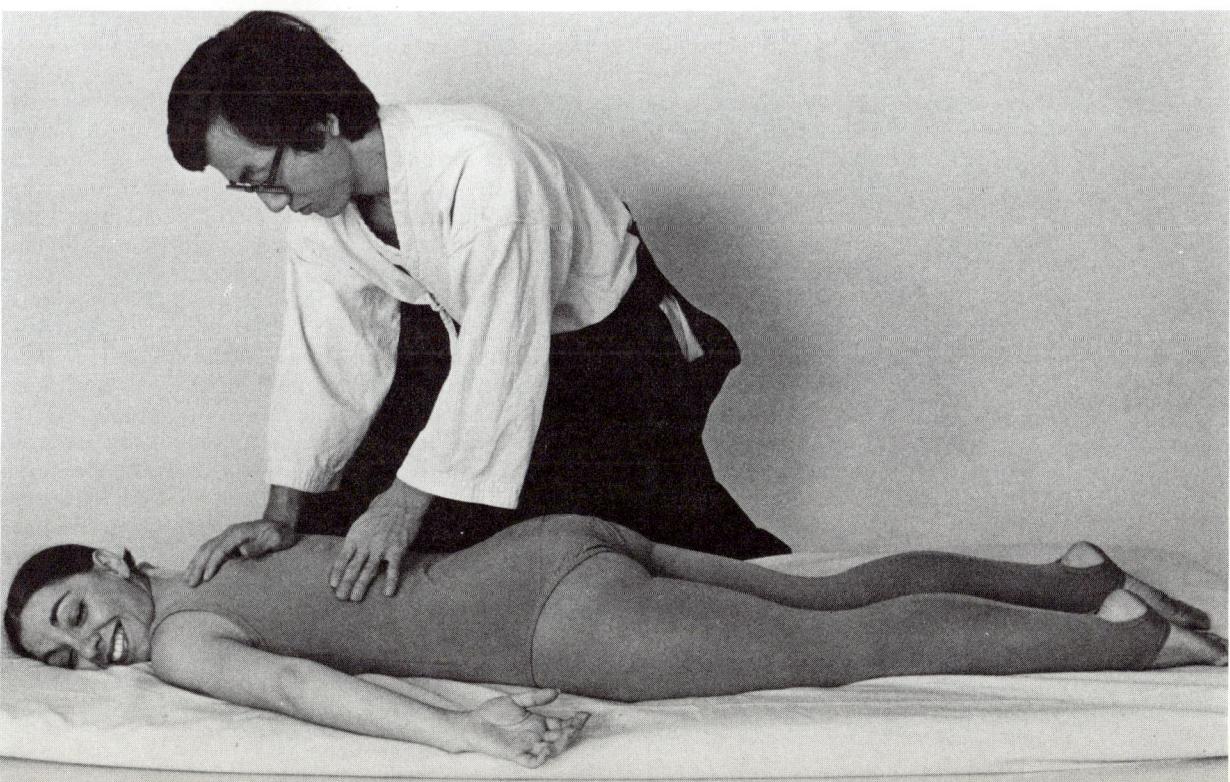

5. Ampuku-Therapie

Das Hara

Die Orientalen glauben, daß das Zentrum der Körperkraft in der Bauchgegend liegt, welche sie das *Hara* nennen. In westlicher anatomischer Beschreibung ist Hara die Gegend zwischen Brustkorb und Beckenknochen, welche die meisten unserer lebenswichtigen Organe enthält und wo Verdauung und Fortpflanzung stattfinden. Wir erhalten unsere Körperenergie aus der Nahrung, die in diesem Bereich verdaut wird. Wenn das Hara nicht gut funktioniert, können wir diese Nahrungsenergie nicht zur Produktion von lebenserhaltender oder selbstheilender Kraft ausnützen.

Ich liebe Pflanzen. Es gibt viele Pflanzen in meiner Schule und im Büro. Manchmal erlebe ich, daß eine Pflanze stirbt, obwohl sie eine Fülle von Blättern hat und gesund aussieht. Ich frage mich warum. Oft finde ich, daß sie verfaulte Wurzeln hatte. Beim Menschen ist das Hara die Wurzel. Wenn Ihr Hara faul ist, sind Sie chronisch schwach und werden leicht krank. Sie müssen das Hara kultivieren wie eine Pflanze, Gesundheit gewinnen, um ein aktives, tatkräftiges Leben führen zu können. Für den Shiatsu-Therapeuten ist das Hara der wichtigste Teil des Körpers. In Japan gibt es "Hara-Spezialisten", die nur an diesem Teil des Körpers arbeiten. Diese Art von Shiatsu nennt man die *Ampuku-Therapie*.

Im Kaukasus gibt es Menschen, die das hohe Alter von hundert Jahren erreichen, oft sogar mehr. Diese Menschen massieren sich jeden Morgen mit einem trockenen Tuch oder mit Blättern – ein dem Ampuku sehr ähnliches Verfahren. Dies ist einer der Gründe, warum sie so gesund sind und so lange leben. In Japan ist sich jeder der Wichtigkeit des Hara bewußt. Die japanische Sprache mit ihren Dutzenden auf das Hara bezogenen idiomatischen Ausdrücken, reflektiert diese Einstellung. Zum Beispiel *Hara guroi,* wörtlich übersetzt "schmutziges Hara", ist ein Ausdruck der gebraucht wird, um einen verschlagenen, unehrlichen Menschen zu beschreiben; *Hara o tateru,* wörtliche Bedeutung "verstimmtes Hara", beschreibt einen verärgerten oder erregten Menschen; *Hara ga aru,* was "Hara haben" bedeutet, beschreibt einen tapferen Menschen mit Energie und Mut. Sie sind natürlich vertraut mit dem Ausdruck *Hara kiri,* was "Hara aufschneiden" bedeutet, eine rituelle Form des Selbstmordes, bei welcher das Hara mit einem Messer aufgeschnitten wird. (Weniger wörtlich genommen beschreibt *Hara kiri* einen Menschen, der willens ist, die Verantwortung für seine eigenen Handlungen zu übernehmen.)

74

Ich habe gefunden, daß Menschen die in modernen Gesellschaften leben, diesem wichtigsten Zentrum der Energieerzeugung wenig oder gar keine Aufmerksamkeit schenken. Es gibt mehrere routinemäßige Experimente, die Sie machen können, um sich selbst die Wichtigkeit des Hara anschaulich vor Augen zu führen. Wenn Sie ein Hundebesitzer sind, reiben und pressen Sie sanft den Magen Ihres Hundes, wenn dieser auf dem Rücken liegt. Das wird ihm so sehr behagen, daß er einschlafen könnte. Wenn Ihr Baby schreit, weil es sich unruhig und unbehaglich fühlt, legen Sie Ihre Hände auf seinen Magen und singen Sie ein Schlummerlied. Es wird das sehr gern haben. Wenn Sie wirklich erregt sind, konzentriert sich all Ihre Spannung im Hara. Betasten Sie es das nächste Mal, wenn Sie aufgeregt sind, und Sie werden sehen, daß das wahr ist. Wenn ein Japaner ärgerlich wird, drückt er sein Hara zusammen, um seine Wut auszudrücken und sie gleichzeitig zu lindern. Versuchen Sie es selbst. Entspannung macht das Hara weich und lindert gleichzeitig den emotionellen Zustand für die anfängliche Spannung. Zen-Mönche, denen gelehrt wird, ihre Gedanken auf die Bauchatmung zu fixieren, um den Zustand des *Mu* ("kein Denken") zu erreichen, entspannen das Hara, indem sie ihre Handflächen auf diese Gegend legen und sechzigmal kreisend reiben. Versuchen Sie dies das nächste Mal, wenn Sie erregt sind.

Das Hara und Bewegung

Im traditionellen japanischen No-Tanz muß der Tänzer seinen Körper vom Hara aus bewegen. Jede Bewegung, welcher Körperteil auch immer beteiligt ist, muß in der Haragegend beginnen. Dies trifft auch auf andere Tanzformen zu. Selbst bei normalen Aktivitäten werden Sie leicht Ihr Gleichgewicht verlieren, wenn Ihr Schwerpunkt nicht im Hara liegt.

Der Typ von Boxer, den man als "Tänzer" kennt, verläßt sich auch auf das Hara, da dieses die Beinbewegungen kontrolliert. Er kämpft defensiv und aggressiv, ausweichend und abfangend, während er sich über die Kampffläche bewegt und den richtigen Moment sucht, um seinen Gegner in die Ecke zu treiben. Der andere Typ von Boxer, der "Schläger", verläßt sich auf seine Kraft und Punchtechnik. Er stoppt den "Tänzer", indem er dessen Hara dauernd schwere Schläge versetzt.

Das Hara und Sex

Der Teil des Hara, in dem all unsere Energie gespeichert ist, heißt *Tan Den*. Um das Tan Den zu finden, legen Sie Ihre Handfläche, den Daumen untergebogen, auf Ihren Bauch, den Zeigefinger unterhalb des Nabels. Das Tan Den ist gerade unterhalb der Stelle, wo Ihr Ringfinger liegt. Es wird manchmal *Ki Kai* oder Konzeptionsgefäß Nr. 6 genannt. Das Tan Den produziert all unsere Lebenskraft, einschließlich der Geschlechtslust. Menschen, die kein glückliches Geschlechtsleben haben, haben Probleme mit der Tan-Den-Zone. Um Sexualprobleme wie Impotenz, vorzeitigen Samenerguß, Frigidität oder das Ausbleiben des Orgasmus zu kurieren, sollten Sie jeden Tag Ampuku erfahren. Weiter unten in diesem Kapitel werde ich genau beschreiben, wie es gemacht wird.

Ampuku-Diagnose

In früheren Zeiten hatten die Orientalen keine Röntgenapparate, um in das Innere des Körpers hineinzuschauen. Das einzige Rüstzeug, das sie zum Herausfinden der inneren Vorgänge im Bauch benutzten, waren Handfläche und Finger. Alle Diagnosen wurden durch Berührung gestellt. Da das Hara das Zentrum all unserer Energie ist (bekannt als *Ki* im Japanischen und *Tshi* im Chinesischen), ist es das Barometer für den ganzen Körper. Sie mögen noch so wohl aussehen; wenn Sie ein "totes Hara" haben, sind Sie nicht gesund. Sie mögen krank sein, aber wenn Sie ein gesundes Hara haben, sind Sie grundsätzlich "in guter Verfassung" und werden schnell wieder hergestellt sein. Ich habe in meiner Laufbahn oft gefunden, daß ein Patient mit einem ungesunden Hara nicht leicht zu kurieren ist und zur Geduld ermahnt werden muß.

Um das Hara zu diagnostizieren, bitten Sie den Patienten, sich auf den Rücken zu legen und seine Knie hochzustellen, so daß das Hara entspannt ist. Wenn es ihm unbequem ist, so können Sie einen Schemel oder Kopfkissen benutzen, um seine Beine zu unterstützen.

Lassen Sie ihn durch den offenen Mund atmen. Das wird ihm Entspannung bringen. Untersuchen Sie zuerst die Oberfläche des Bauches. Wenn der Nabel in der Mitte des Körpers schmal und tief ist, so bedeutet es, daß der Patient gesund ist. Ein breiter, flacher Nabel kann im allgemeinen schwache Gesundheit bedeuten. (Ein bei einem Kinde herausstehender Nabel wird bei einem gesunden Erwachsenen zurücktreten). Das Hara ist gesund, wenn das untere Hara (unter dem Nabel) muskulöser, nachgiebiger ist und etwas mehr heraussteht als das obere Hara (über dem Nabel). Wenn die Hautfarbe abnorm rot, dunkel oder blaß ist, kann das ein ungesundes Hara anzeigen.

Für eine allgemeine Diagnose des inneren Hara legen Sie Ihre entspannte Hand auf den Bauch und bewegen sie sanft hin und her. Nicht drücken. Schauen Sie aus nach Versteifungen in der Bauchgegend und horchen Sie auf Gurgeltöne, wanderndes Gas, und achten Sie auf hohe Temperatur, Schwitzen oder Trockenheit – alles Zeichen von Beschwerden (Abb. 5–1). Auf dem Foto sind die Beine der Patientin ausgestreckt. Wenn sie ihre Knie beugt, kann ich tiefer und genauer tasten, um zu einer nützlichen Diagnose zu gelangen.

Nun prüfen Sie die inneren Organe. Versteifung und Widerstand in Magen und Leber zeigen Probleme in diesen Organen an.

Der Magen ist auf der linken und die Leber auf der rechten Seite des Hara. Um den Magen zu untersuchen, legen Sie Ihre entspannte Hand auf die linke Seite des Hara. Wenn der Patient ausatmet, lassen Sie Ihre Finger langsam

**ABB. 5–1
HARA-DIAGNOSE MIT
ENTSPANNTER HAND**

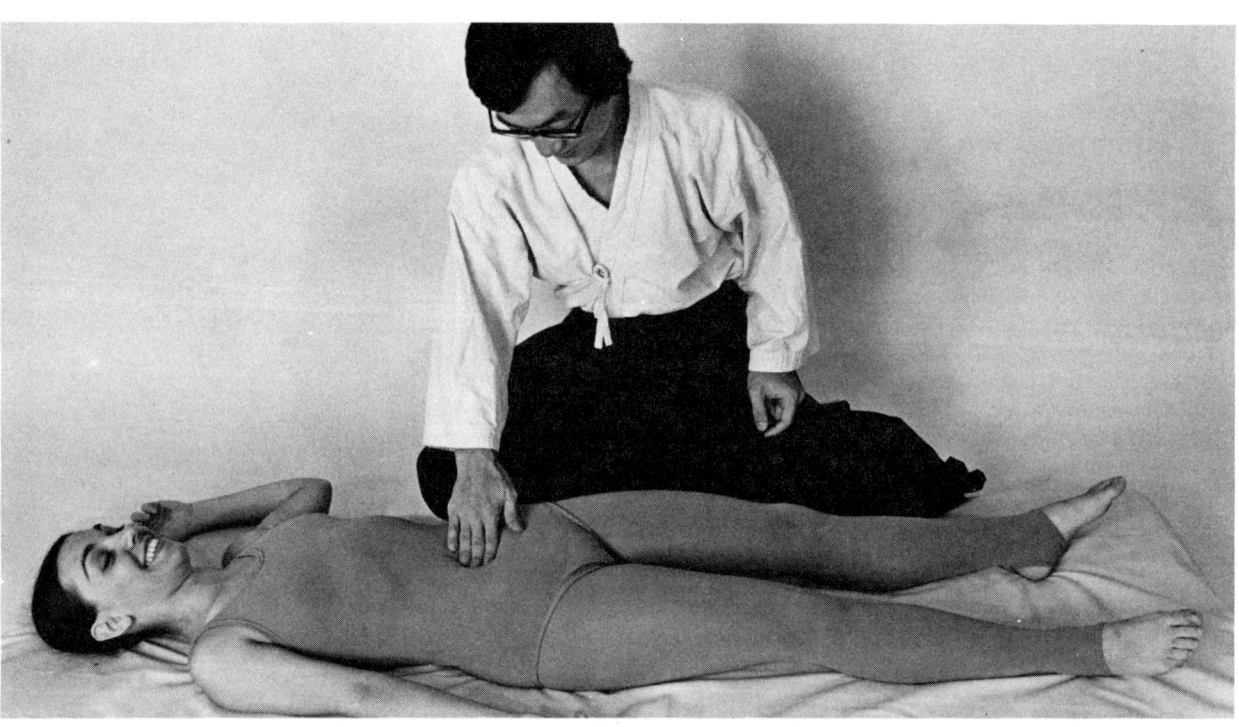

unter den Rippenbogen hinaufgleiten. Gleiten lassen, nicht niederdrücken. Wenn Sie Ihre Finger nicht unter den Rippenbogen gleiten lassen können oder wenn sich Versteifung und Schmerz bemerkbar machen, dann können Magenprobleme, wie z. B. Magengeschwüre oder Funktionsstörungen des Verdauungsapparates, vorhanden sein. Fahren Sie fort, Ihre Finger tiefer in den Brustkasten gleiten zu lassen und achten Sie auf Zeichen von Schmerz oder Versteifung. (Abb. 5–3 und 5–4). Die Leber wird in der gleichen Weise untersucht, nur daß der Daumen oder die Finger unter den rechten Rippenbogen gleiten (Abb. 5–5). Wenn Sie das nicht können oder auf eine harte oder Widerstand leistende Stelle stoßen, könnte der Patient ein Leberproblem haben. Wenn er ein starker Trinker ist, nicht genug Schlaf bekommt, zu hart arbeitet und Durchfall oder Verstopfung hat, könnte er eine Leberschwellung haben. Sie

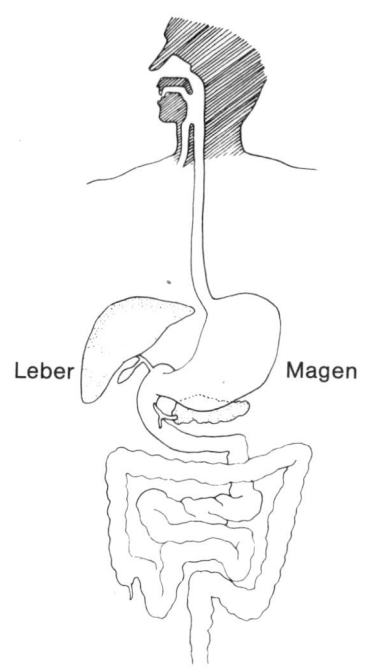

Leber   Magen

ABB. 5–2
EINE INNENANSICHT
DER HARA-ZONE
ABB. 5-3
DIE FINGER GLEITEN UNTER
DEN LINKEN RIPPENBOGEN,
UM DEN MAGEN ZU
UNTERSUCHEN
ABB. 5–4
DIE FINGER GLEITEN
TIEFER HINEIN
ABB. 5–5
PRÜFUNG DER LEBER

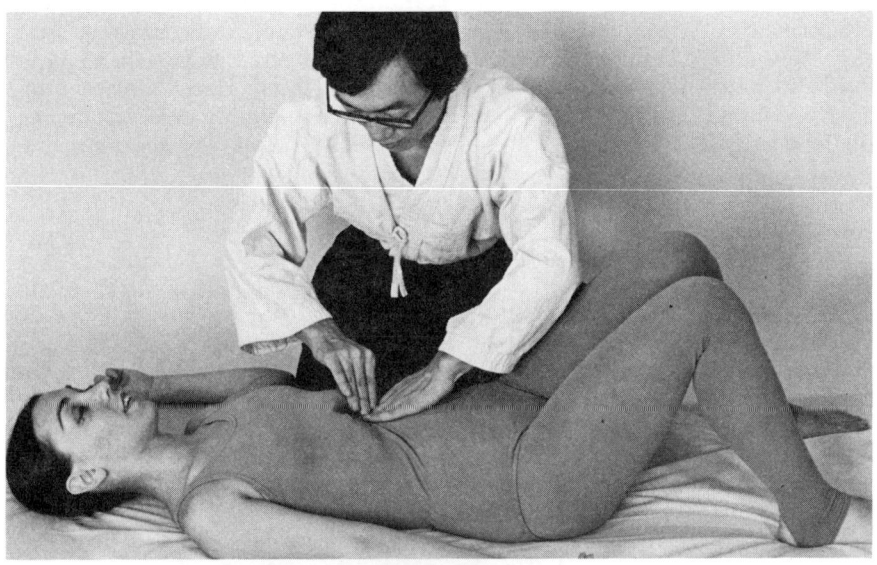

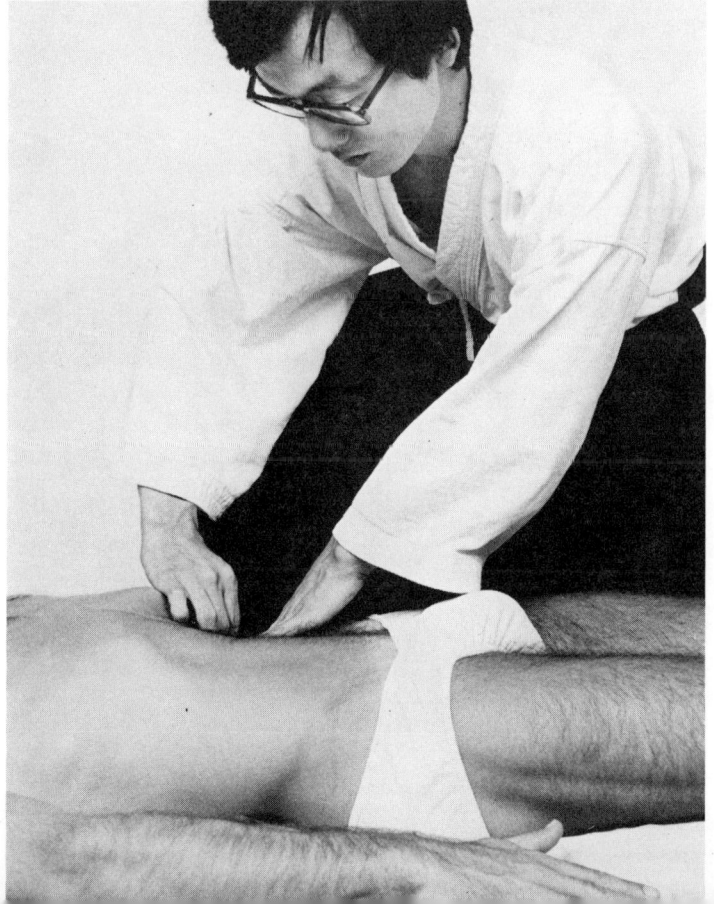

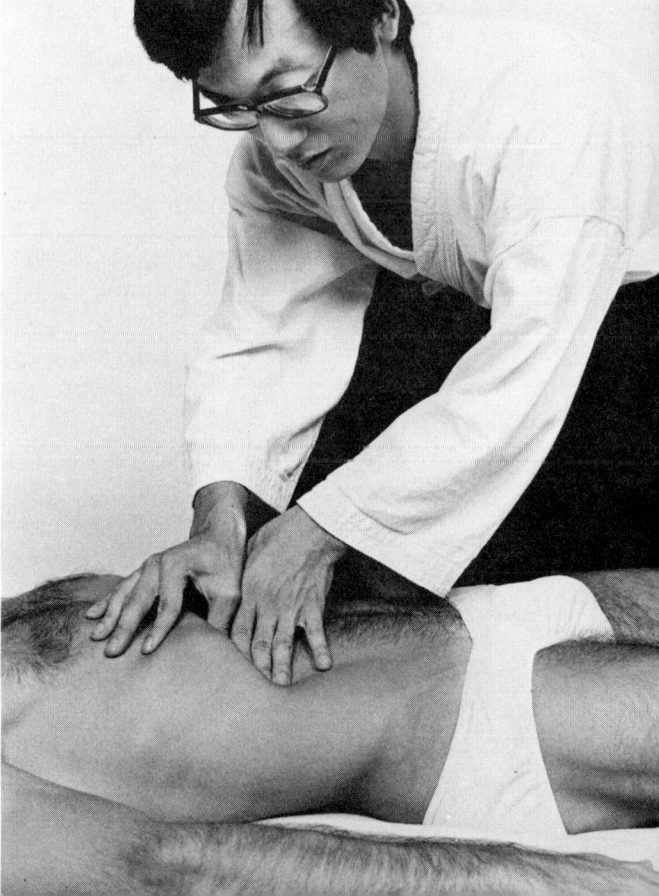

können Ihren eigenen Magen und Leber diagnostizieren, indem Sie auf dem Rücken liegen, die Knie beugen, mit den Fußsohlen auf dem Boden und dann die Finger hinauf und unter beide Seiten des Brustkastens gleiten lassen.

Vergleichen Sie beide Bauchseiten Ihres Patienten (oder Ihre eigenen). Spannung und Versteifung entlang der rechten Seite können bedeuten, daß der Patient nicht nur ein Leberproblem hat, sondern an Kopfschmerzen, Schulterschmerzen, Schwindel oder Schlaflosigkeit leidet. Spannung auf der linken Seite kann Durchfall, Verstopfung oder Kreislaufschwäche anzeigen. Wenn Sie während des Massierens das Geräusch von plätscherndem Wasser hören, dann hat der Patient Verdauungsstörungen. Brodeln im Magen bedeutet, daß er nur schwach arbeitet. Ein geschwollener oder hängender Magen ist auch nicht gesund. Wenn das vom Körper abgegebene Gas schlecht riecht, oder wenn chronisch schlechter Atem vorliegt, können Verdauungsprobleme der Grund sein. Wenn Sie Ihr eigenes Hara prüfen, so kann das Geräusch von plätscherndem Wasser, vor oder lange nach Ihrer letzten Mahlzeit, von schwacher Verdauung, Durchfall oder Magenkatarrh zeugen. Ehe Sie einen Durchfall bekommen, können Sie fühlen, wie etwas in Ihrem Hara "arbeitet" und auch wie das Gas rollend tönt. (Verwechseln Sie es nicht mit den Geräuschen, die Hunger bedeuten).

Aufspüren von Magenkrebs

**ABB. 5–6
AMPUKU GEBEN –
VIER-FINGER-TECHNIK**

Magenkrebs verursacht jedes Jahr den Tod von vielen Tausenden von Menschen, und 1974 schätzte die amerikanische Krebsgesellschaft, daß 14700 Amerikaner daran starben. Eine der Hauptursachen, so heißt es, sei der Über-

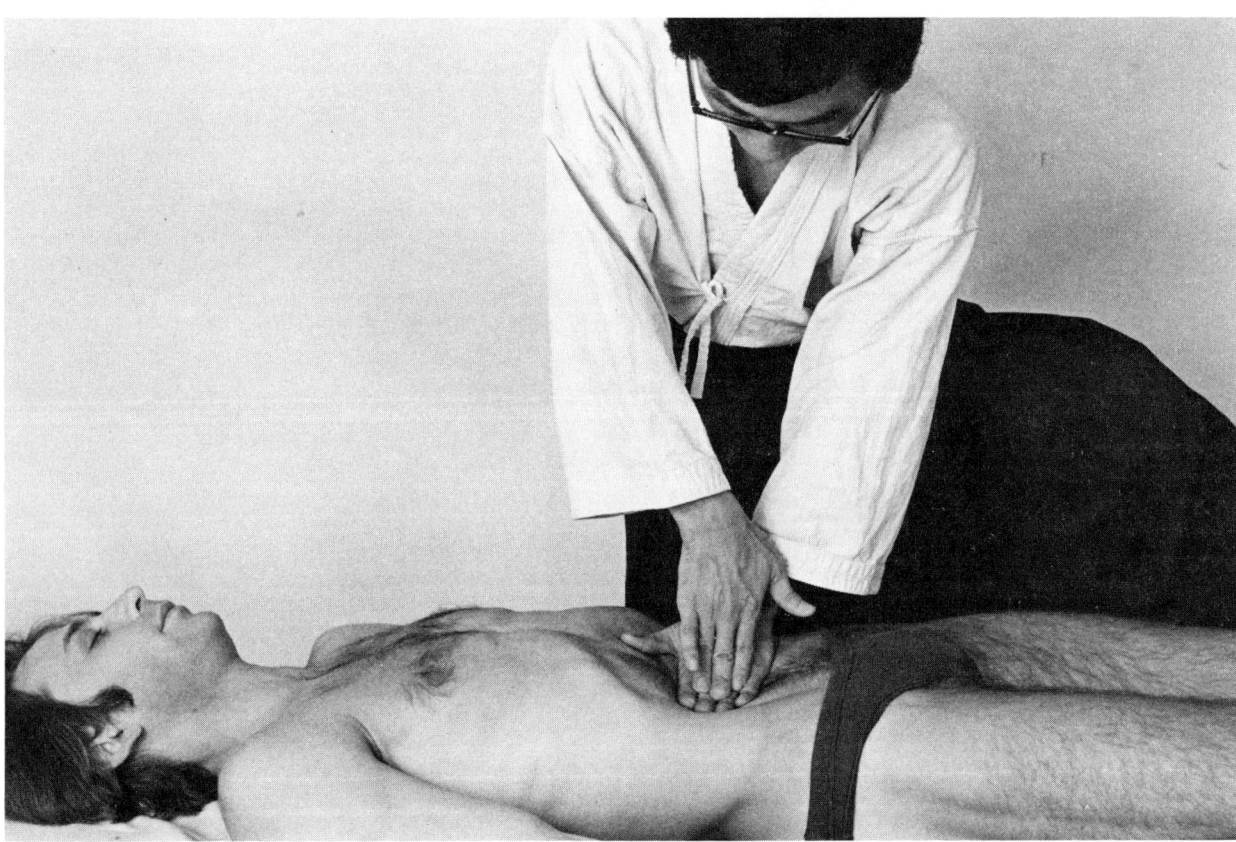

fluß an raffinierter Pflanzenstärke in unserer Ernährung und der Mangel an frischem Obst und Gemüse. Ampuku-Diagnose kann manchmal helfen, den Magenkrebs aufzuspüren. Vergewissern Sie sich, daß der Patient nicht kurz vorher gegessen hat. Beugen Sie seine Knie, während er sich auf dem Rücken entspannt und tasten Sie seinen Magen ab auf der Suche nach hartem, klumpigem Gewebe (manche nennen es "Blumenkohl" im Magen). Wenn Sie bei festem Drücken die Verdickung finden und sie nicht schmerzt, dann läßt sich ein Magengeschwür oder Magenkrebs vermuten. Schicken Sie den Patienten dann sofort zum Arzt für Diagnose und Behandlung. Verwechseln Sie aber "Blumenkohl" nicht mit Magengas, was sich auch manchmal hart anfühlt.

Ampuku-Puls-Diagnose

Lassen Sie den Patienten sich auf den Rücken legen wie zuvor, seine Knie beugen und sich entspannnen. Setzen Sie sich an seine linke Seite und legen Sie Ihre beiden ausgestreckten Hände auf die Seite links vom Nabel, wo die Arterie verläuft, ungefähr 2½ bis 5 cm vom Nabel entfernt. Drücken Sie sanft einwärts und achten Sie auf den Puls. Wenn dieser so stark ist, daß Sie ihn in Ihren Schultern fühlen, ist der Mensch krank, vielleicht wegen schlechter Verdauung, Durchfall, Verstopfung oder Geschwüren. Sie müssen sicher sein, daß der Patient mindestens für zwei Stunden vor der Diagnose nichts gegessen und mindestens eine halbe Stunde vorher geruht hat.

Wie Ampuku-Therapie angewandt wird

Wir wenden die Ampuku-Therapie für allgemeines Wohlbefinden, gute Verdauung, Entspannung und ein befriedigenderes Sexualleben an. Beim Ampukugeben drücken wir niemals einen spezifischen Punkt oder Tsubo. Statt dessen drücken wir die allgemeine Gegend des Bauches sanft und langsam, während der Patient ausatmet. Hier folgen einige der Techniken, die wir gebrauchen, wenn wir Ampuku anwenden:

1. VIER-FINGER-TECHNIK

Lassen Sie den Patienten sich auf den Rücken legen, das Hara entspannen und am besten die Knie beugen. Entspannen Sie Ihre Finger. Legen Sie die Finger der einen Hand über die der anderen für eine konzentriertere Kraft. Fangen Sie unter dem Solarplexus an zu drücken und fahren Sie am Rippenbogen entlang fort, dem Bauch folgend hinunter bis zum Hüftknochen und zum Beckenknochen. Dann machen Sie im Uhrzeigersinn weiter, die andere Seite des Bauches hinauf. Verstärken Sie den Druck langsam und drücken Sie nur, wenn der Patient ausatmet. Drücken Sie niemals den Solarplexus oder den Nabel. Machen Sie dreimal diese Runde (Abb. 5–6).

2. DREI-FINGER-TECHNIK

Folgen Sie dem Vier-Finger-Verfahren, aber benutzen Sie nur drei Finger. Machen Sie dies dreimal.

3. ZWEI-FINGER-TECHNIK

Folgen Sie demselben Verfahren unter Benutzung von zwei Fingern. Mit zwei Fingern können Sie das Ausmaß des Druckes leicht verstärken und so etwas tiefer drücken. Gehen Sie sehr behutsam vor. Wiederum dreimal.

4. EIN-DAUMEN-TECHNIK

Legen Sie einen Daumen über den anderen. Verstärken Sie langsam den Druck, indem Sie tiefer und länger drücken. Noch einmal: Fangen Sie unterhalb des Solarplexus an und fahren Sie kreisförmig im Uhrzeigersinn fort – dreimal (Abb. 5–7).

Sie können alle diese Techniken gebrauchen oder nur eine, oder Sie wechseln ab, was wiederum von Ihrer Wahrnehmung der Wirkung abhängt, die sie bei dem Patienten haben.

5. DIE MUSKELN KNETEN

Nehmen Sie die Muskeln entlang der Seite des Patienten und kneten Sie sie mit Ihrer ganzen Hand, nach der Außenseite seines Körpers zu. Kneten Sie, während er ausatmet, drei- bis fünfmal. Nicht die Eingeweide kneten. Dies hilft gegen müde Beine und Rückenschmerzen (Abb. 5–8).

**ABB. 5–7
DAUMENTECHNIK**

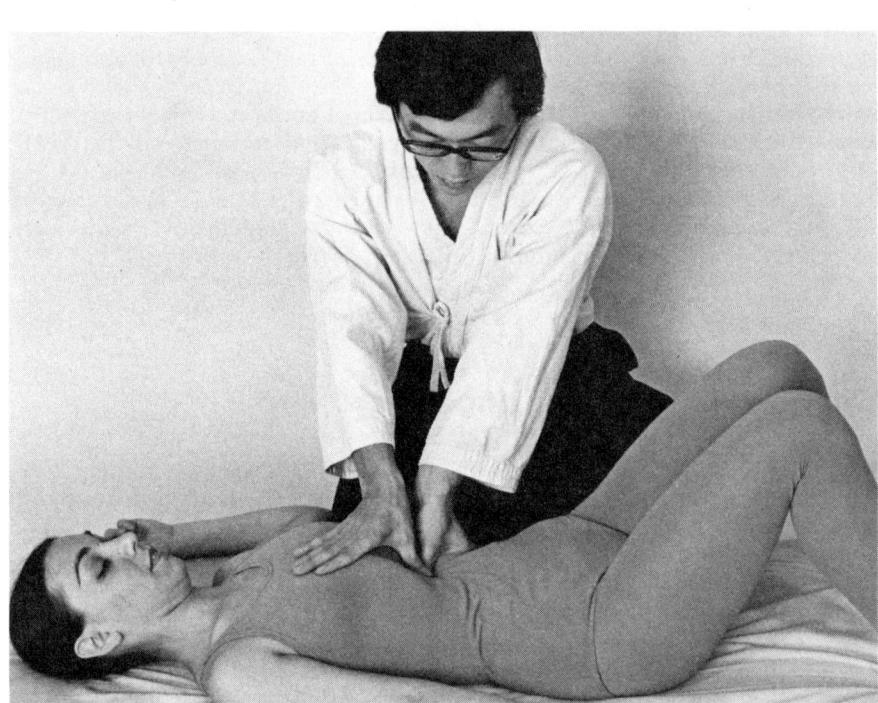

**ABB. 5–8
DIE MUSKELN KNETEN**

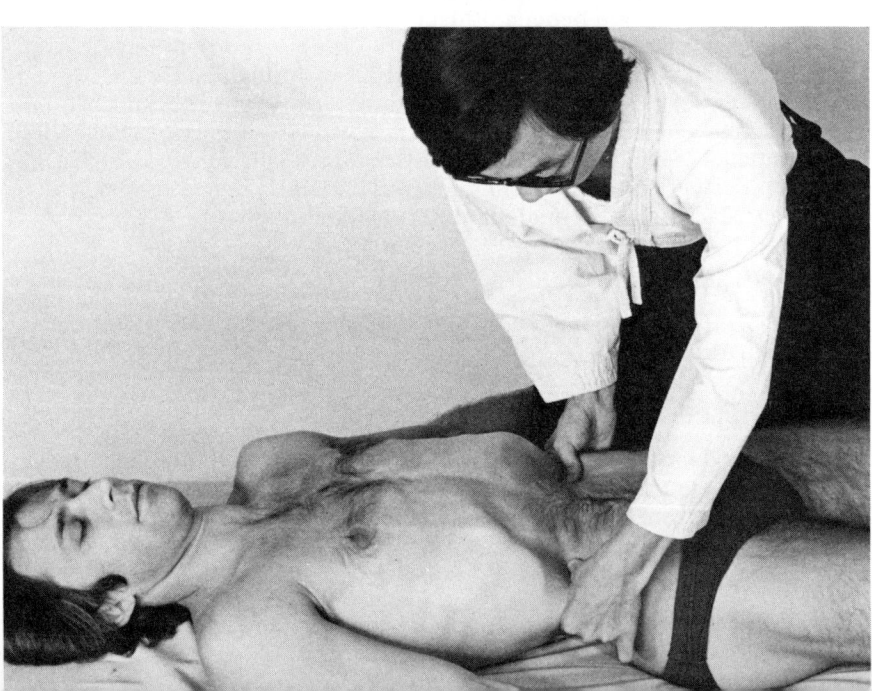

6. DAS HARA ANHEBEN

Legen Sie Ihre Hände an die Muskeln entlang der Wirbelsäule des Patienten und heben Sie ihn langsam von unten her an, während er ausatmet und Sie Ihre Hände zur selben Zeit vibrieren lassen. Das ist gut für müde Beine und den unteren Rücken (Abb. 5–9).

7. DIE BAUCHGEGEND ZUSAMMENDRÜCKEN

Drücken Sie die Bauchgegend sanft zusammen und lassen Sie sie wieder los, wobei Ihre Finger locker und entspannt sein müssen. Machen Sie dies vertikal und horizontal – zwanzigmal während einer Sitzung. Dies ist gute Therapie gegen Verstopfung, alle Verdauungsbeschwerden, Spannung und Sexualprobleme (Abb. 5-10).

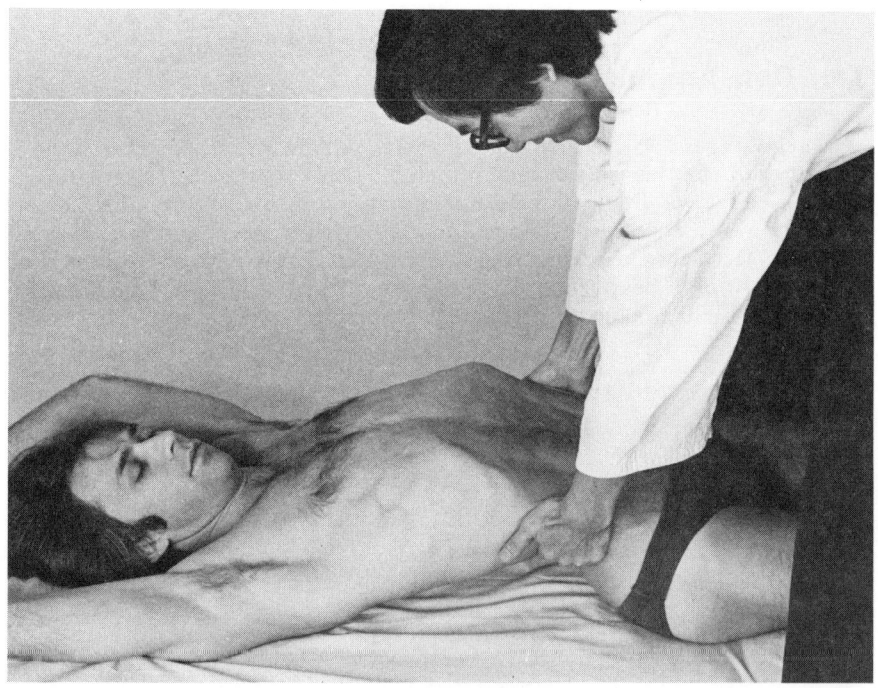

**ABB. 5–9
DAS HARA HOCHHEBEN**

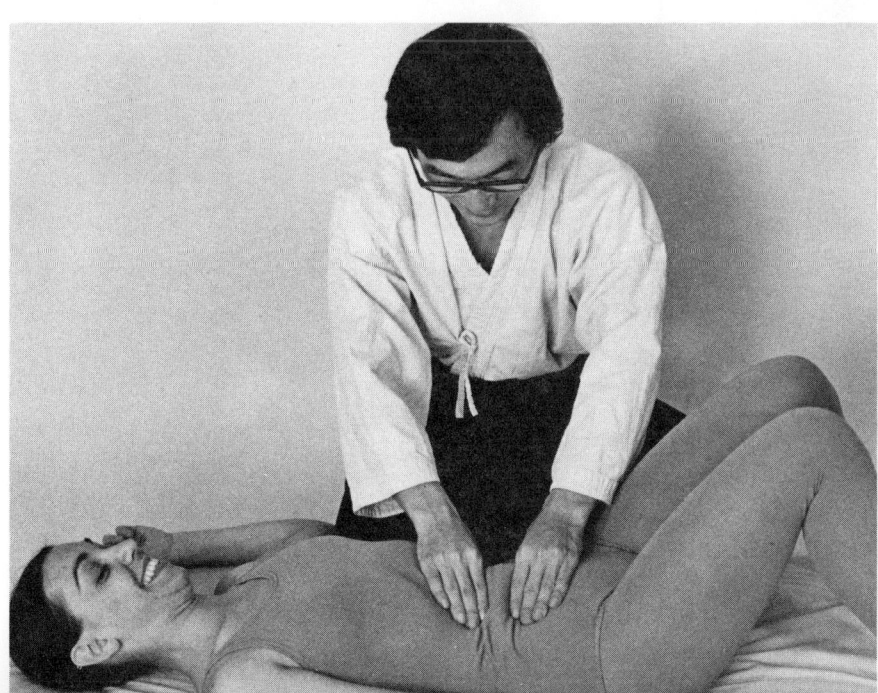

**ABB. 5–10
DIE BAUCHGEGEND
ZUSAMMENDRÜCKEN**

8. DAS HARA SCHAUKELN

Legen Sie eine Hand über die andere und legen Sie beide auf die Seite des Hara. Wenn der Patient ausatmet, ziehen Sie den Bauch gegen Ihren Körper, dann drücken Sie zurück gegen den Körper des Patienten und schaukeln so hin und her. Nicht stark drücken. Gut gegen Verdauungsprobleme und Schlaflosigkeit (Abb. 5–11).

9. DEN KÖRPER VERDREHEN

Legen Sie eine entspannte, offene Hand auf den Brustkorb des Patienten. Lassen Sie ihn das Knie auf Ihrer Seite beugen und das gebeugte Bein über das andere stellen (wie in der Abbildung). Dann verdrehen Sie den Körper des Patienten, indem Sie das gebeugte Knie gegen sich ziehen und so eine Strekkung in der Bauchgegend des Patienten erzeugen. Drücken Sie nicht auf den Brustkasten, lassen Sie nur Ihre Hand zur Balance dort ruhen. Machen Sie dies fünf bis siebenmal. Gut gegen Bauchmuskelkrämpfe (Abb. 5–12).

Tan-Den-Ampuku

Regelmäßiges Tan-Den-Ampuku kuriert sexuelle Schwierigkeiten und stimuliert die Lebensenergie. Zuerst reiben Sie den Patienten für zehn Minuten an den Lenden, wo Beine und Rumpf zusammentreffen, und wenden Shiatsu an (Abb. 5–13). Dann ermitteln Sie das Tan-Den-Tsubo oder Konzeptionsgefäß Nr. 4, welches vier Fingerbreit unter dem Nabel liegt (wie weiter oben in diesem Kapitel beschrieben), gerade über dem Dünndarm. Durch Berührung dieses Gefäßes kann ein Therapeut die Beschaffenheit Ihres Sexuallebens

ABB. 5–11
DAS HARA SCHAUKELN

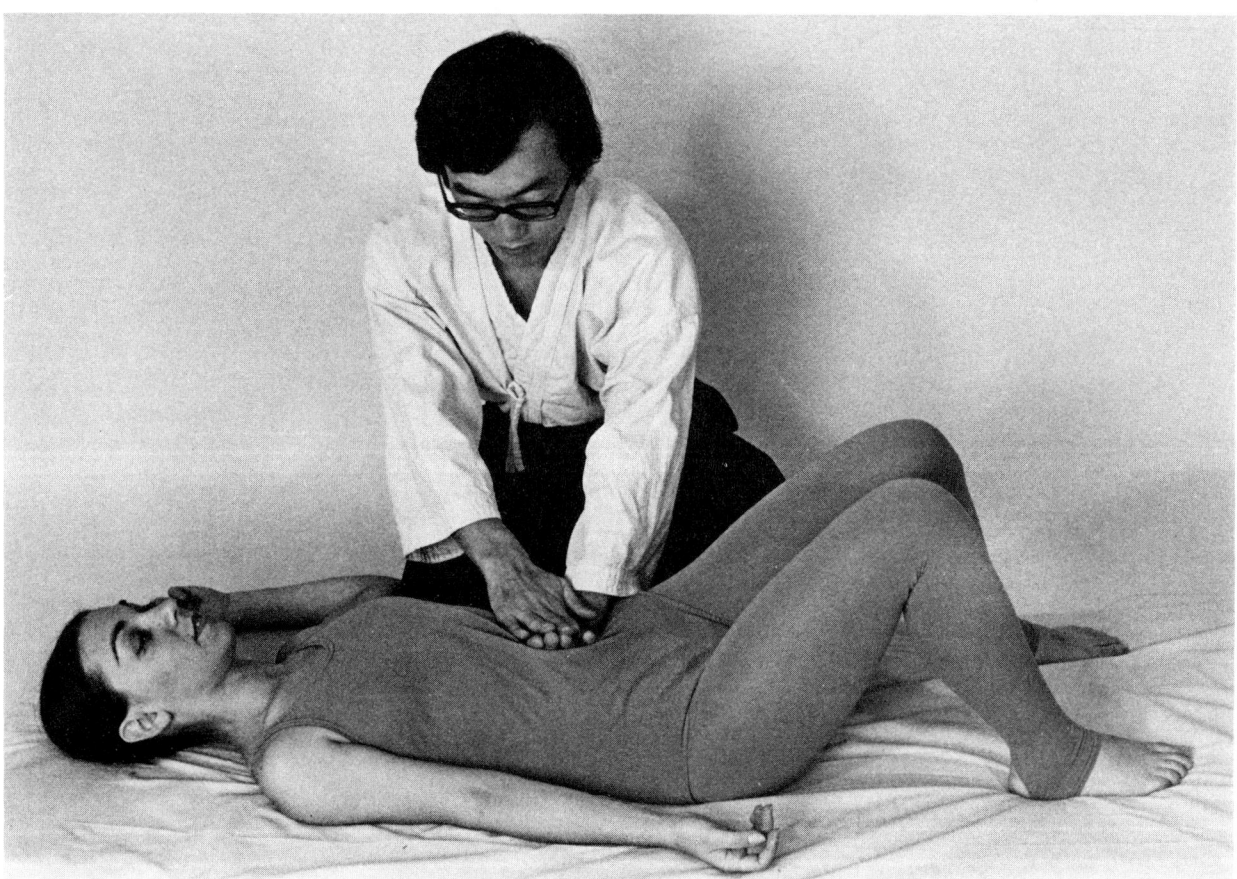

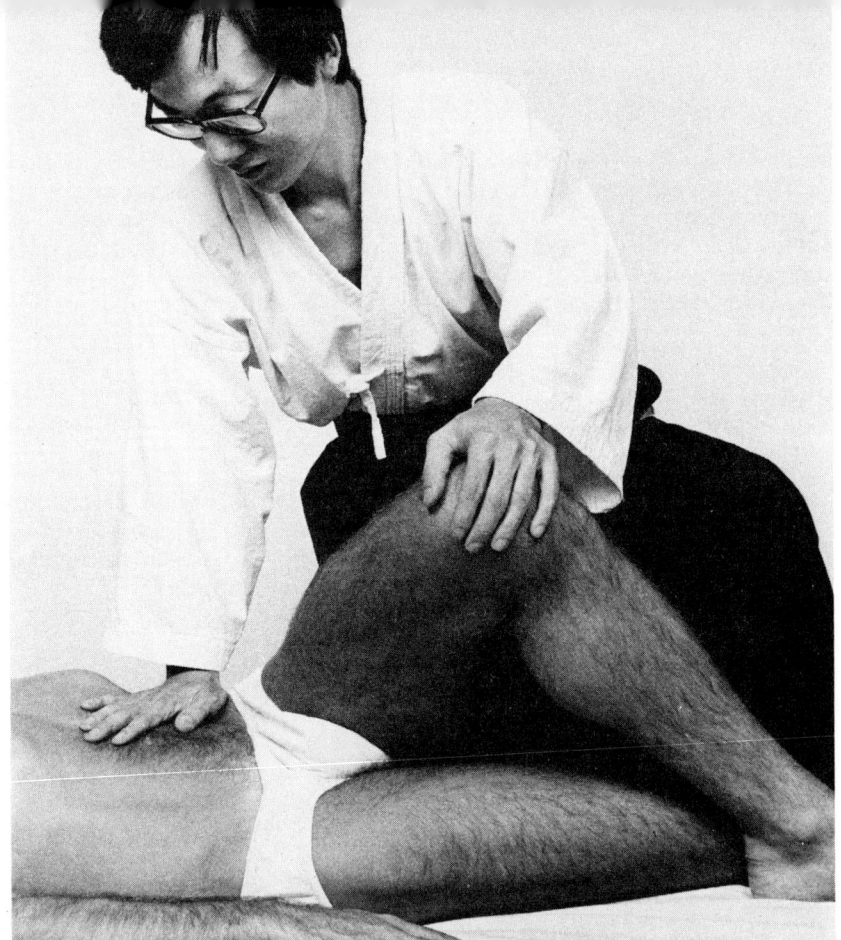

ABB. 5–12
DEN KÖRPER VERZERREN

ABB. 5–13
DIE LENDEN REIBEN

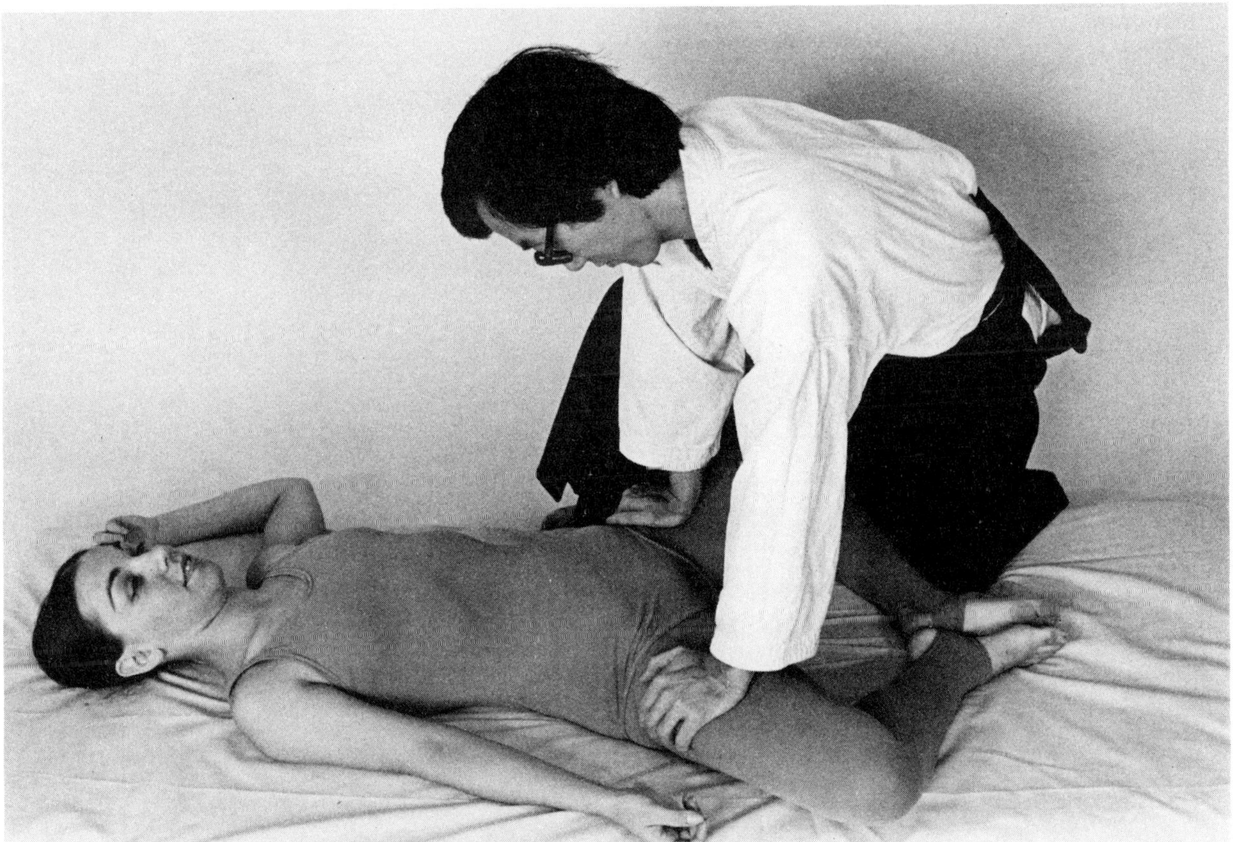

beurteilen. Wenn Ihre sexuellen Energien in Ordnung sind, ist das Tan Den weich, aber federnd. Hier wird Shiatsu ungefähr zehn Minuten lang angewendet. Drücken Sie das Tan-Den-Tsubo mit Ihrer Handfläche und lassen Sie es wieder los. Setzen Sie dies Verfahren fort, indem Sie bei jedem Ausatmen des Patienten tiefer gehen und mehr Druck anwenden. Der Patient wird tatsächlich imstande sein, die Energie, die sich von tief innen her sammelt, zu fühlen.

Wie man an sich selbst Ampuku anwendet

Oft ist niemand da, Shiatsu zu praktizieren, wenn Sie es am nötigsten haben. Dies sollte Sie nicht daran hindern, die Hara-Gegend *selbst* in guter Verfassung zu halten. Es gibt mehrere Ampuku-Behandlungen, die Sie selbst ausüben können, und die Ihre allgemeine Gesundheit und Verdauung unterstützen und Ihnen helfen, eine ruhige Gemütsverfassung wiederzuerlangen.

**ABB. 5–14
SELBST-AMPUKU**

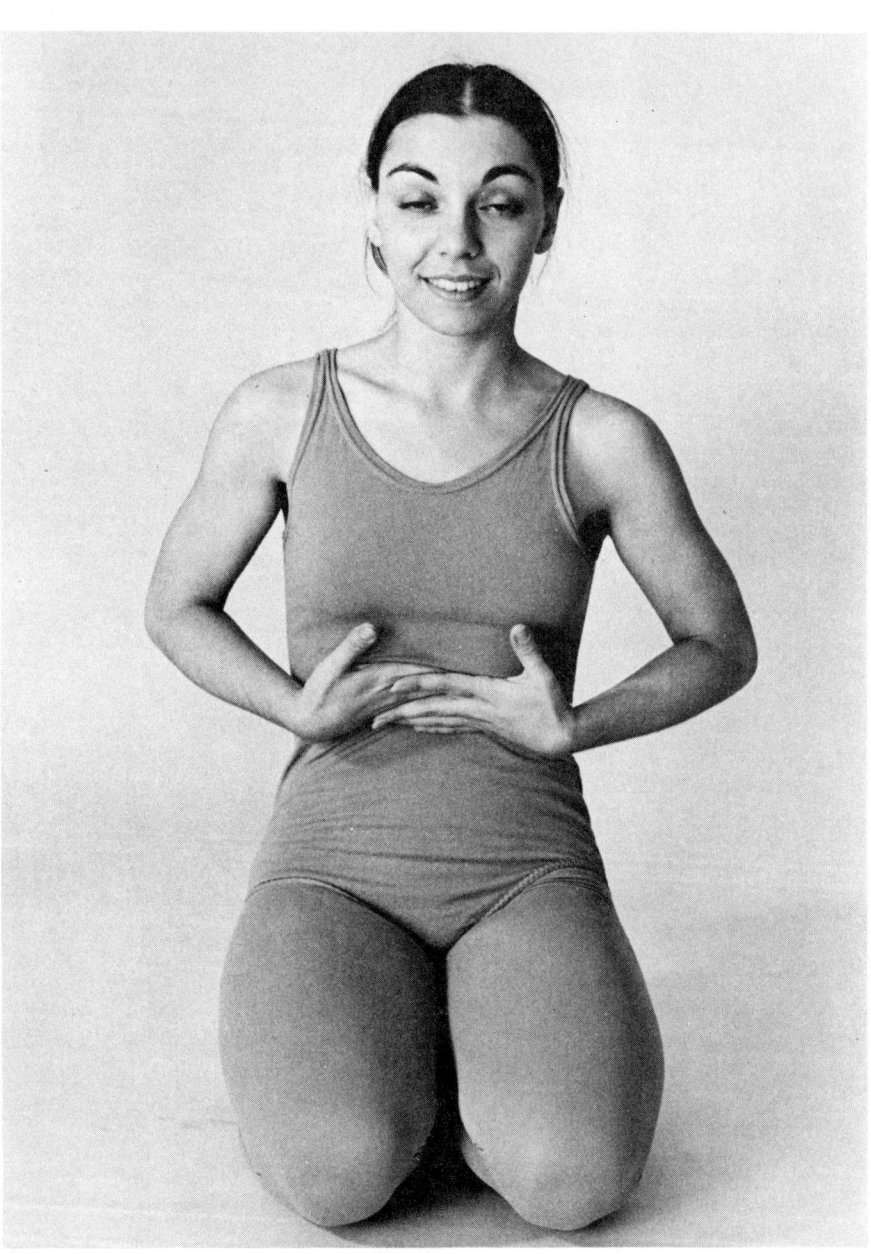

1. Setzen Sie sich auf Ihre Knie und entspannen Sie den Bauch. Verschränken Sie Ihre Hände auf dem Hara und atmen Sie ein. Während Sie ausatmen, drücken Sie Ihre Hände tief in das Hara. Beugen Sie sich vorwärts zum tieferen Eindringen (Abb. 5–14). Beginnen Sie in der Magengegend und fahren Sie fort nach unten gegen den Beckenknochen, dann rundherum im Uhrzeigersinn. Tun Sie dies ungefähr fünf Minuten lang.

2. Mit einer Hand über der anderen und den Handflächen auf dem Nabel, kreisen Sie im Uhrzeigersinn sechzigmal.

3. Verschränken Sie Ihre Finger und drücken Sie das Hara zusammen während Sie ausatmen.

4. Sie liegen auf Ihrem Rücken, beugen die Knie, entspannen das Hara und öffnen Ihren Mund. Legen Sie beide Hände unterhalb des Solarplexus auf den Bauch und drücken Sie sanft. Dann gehen Sie, im Uhrzeigersinn drückend, zum Magen über, zum Nabel und zur Tan-Den-Gegend. Reiben und streichen Sie rund um das Hara.

5. Legen Sie vier Finger auf das Hara, drücken Sie leicht, im Uhrzeigersinn, rundherum. Dann verfahren Sie gleicherweise mit drei Fingern, zwei Fingern und dem Daumen, wie Sie es an Ihrem Patienten gemacht haben.

6. Schieben Sie das Hara mit der Handfläche auf eine Seite und ziehen Sie es mit den Fingerspitzen zurück.

7. Legen Sie Ihre Hände, eine über der anderen, auf die Nabelgegend und lassen Sie die Hände sanft vibrieren, während Sie sie auf- und niederbewegen.

Jede dieser Übungen ist am besten vor dem Essen zu machen, sobald Sie aufwachen, vor dem Aufstehen. Wenn Sie während der Übung Darmgas spüren, befreien Sie sich davon.

Wie sich das Gewicht durch Ampuku neu verteilen läßt

Der Bauch ist der Ort, an dem man am leichtesten zunimmt und wo man auch am leichtesten abnimmt. Während Sie Diät halten, können Sie das überflüssige Fett um Ihre Mitte herum neu verteilen, indem Sie die Fettpartien hin und zurück und auf und nieder kneten. Führen Sie diese Knetprozedur täglich zwanzig oder dreißig Minuten lang durch, während Sie an Ihrem Schreibtisch sitzen oder fernsehen. Seien Sie unbesorgt, wenn Sie einen Knetschmerz fühlen – das bedeutet, daß Sie es richtig machen. In Wirklichkeit eliminieren Sie kein überschüssiges Fett, sondern verteilen es, so daß es unter der Kleidung weniger hervortritt.

6. Hals-Shiatsu

Schmerzen im Nacken

Hals-Shiatsu ist sehr wichtig, weil so viele von uns Schmerzen im Nacken haben. Warum? Um unsere schweren Köpfe aufrecht zu halten, müssen die Muskeln des Halses äußerst hart arbeiten und werden oft müde und steif. Wenn die Wirbelsäule nicht vollkommen gerade ist, hat der Hals nicht die Unterstützung einer starken Reihe von Wirbeln und muß mehr Kopfgewicht allein tragen. Die meisten unserer Wirbelsäulen sind in der einen oder anderen Richtung gekrümmt, und nur ungefähr einer von hundert Menschen hat eine vollkommen gerade Wirbelsäule. Wenn der Kopf zu weit nach links oder nach rechts gehalten wird, scheint er viel schwerer zu sein, und der Hals muß doppelten Dienst leisten. Auch können Halsprobleme in den Beinen oder im unteren Rücken anfangen. Schlechte Haltung jeder Art verursacht Spannung im Nacken. Hohe Absätze, heutzutage für Männer sowohl wie für Frauen in Mode, zwingen den Hüftknochen sich vorwärts zu schieben, die Lenden- und Brustwirbelsäule sich nach vorn und dann wieder zurück zu krümmen und den Nacken hervorstehen zu lassen – das Resultat ist eine bretzelförmige Wirbelsäule und Schmerzen im Nacken. Auch laufen viele Meridianlinien durch den Hals, so daß ki-Energie dort leicht stagnieren kann. Blockierung von ki-Energie in den Konzeptionsgefäß-, Dreifacher Wärmer-, Gallenblasen-, Lenkergefäß-, Magen- und Blasenmeridianen, die alle durch den Hals laufen, kann Nackenschmerzen und Versteifung verursachen.

Wir können nervöse Spannung, Kopfschmerzen, Schulterschmerzen, Schmerzen im unteren Rücken, Schlaflosigkeit und hohen Blutdruck mit Hals-Shiatsu kurieren helfen. Jedoch ist der Hals sicher für die Behandlung mit Shiatsu der schwierigste Teil des Körpers und verlangt sehr viel Geschick. Ich kann sofort erkennen, ob ein Shiatsu-Therapeut gut ist oder nicht und sogar wie lange er schon Shiatsu ausübt, indem ich mir von ihm Hals-Shiatsu anwenden lasse. Ein bekannter Shiatsu-Therapeut stellte fest, daß es drei Jahre braucht, um die Arbeit an Rücken und Beinen zu meistern, aber acht Jahre, um die Hals-Therapie zu beherrschen.

Warum ist Hals-Shiatsu so schwierig? Erstens ist der Hals schlank, der schmalste Teil des Körpers. Da der Platz für Ihre Finger so klein ist und die

Halstsubos so eng beieinander liegen, muß Ihre Arbeit sehr präzis sein. Zweitens kommen und gehen viele wichtige Nerven durch den Hals, was ihn sehr sensitiv macht. Drittens können die Halswirbel dicht an die Oberfläche des Körpers kommen und leicht durch Stoß disloziert werden. In Western-Filmen sehen wir oft, wie der Cowboy einen Gegner niederschlägt, indem er dessen Nacken einen Schlag mit dem Gewehrkolben versetzt. Das ist der Grund, warum wir nicht zu plötzlich und zu stark drücken dürfen, wenn wir am Hals arbeiten. Wenn Sie stark drücken und an die Halswirbel stoßen, können Sie diese dislozieren.

Hals-Diagnose

Der Hals spiegelt die Gesundheit des Körpers wieder. Starker Schmerz oder Versteifung am Hals weist auf einen ungesunden Körper und die Notwendigkeit von Hals-Shiatsu hin.

Um den Hals zu diagnostizieren, betrachten Sie zuerst seine Länge und Form. Ein kurzer, stämmiger Hals, den die Japaner "Wildschweinhals" nennen, kann einen Yang-Typ-Menschen anzeigen, mit möglicher Neigung zu Hypertonie, hohem Blutdruck. Ein langer, schlanker Hals (der "Kranichhals") deutet im allgemeinen auf einen Yin-Typ-Menschen hin, mit einer möglichen Neigung zu Lungenproblemen oder Bronchitis.

Als nächstes lassen Sie den Hals rotieren, um seine Biegsamkeit zu prüfen. Sehen Sie, wie weit der Patient seinen Hals vorwärts und nach den Seiten biegen kann. Fragen Sie ihn, ob ihm das weh tut. Ein gesunder Hals ist entspannt und hat viel Beweglichkeit.

Dann betasten Sie den Hals und fühlen nach, ob Versteifung, abnorme Straffheit oder Spannung vorhanden ist. Der Patient mit nervösen Spannungen oder hohem Blutdruck wird einen gespannten, versteiften Hals haben; je gespannter und versteifter, umso ungesunder der Patient.

Prüfen Sie die Haltung des Patienten. Wenn seine Wirbelsäule nach rechts gekrümmt ist, wird er Versteifung in der linken Seite seines unteren Rückens, auf der rechten Seite des Schulterblattes und auf der linken Seite des Halses fühlen, und sein linkes Bein wird länger sein als das rechte. Wenn seine Wirbelsäule nach links gekrümmt ist, wird er Versteifung in der rechten Seite seines unteren Rückens, der linken Seite des Schulterblattes und der rechten Seite des Halses fühlen, und das rechte Bein wird länger sein. Die meisten von uns haben Krümmungen nach rechts oder links in verschiedenen Ausmaßen.

Als nächstes beugen Sie den Kopf des Patienten vorwärts und untersuchen Sie die Halswirbel mit Ihren Zeige- und Mittelfingern. Wenn irgendwelche Wirbel besonders herausstehen oder so tief im Hals verborgen sind, daß Sie sie nicht finden können, sind sie nicht an ihrem normalen Platz.

Bitten Sie dann den Patienten, seine Zunge herauszustrecken. Wenn seine Zunge sich nach links streckt, ist die linke Seite des Halses gespannt; wenn die Zunge sich nach rechts streckt, ist die rechte Seite gespannt. In jedem Fall ziehen gespannte Halsmuskeln die Zunge zu sich hinüber.

Ohashis Akupunkturpunkt

Nach mehrjähriger Erfahrung mit Shiatsu und Akupunktur entdeckte ich ein neues Tsubo am Hals, welches ich "Ohashis Punkt" nannte. Behandlung dieses Tsubos ist gut gegen nervöse Spannung und Kopfschmerzen.

Ohashis Punkt liegt zwischen dem dritten und vierten Halswirbel, 2½ bis 3¾ cm von jeder Seite der Wirbelsäule, fast auf dem Blasenmeridian. Da es

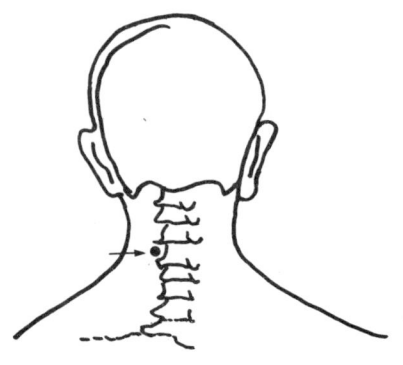

ABB. 6–1
OHASHIS PUNKT

schwierig ist, den ersten Halswirbel zu finden, ermitteln Sie den dritten, indem Sie vom siebenten an aufwärts zählen. Beugen Sie den Hals des Patienten vorwärts – der größte Vorsprung ist der siebente Halswirbel (Zeichnung 6–1). Wenn Sie irgendwelche Zweifel haben, welcher Wirbel zum Hals gehört, rotieren Sie langsam den Kopf des Patienten. Der große Wirbel, der sich mit dem Kopf dreht, ist der siebente Halswirbel.

Um Ohashis Punkt zu drücken, lassen Sie den Patienten sich auf den Rücken legen. Sie sitzen an einer Seite seines Kopfes. Entspannen Sie seine Halsmuskeln, indem Sie den Kopf sanft gegen die Seite beugen, auf der Sie sitzen. Benutzen Sie entweder den Zeige- oder den Mittelfinger und drücken Sie sehr sanft auf den Punkt zwischen dem dritten und vierten Wirbel. Dann drücken Sie aufwärts nach dem Munde des Patienten zu. Er wird eine Empfindung entlang dem Blasenmeridian und dem Rücken wahrnehmen können.

Wie Hals-Shiatsu angewendet wird

Hier gibt es eine Vielfalt von Techniken für Hals-Shiatsu, die Sie zu einer kontinuierlichen Massage entwickeln können.

DIE FINGER ÜBER DEN NACKEN FÜHREN

Der Patient liegt auf dem Rücken. Sie sitzen beim Kopf des Patienten und führen die vier Finger beider Hände über seinen Nacken. Sie müssen sicher sein, daß Ihre Finger den *Nacken* und nicht die Ränder oder in der Nähe der Kehle massieren. Führen Sie die Finger der Hände einander entgegen, nicht auf die Kehle zu. Der Patient muß entspannt, sein Mund offen und sein Kopf unten sein. Wenn er sich nicht entspannt hat, entspannen Sie selbst den Hals, indem Sie ihn bewegen und schütteln (Abb. 6–2).

ABB. 6–2
DIE FINGER ÜBER DEN
NACKEN FÜHREN

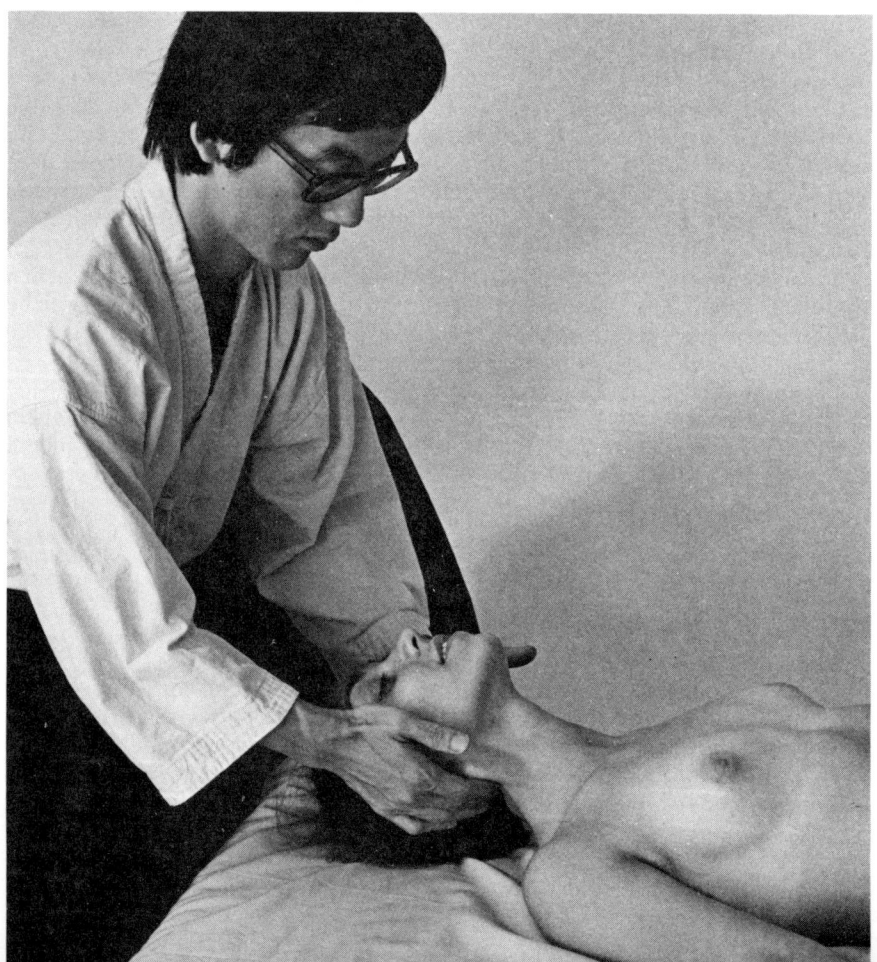

Dann machen Sie dasselbe mit drei Fingern, zwei Fingern und dann mit dem Mittel- oder Zeigefinger. Drücken Sie die Punkte entlang der Seiten des Nackens, einschließlich des Ohashis Punktes. Dies ist gut zur Entspannung versteifter Muskeln und gegen Stress, Schlaflosigkeit und Kopfschmerzen.

MITTELFINGER-TECHNIK

Legen Sie einen Mittelfinger über den anderen. Drücken Sie sanft in den Zwischenräumen zwischen den Halswirbeln, aufwärts und einwärts auf den Mund zu. Diese Technik ist gut gegen Kopfweh, nervöse Spannung und Fieber (Abb. 6–3).

DAS KINN STRECKEN

Um einem Patienten mit steifem Hals zu helfen, heben Sie seinen Kopf mit den Fingern auf und strecken Sie sein Kinn so weit wie möglich gegen seine Brust. Empfehlen Sie dem Patienten, nicht zu versuchen, Ihnen mit seinen eigenen Muskeln beim Bewegen des Kopfes zu helfen, sondern zu entspannen und die Arbeit Ihnen zu überlassen (Abb. 6–4).

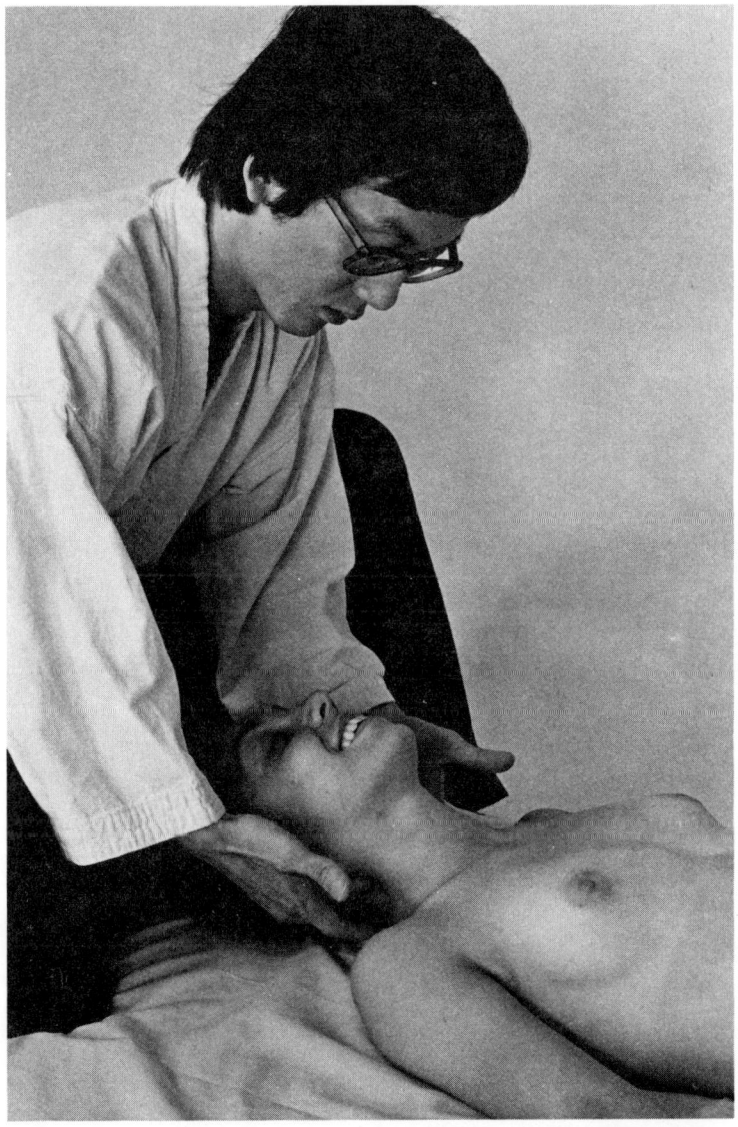

**ABB. 6–3
MITTELFINGERTECHNIK**

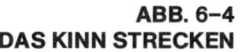

**ABB. 6–4
DAS KINN STRECKEN**

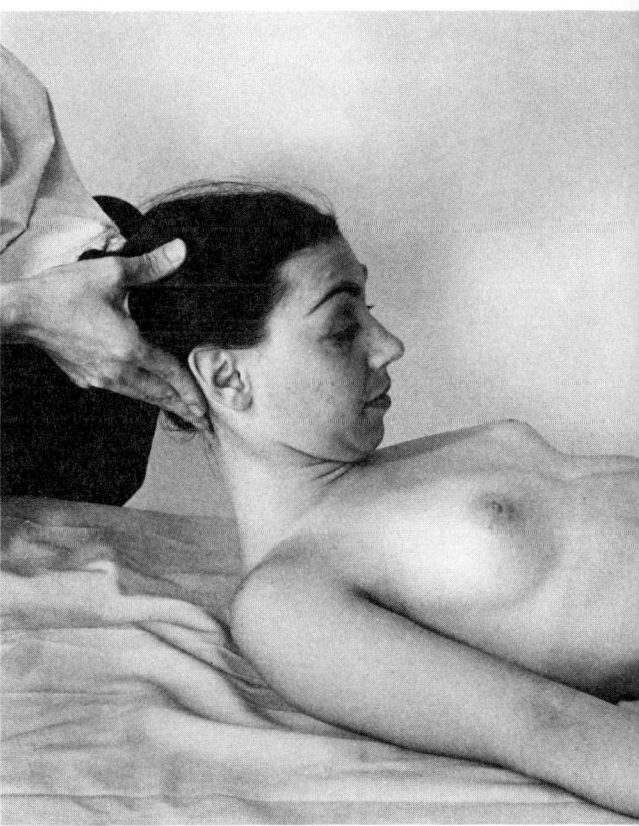

DIE TSUBOS MIT DEM DAUMEN DRÜCKEN

Der Patient ist in sitzender Position, sein Rücken gerade. Knien Sie an einer Seite von ihm und setzen Sie, zur Stütze, ein Knie gegen sein Kreuz. Legen Sie eine Hand auf die Stirn des Patienten und lassen Sie die andere Hand an der Seite seines Halses ruhen. Dann drücken Sie Gallenblase Nr. 10, Gallenblase Nr. 20 und Lenkergefäß Nr. 15 mit dem Daumen, wobei Sie die Hand benutzen, die Sie auf die Stirn des Patienten gelegt haben, um seinen Kopf dem Druck Ihres Daumens entgegenzubeugen. Dies verstärkt den Druck. Drücken Sie nur, wenn der Patient ausatmet. Wenn er sich unter dem Druck zu verspannen scheint, "sich wehrt", oder wenn er sich äußerst unbehaglich fühlt: aufhören! – die Methode funktioniert nicht. Diese Technik hilft bei Kopfweh und Augenproblemen und lindert die Nackenschmerzen, die oft durch Erkältungen hervorgerufen werden (Abb. 6–5 und 6–6). Auf den Abbildungen drücke ich Blase Nr. 10.

KOPFBAND-TECHNIK

Diese Technik ist im wesentlichen dieselbe wie die obige, abgesehen davon, daß die Benutzung des Kopfbandes es Ihnen ermöglicht, mit beiden Daumen zu drücken.

Falten Sie ein Stück Stoff, so daß es ungefähr 7½ cm breit ist. Während Sie Ihre Handflächen nach oben halten, ziehen Sie es unter dem kleinen Finger

ABB. 6–5 UND 6–6
DAS TSUBO MIT DEM
DAUMEN DRÜCKEN

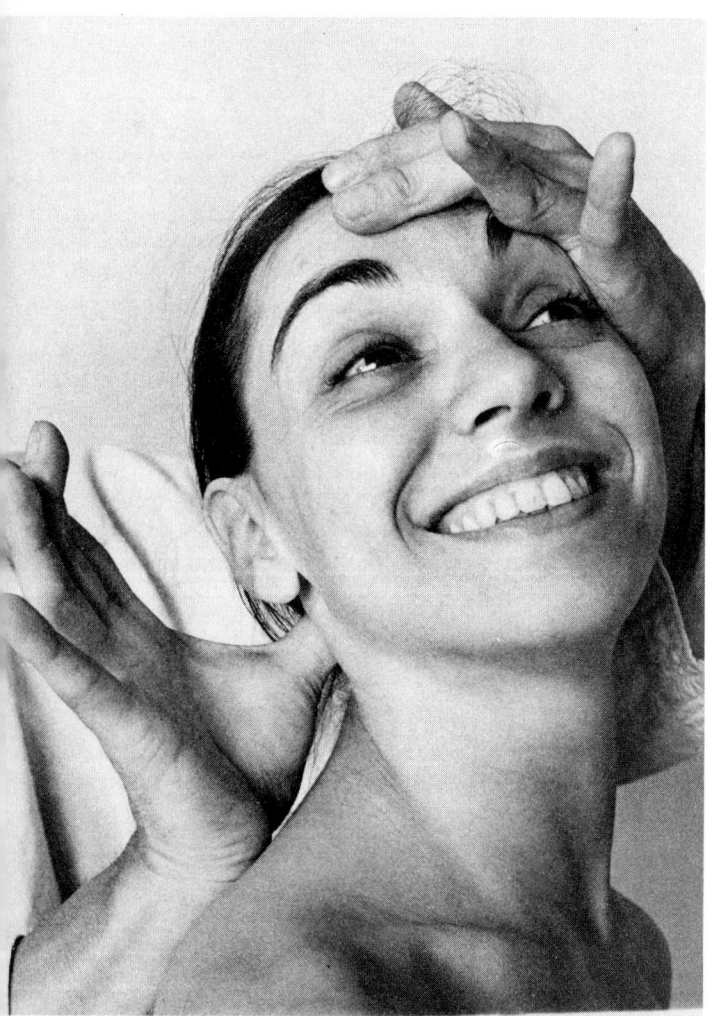
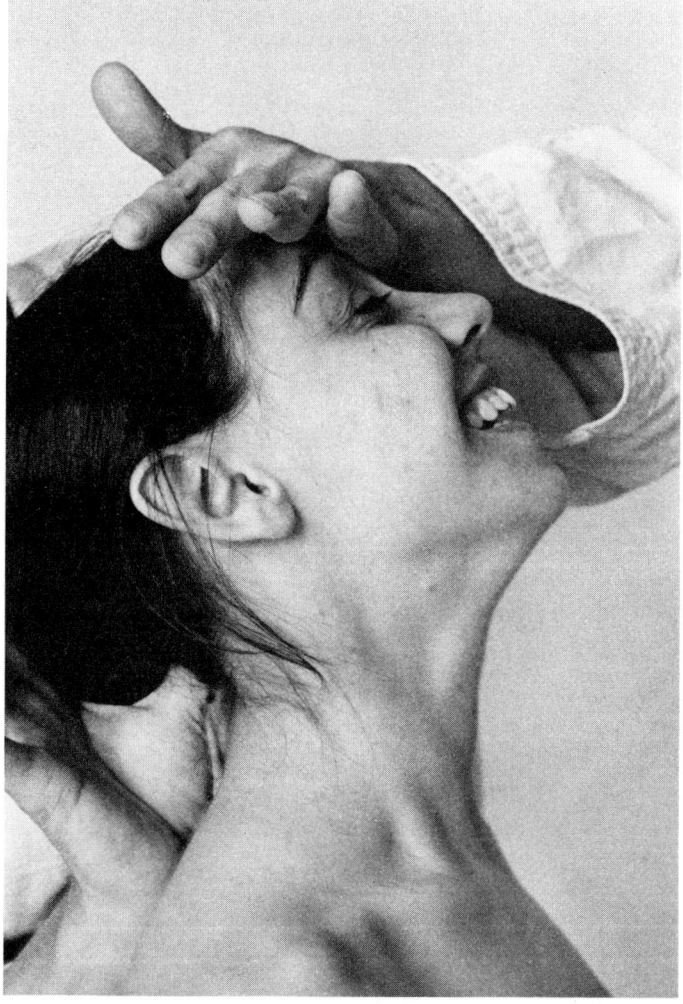

hindurch, über die drei Mittelfinger und unter den Daumen. Dann drehen Sie Ihre Hände um, so daß die Handrücken oben sind. Darauf machen Sie eine Faust. Dies verankert das Kopfband. Legen Sie das Band um die Stirn des Patienten, und drücken Sie mit Ihren freien Daumen Blase Nr. 10, Lenkergefäß Nr. 15, Ohashis Punkt und Gallenblase Nr. 20 (Abb. 6–7). Benutzen Sie das Kopfband, um den Kopf des Patienten dem Druck, den die Daumen ausüben, entgegenzuziehen. In der vorigen Technik benutzten Sie Ihre Hand, um den Kopf des Patienten dem Druck eines Daumens entgegenzuziehen.

DEN NACKEN AUFWÄRTS KNETEN

Nehmen Sie die Nackenmuskeln zwischen Ihre Finger und ziehen Sie sie in rythmischer Bewegung hoch. Dies befreit von Stress und entspannt die Muskeln. Auch ist es gut zur Vertreibung von Müdigkeitserscheinungen (Abb. 6–8).

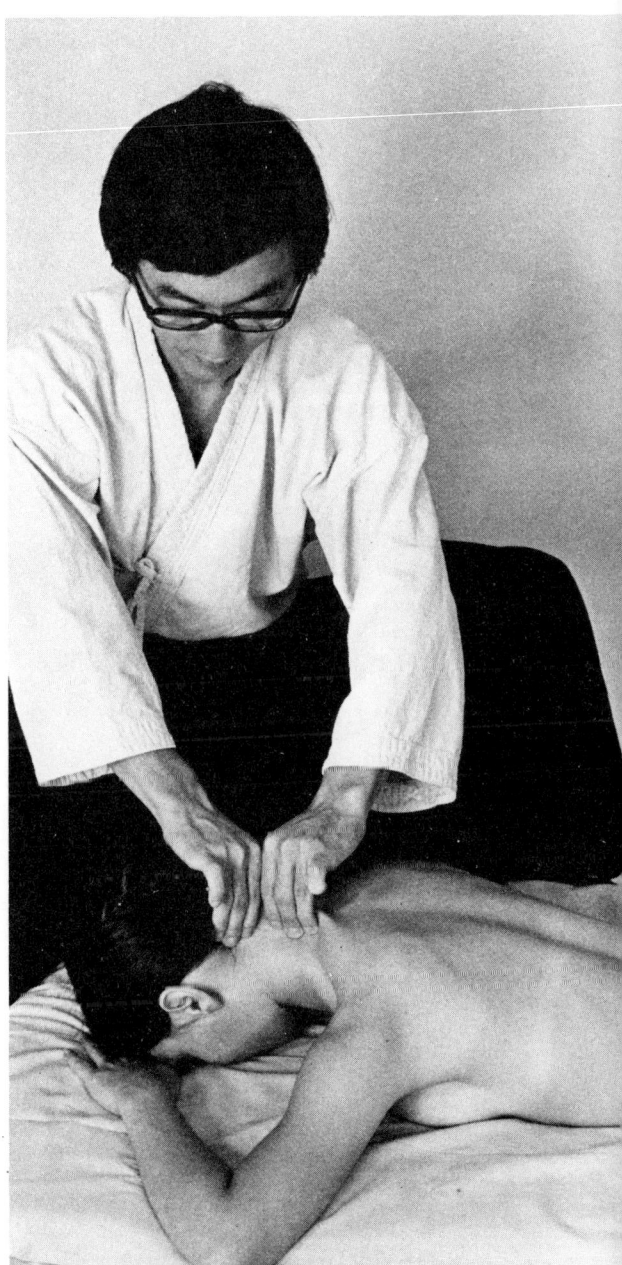

ABB. 6–8
DEN NACKEN AUFWÄRTS KNETEN

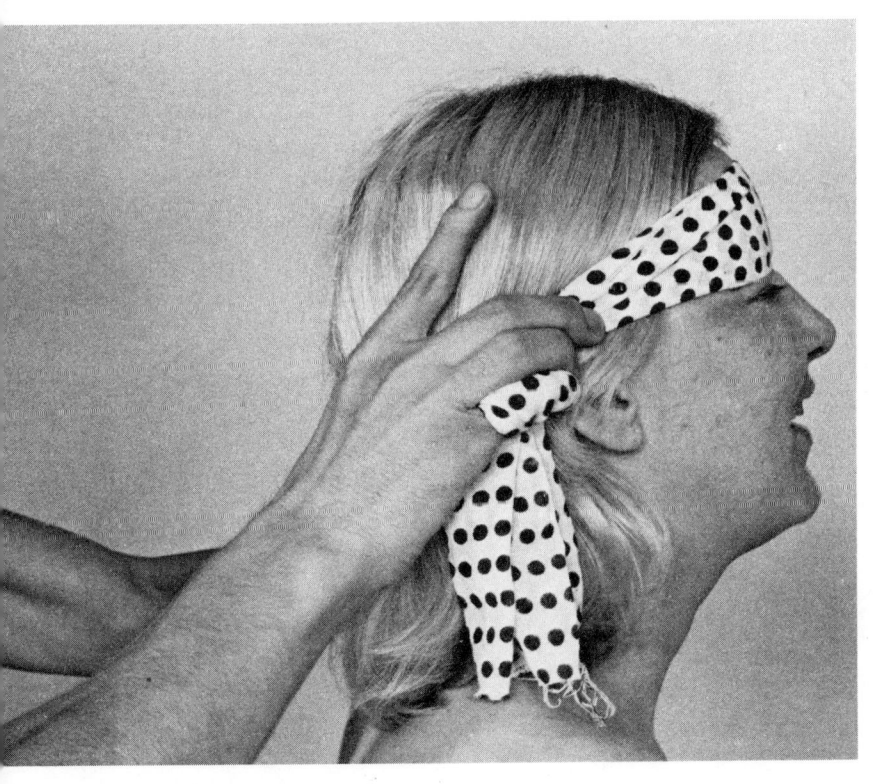

ABB. 6–7
KOPFBANDTECHNIK

RADFAHREN

Sie sitzen am Kopf des Patienten und setzen Ihre Füße auf die äußeren Ecken seiner Schultern. Dann stoßen Sie, als ob Sie radfahren würden, mit Ihrem Fuß erst die eine Schulter abwärts und dann die andere. Dies entspannt den Patienten und tut einem steifen Hals gut.

Da Sie vielleicht oft Nackenschmerzen haben und ein Shiatsu-Praktiker, der Erleichterung schaffen könnte, nicht immer verfügbar ist, ist es nützlich zu lernen, wie man an sich selbst Hals-Shiatsu ausübt.

Selbst-Shiatsu-Techniken

Wenn Sie Shiatsu auf Ihrem Nacken anwenden, drücken Sie zuerst sanft und dann stärker. Versuchen Sie, mit Ihren vier Fingern in rythmischer Bewegung Ihre Nackenmuskeln zu reiben, zu schieben und zu ziehen. Arbeiten Sie fünf Minuten an einer und fünf Minuten an der anderen Seite (Abb. 6–9). Dann drücken Sie mit Ihrem Daumen A Mon (Lenkergefäß Nr. 15). Fünf Sekunden lang stark und aufwärts drücken, dann loslassen. Machen Sie dies dreimal. Sie können A Mon finden, indem Sie die Vertiefung in der Mitte des Nackens ausfindig machen.

Verschränken Sie Ihre Finger und legen Sie Ihre Hände auf Ihren Nacken, mit den Ellbogen nach vorn. Massieren Sie den Nacken, indem Sie Ihre Handflächen aufeinanderdrücken (Abb. 6–10). Den Hals nicht nach vorn ziehen, nur mit Ihren Handflächen drücken. Alle diese Techniken lockern Spannungen.

**ABB. 6–9
SELBST-SHIATSU AM NACKEN – DEN NACKEN MIT VIER FINGERN REIBEN**

**ABB. 6–10
SELBST-SHIATSU AM NACKEN – DEN NACKEN MIT VERSCHRÄNKTEN FINGERN MASSIEREN**

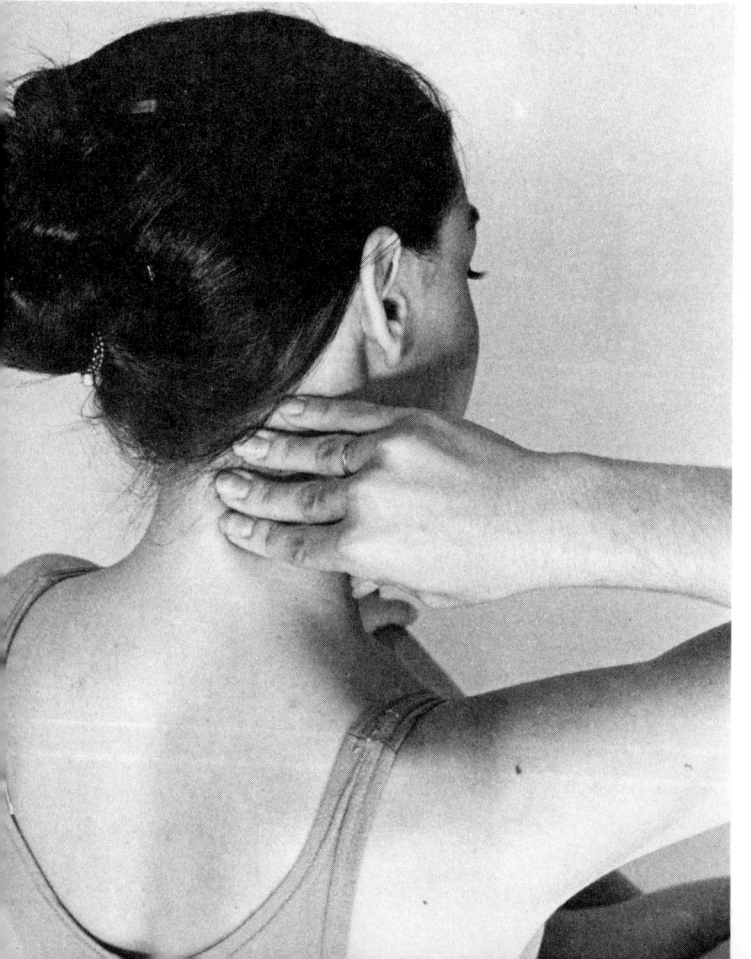

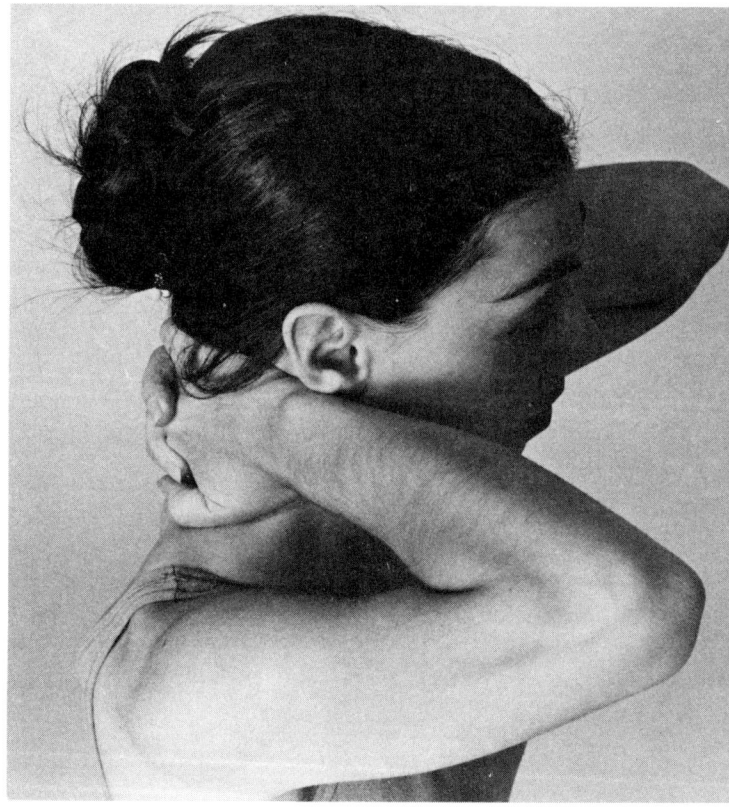

7. Bein- und Fuß-Shiatsu

Haben Sie schon mal bemerkt, daß eine Ballerina viel jünger aussieht als andere Menschen ihres Alters? Seit ich Tänzer regelmäßig behandle, bin ich immer wieder erstaunt zu sehen, wie sie ihre jugendliche Erscheinung erhalten und bewahren – bis sie aufhören zu tanzen. In dem Moment, wo ein Tänzer in den Ruhestand tritt, fängt er sichtbar an zu altern, und auch seine Gesundheit beginnt sich zu verschlechtern. Daraus sollten Sie erkennen, wie wichtig es ist, den Strom der ki-Energie durch die Beine und Füße aufrechtzuerhalten. Der Grund, warum Tänzer jung und kräftig bleiben, liegt darin, daß ihre Beine dauernd in Bewegung sind. Wenn sie aufhören zu tanzen, altern sie, weil sie jetzt ihre Beine nicht mehr als alle anderen Leute gebrauchen. Orientalische Ärzte nehmen schon seit langem an, daß Zerfall in den Beinen anfängt.

Die Beine mögen einfache Anhängsel am Rest des Körpers zu sein scheinen, aber in Wirklichkeit sind sie durch die drei Yin- und die drei Yang-Meridiane, die die Beine herauf- und hinunterlaufen, mit den lebenswichtigen Organen eng verbunden. Die Beinmuskeln kommen bis zum Hara herauf, und die Rückenmuskeln gehen bis zu den Beinen hinunter, so daß Schmerzen im unteren Rücken und Magenschmerzen oft mit Energiestockung in den Beinen in Verbindung stehen. Auch sind viele wichtige Nerven in den Beinen, und in den Füßen befinden sich Nervenenden von Organen und Muskeln des ganzen Körpers. Dies ist der Grund, warum wir Krankheiten des Körpers diagnostizieren und auch behandeln können, einfach indem wir die Füße massieren.

Irgendwelche Zweifel an der Existenz der Meridianlinien, die Sie vielleicht noch haben, sollten verschwinden, wenn Sie sich an die Geschichten von Leuten erinnern, die ein Bein verloren haben und doch noch immer Schmerz darin fühlen, wenn das Wetter sich ändert. Wir nennen dies *"Phantomschmerz"* und er wird gefühlt, weil die Meridiane im anderen Bein noch vorhanden und mit einer unsichtbaren Aura von Energie in dem verlorenen Bein verbunden sind. Wir können Phantomschmerz sogar behandeln, indem wir Tsubos in dem verbliebenen Bein drücken.

Nur noch wenige von uns in der modernen Gesellschaft gehen zu Fuß, so daß die Energie leicht in Füßen und Beinen stockt. Bein- und Fuß-Shiatsu ist ein Muß, um unseren Mangel an Bewegung auszugleichen und nicht nur die Beine, sondern auch den Rest des Körpers gesund zu erhalten.

Wie Bein-Shiatsu angewendet wird

Zuerst wärmen Sie die Beine des Patienten an, indem Sie die Muskeln entlang den Oberschenkeln, Waden und Schienbein aufwärts zusammendrücken.

HÜFTE UND OBERSCHENKEL STRECKEN

Um allgemeiner Ermattung und müden Beinen abzuhelfen, lassen Sie den Patienten sich auf die Seite legen, das obere Bein gebeugt. Legen Sie eine Hand auf seine Hüfte und die andere auf seinen Oberschenkel und strecken Sie in entgegengesetzten Richtungen (Abb. 7–1).

AUF DIE RÜCKSEITE DER OBERSCHENKEL TRETEN

Lassen Sie den Patienten sich auf den Bauch legen. Beugen Sie seine beiden Beine in einem Winkel von 90 Grad und treten Sie auf den oberen Teil der Rückseite seiner Oberschenkel (Abb. 7–2). Sie können auch auf beide Oberschenkel zur gleichen Zeit treten, indem Sie Ihr Gleichgewicht durch Festhalten an den Füßen des Patienten bewahren. Auf keinen Fall auf die Rückseite der Knie treten. Zur Stärkung müder Beine.

DIE TSUBOS IN DEN BEINEN DRÜCKEN

Sie können natürlich Tsubos in allen Beinmeridianen drücken (für genaue Lage ziehen Sie die Tafel in Kapitel 2 zu Rate), aber es gibt mehrere spezi-

**ABB. 7–1
HÜFTEN UND OBERSCHENKEL
STRECKEN**

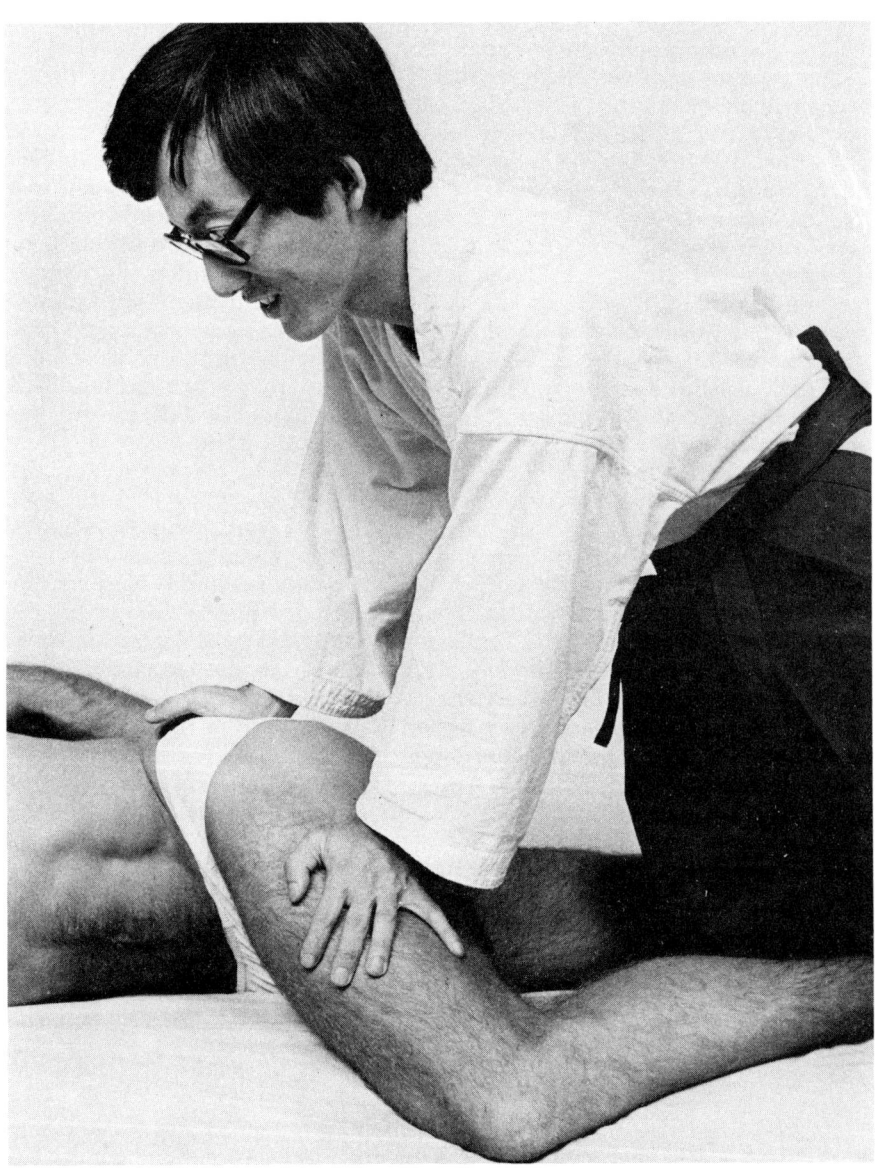

94

fische Tsubos, deren Behandlung besonders für müde Beine und allgemeine Gesundheit wichtig ist.

GALLENBLASE Nr. 31. Der Patient liegt auf der Seite, das Knie des oberen Beines gebeugt. Drücken Sie Gallenblase Nr. 31 (auf der Seite der Oberschenkel gelegen, an der Spitze des Mittelfingers, wenn der Patient steht und die Arme an den Seiten hängen läßt) mit einem Daumen über dem anderen, sanft, dreimal (Abb. 7–3, siehe Seite 96). Dies hilft bei Kreislaufschwäche und müden Beinen. Vergessen Sie nicht, den Punkt an beiden Beinen zu drücken.

MAGEN Nr. 36. Dies ist eines der wichtigsten Tsubos im menschlichen Körper, für fast alles gut, eingeschlossen die Neubelebung der ki-Energie im Körper. Es liegt direkt unter der Kniescheibe, neben dem Schienbein an der Außenseite des Beines. Mit dem Daumen einwärts drücken (Abb. 7–4, siehe Seite 96). Wenn Sie den Druck abschwächen wollen, können Sie die Hand vibrieren lassen. Wenn Sie mehr Druck brauchen, bitten Sie den Patienten ein Knie zu beugen, und drücken Sie dann mit beiden Daumen, einer über dem anderen. Sie können und sollten Magen Nr. 36 in Ihren eigenen Beinen drücken.

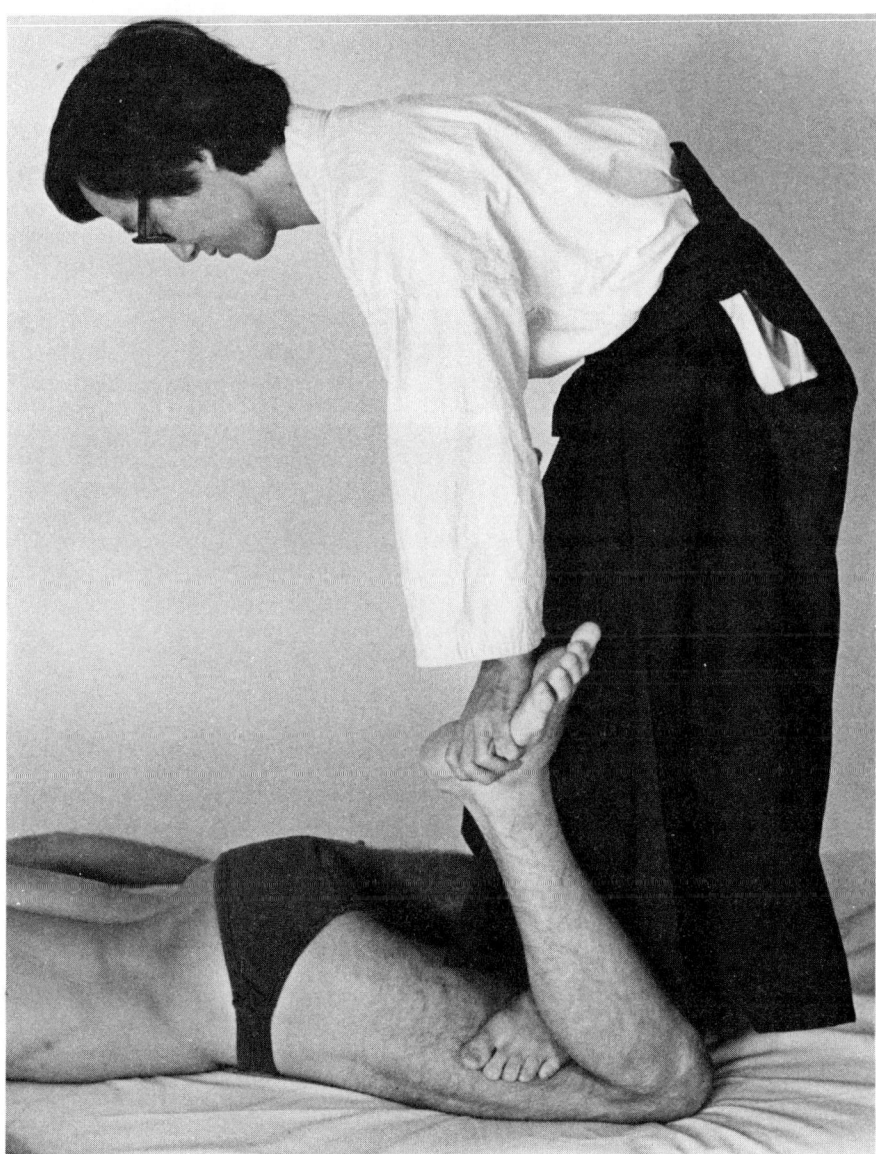

**ABB. 7–2
AUF DIE RÜCKSEITEN DER
OBERSCHENKEL TRETEN**

**ABB. 7–3
GALLENBLASE NR. 31
DRÜCKEN**

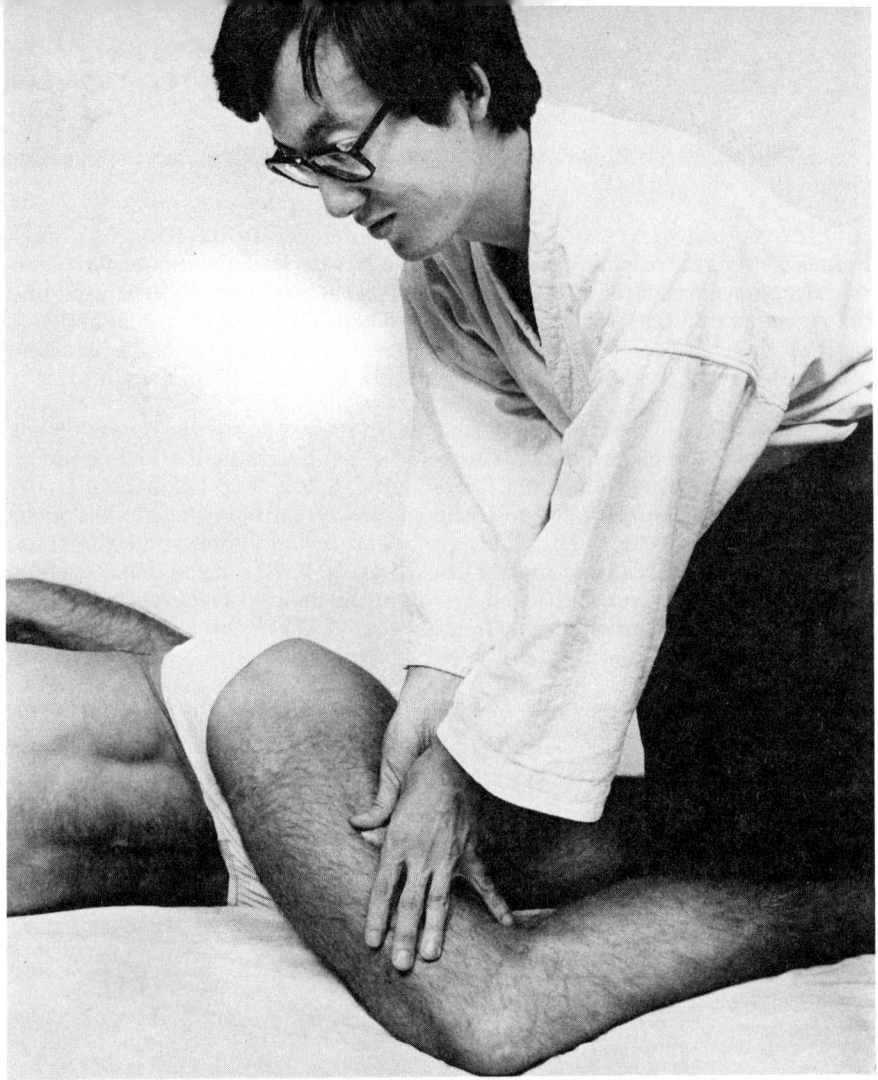

**ABB. 7–4
MAGEN NR. 36
DRÜCKEN**

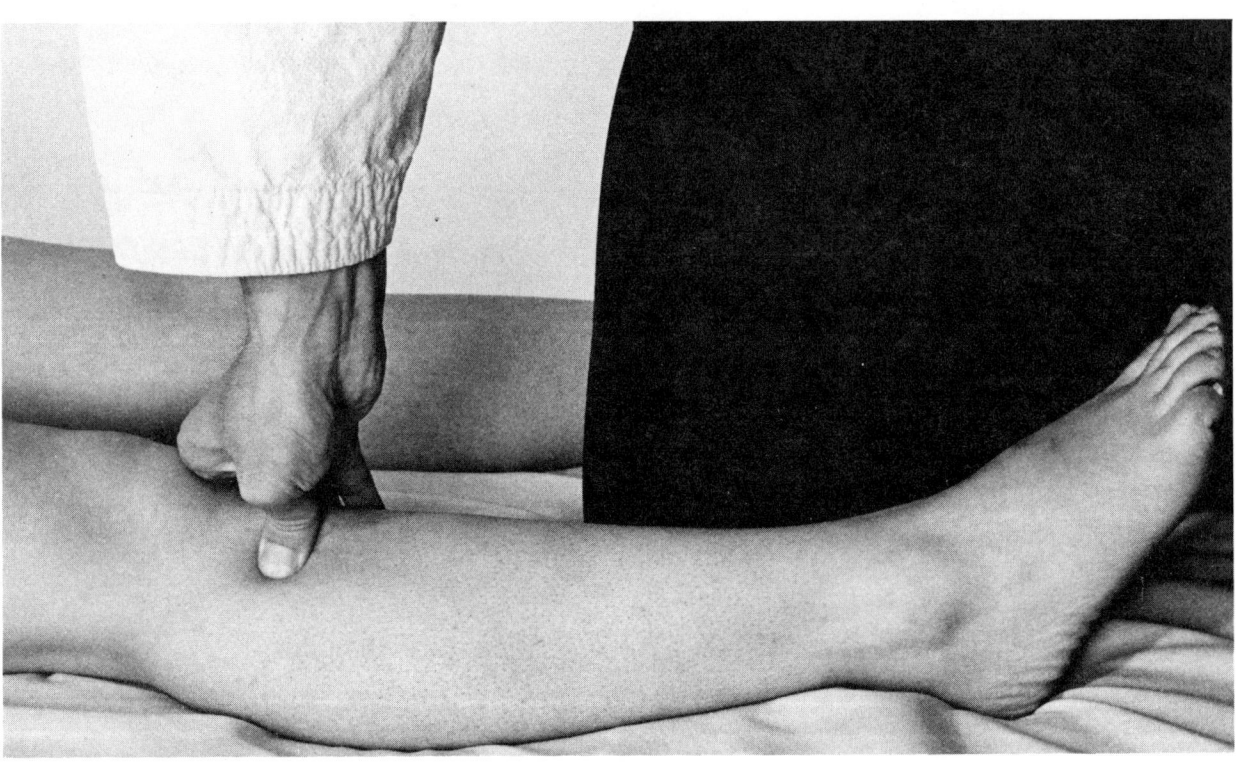

BLASENMERIDIAN-TSUBOS IN DEN BEINEN

Konsultieren Sie wieder die Tafel in Kapitel 2 für einen Überblick über die wichtigen Blasenmeridian Tsubos in den Beinen. In Abb. 7–5 drücke ich die Blasenmeridianpunkte in der Rückseite des Oberschenkels mit einem Daumen über dem anderen. Dies wird bei Rückenschmerzen, Ischias, Sexual- und Verdauungsproblemen helfen.

Knie-Shiatsu

Europäer neigen mehr zu Knieproblemen als Japaner, weil sie größer und schwerer sind und weil sie weniger Bewegung haben; denn alles dies dient der allgemeinen Verschlechterung. Halten Sie Ihre Knie in guter Form, indem Sie das Bein strecken und die Kniescheibe mit Ihren Fingern so viel wie möglich "bewegen". Dann drücken Sie einwärts auf den Raum rund um die Kniescheibe, oder den Rand der Kniescheibe.

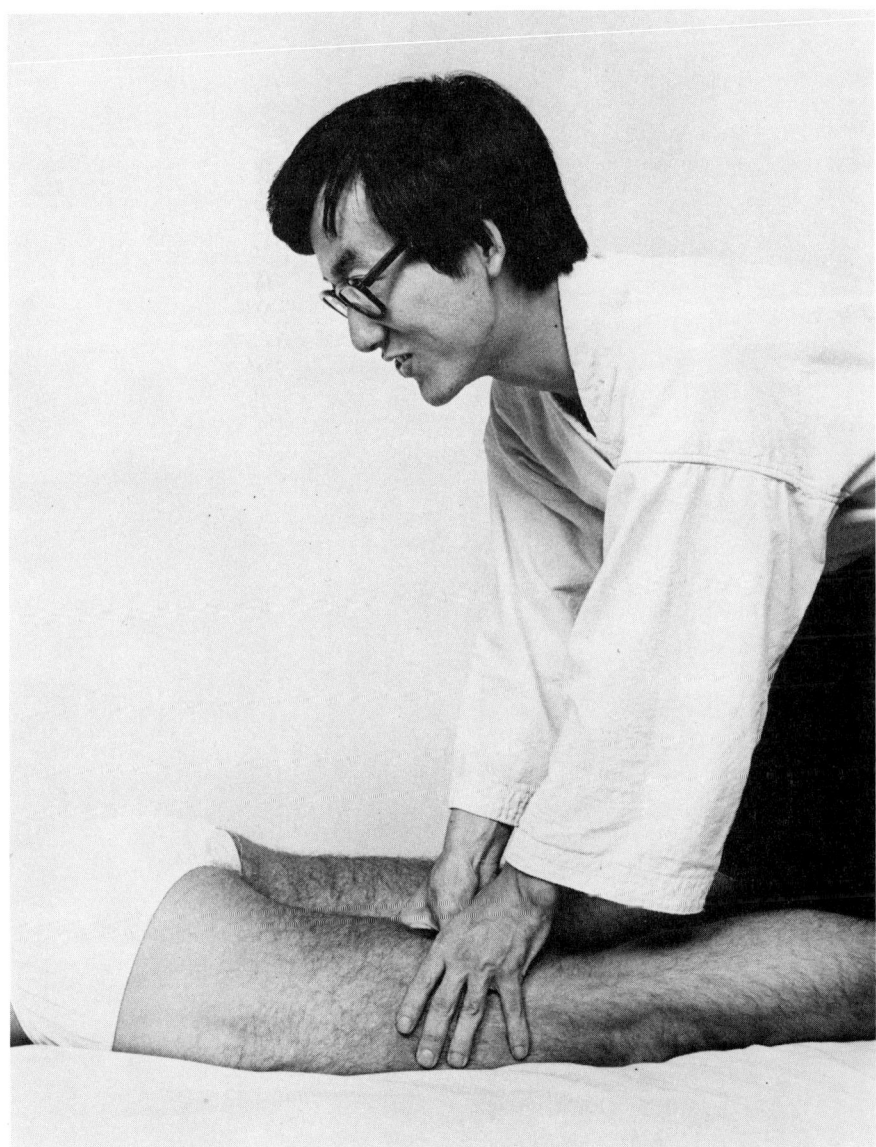

**ABB. 7–5
BLASENMERIDIAN-TSUBOS
IM BEIN DRÜCKEN**

Hüft-Shiatsu

Im allgemeinen hilft das Massieren der Hüften bei Schmerzen im unteren Rücken, Sexualproblemen und müden Beinen. Zuerst entspannen Sie den Patienten durch kreisendes Vibrieren und Pressen der oberen Gesäßmuskeln oder der Kreuzbeingegend, indem Sie drei oder vier Finger beider Hände gebrauchen. Der Patient liegt dabei auf dem Bauch (Abb. 7–6).

DIE HÜFTMUSKELN ZUSAMMENDRÜCKEN

Beugen Sie die Knie des Patienten und stützen Sie sie in dieser Position mit Ihren eigenen Beinen. Dann drücken Sie, Ihre Handflächen gebrauchend, die Hüftmuskeln aufwärts und einander entgegen (Abb. 7–7). Machen Sie dies drei- bis fünfmal.

ABB. 7–6
DIE HÜFTEN MIT VIER FINGERN MASSIEREN

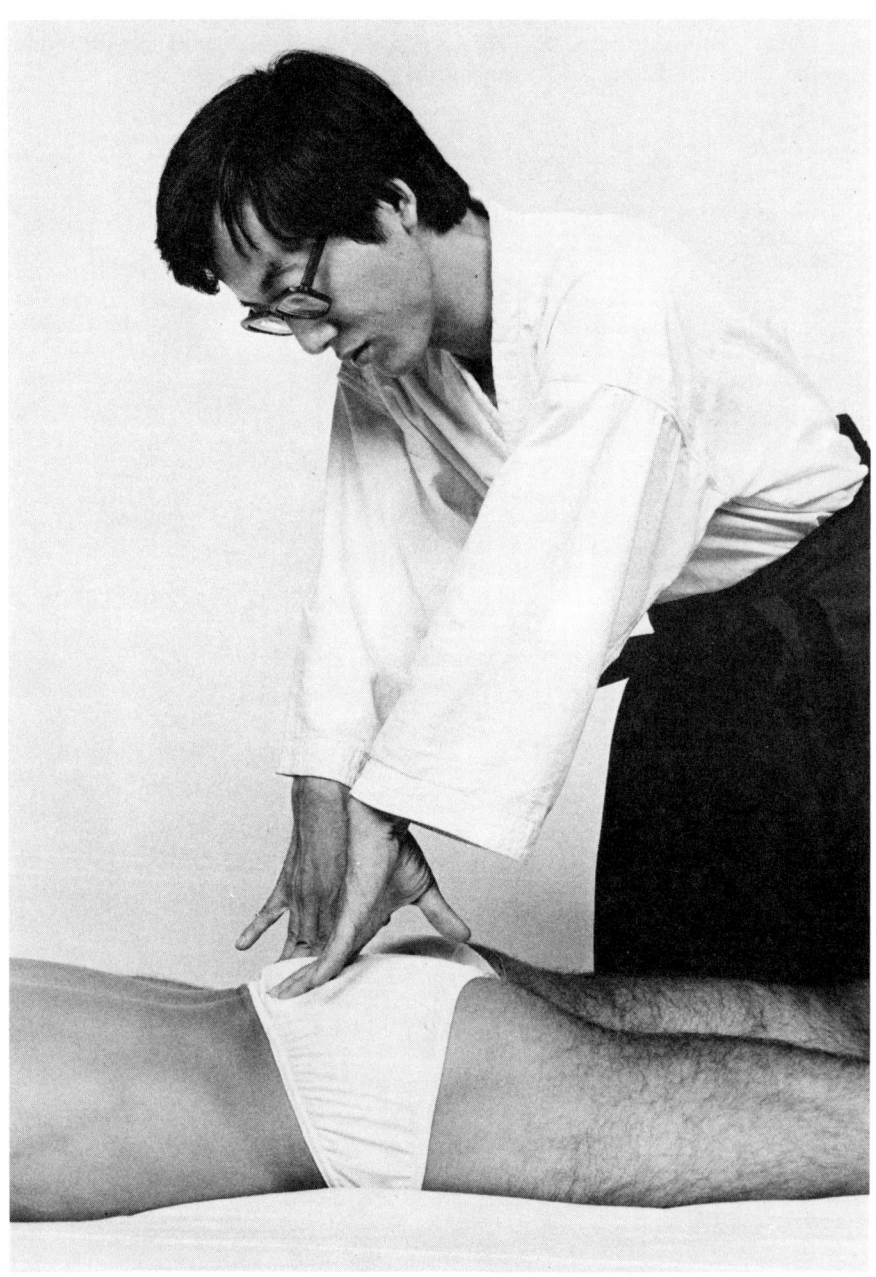

98

TEN SHI UND GALLENBLASE NR. 30 DRÜCKEN

Es gibt zwei wichtige Tsubos in den Hüften. Der Patient kann auf dem Bauch liegen, während Sie hinter ihm knien und die Tsubos einwärts auf die Mitte des Körpers zu drücken. Es ist zu schmerzhaft, diese sensitiven Punkte auf beiden Seiten zur selben Zeit zu drücken, also drücken Sie einen und dann den anderen. Für vermehrten Druck lehnen Sie sich kräftig in das Tsubo, indem Sie ein Bein zwischen die Beine des Patienten stellen und Ihre Arme gestreckt halten (Abb. 7–8, siehe Seite 100). Wenn der Patient jedoch groß, schwer oder muskulös ist, können Sie ihn bitten, sich auf die Seite zu legen, und Sie knien dann neben ihm und setzen Ihr ganzes Gewicht in dem Tsubo ein (Abb. 7–9, siehe Seite 100).

Der Ten-Shi-Punkt ist auf keiner Meridianlinie. Er liegt ungefähr 7½ cm seitlich vom Hüftknochen des Patienten in den Gesäßmuskeln. Denken Sie

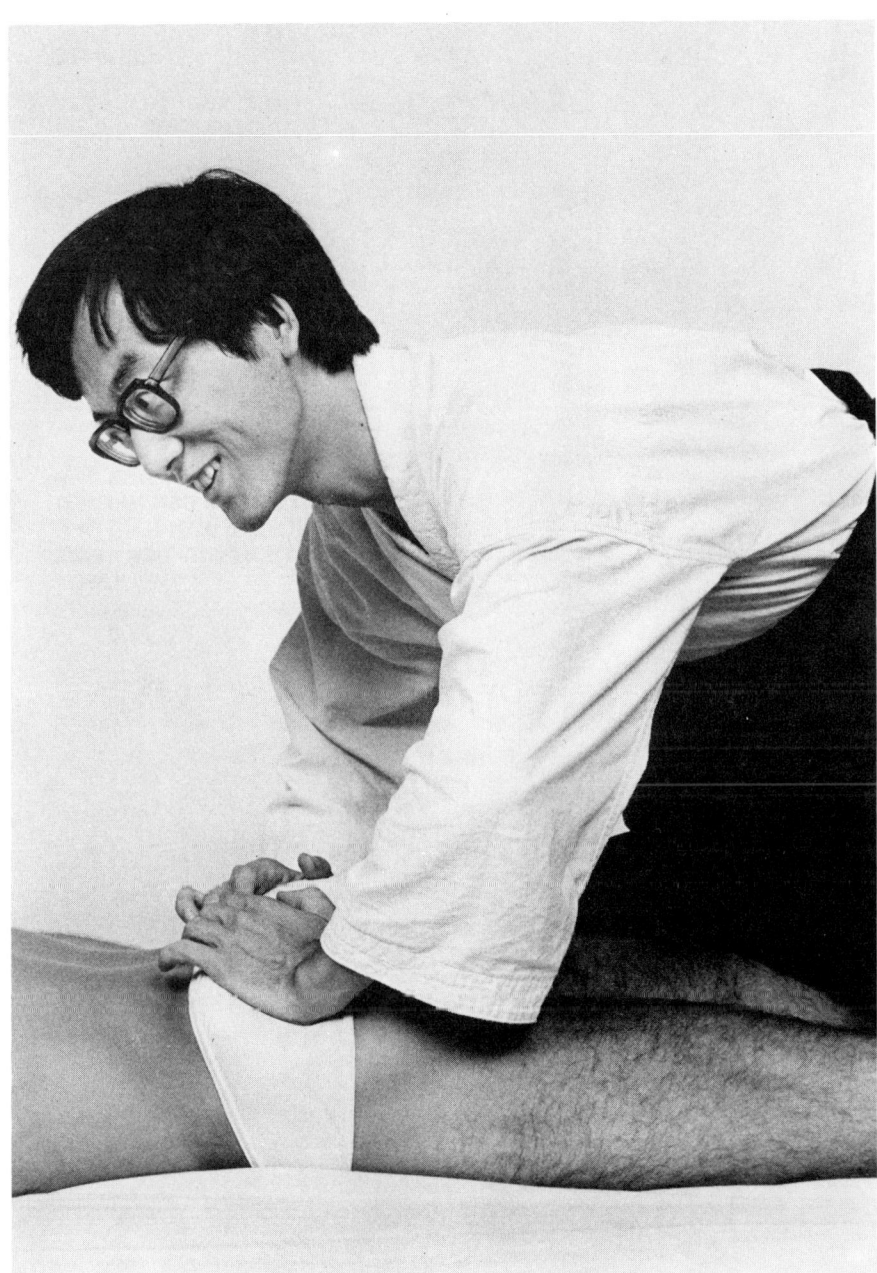

**ABB. 7–7
DIE HÜFTMUSKELN
ZUSAMMENDRÜCKEN**

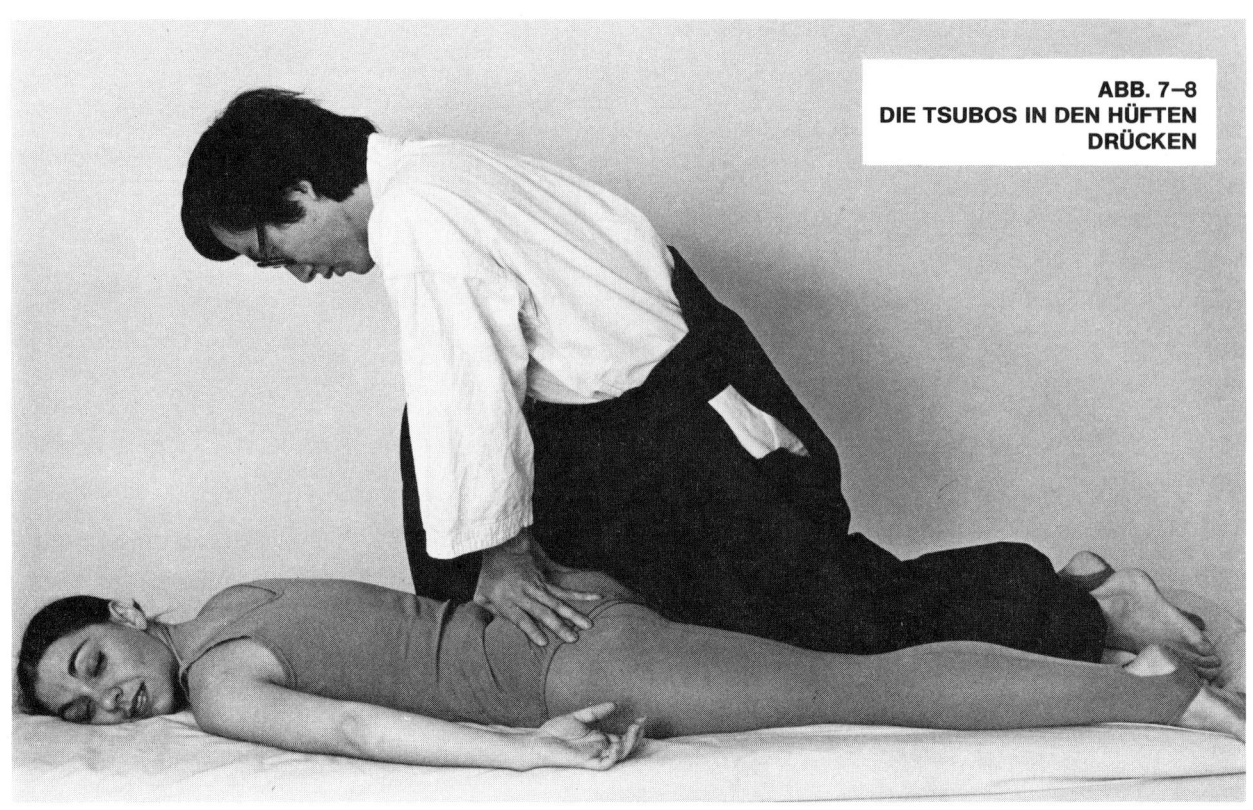

**ABB. 7–8
DIE TSUBOS IN DEN HÜFTEN
DRÜCKEN**

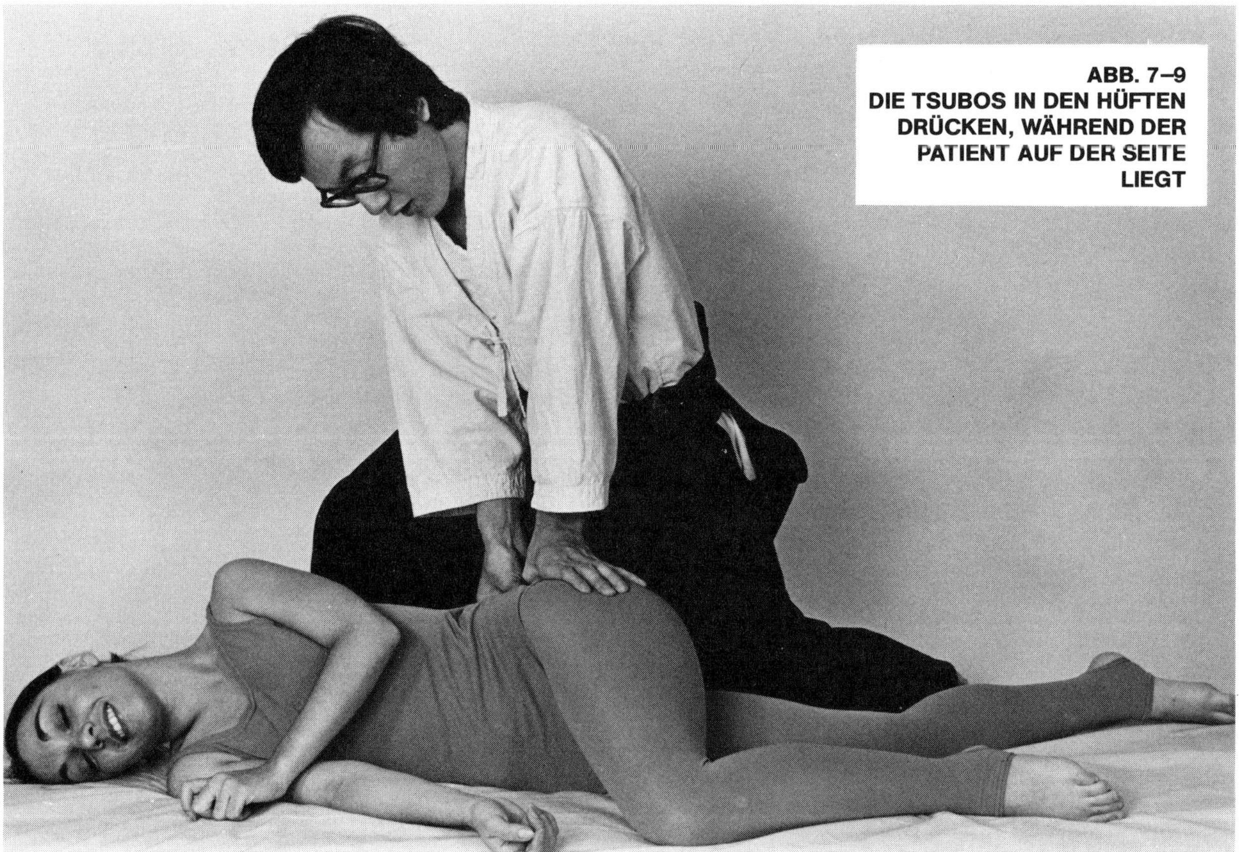

**ABB. 7–9
DIE TSUBOS IN DEN HÜFTEN
DRÜCKEN, WÄHREND DER
PATIENT AUF DER SEITE
LIEGT**

daran, nur ein Tsubo zur Zeit zu drücken, einwärts, auf das Kreuzbein zu, dreimal 10–15 Sekunden lang. Bei Schmerzen im unteren Rücken, Sexualkraft- und Verdauungsproblemen. Falls Sie Schwierigkeiten haben, den Punkt zu finden, legen Sie Ihre Finger auf den Hüftknochen und strecken Sie Ihren Daumen zu den Gesäßmuskeln hinüber. Wenn Sie mit der anderen Hand die Knie des Patienten beugen, wird der Punkt leichter zu finden sein (Abb. 7–10).

Gallenblase Nr. 30 (in den vorhergehenden Illustrationen nicht abgebildet) ist weiter unten in den Gesäßmuskeln als Ten Shi und näher an der Mitte des Körpers. Drücken Sie in derselben Weise wie Sie Ten Shi drückten, indem Sie die Knie des Patienten beugen, um den Punkt finden zu helfen. Bei Schmerzen im unteren Rücken, Taubheit in den Beinen und Ischias (siehe Kapitel 2 für genaue Lage).

Reflexologie oder Fuß-Shiatsu

Die Nerven aller wichtigen Organe haben äußerst sensitive Endigungen in den Füßen. Selbst Nerven vom Gehirn gehen geradewegs zu den Füßen. Dies

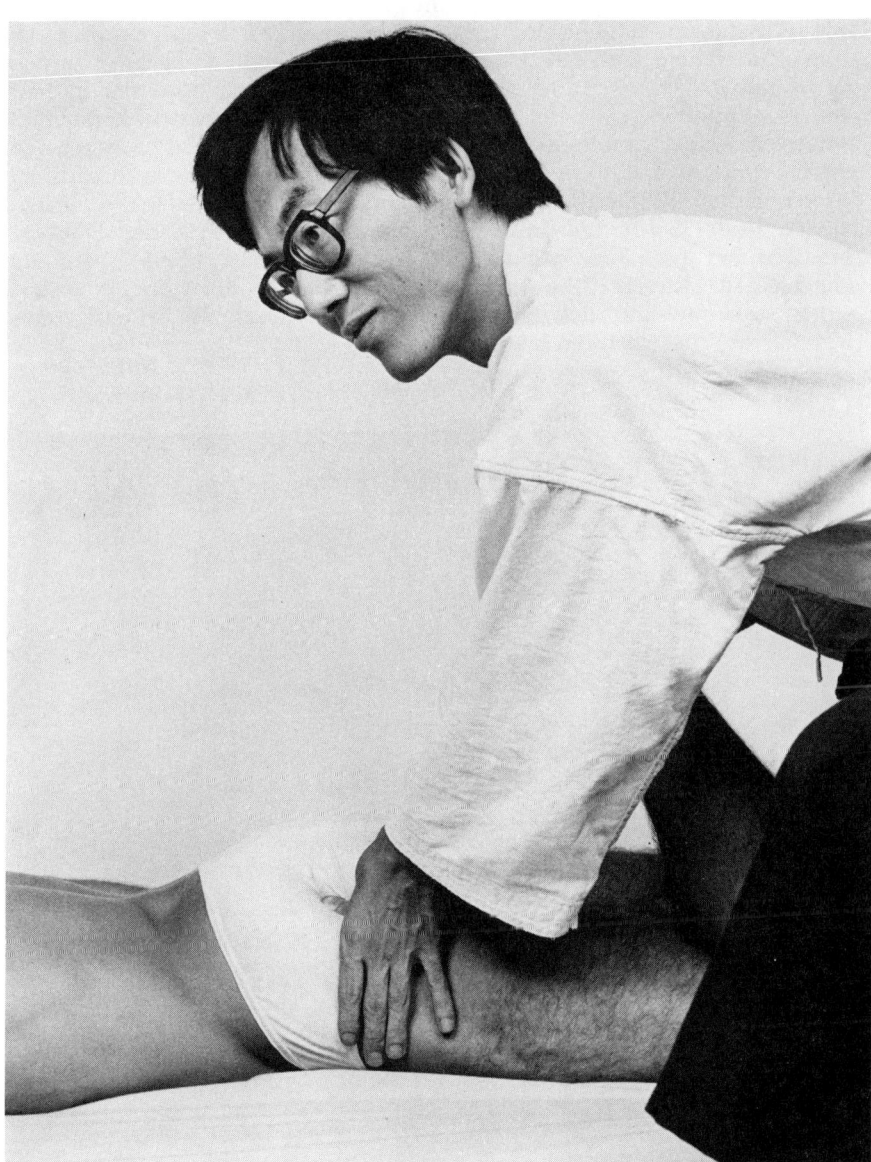

ABB. 7–10
DAS TEN SHI AUFFINDEN

101

ist der Grund, warum wir Geistesstörungen durch Massieren der Füße behandeln. Wenn Sie an dieser Tatsache zweifeln, ist der einfachste Weg, sich zu überzeugen der, daß Sie jemanden mit Sehstörungen finden und auf dessen großer Zehe, an der Innenseite, dort wo die Augen ihre Nervendigungen haben, stark drücken. Er wird wahrscheinlich vor Schmerz schreien. Ein Mensch mit guten Augen wird fast gar keinen Schmerz spüren.

Der beste Weg, Fuß-Shiatsu anzugehen ist, sich die Fußsohle als ein Miniaturmodell des menschlichen Körpers vorzustellen. Die Zehen stellen den Kopf, Augen, Ohren und Nase dar, der Ballen des Fußes steht für die Organe des Solarplexus (Leber, Gallenblase, Pankreas und Magen), die Gegend unter dem Fußgewölbe für die Nieren, den Querdarm und den Dünndarm, und der Teil der Sohle gerade unter der Ferse für die Sexualorgane. Theoretisch können Sie Krankheiten diagnostizieren und behandeln, indem Sie den Teil des Fußes massieren, der dem gestörten Organ entspricht. Wenn außerordentlicher Schmerz und Versteifung irgendwo am Fuß auftreten, ist das Organ, das dieser Gegend entspricht, in Schwierigkeiten. Meine eigene Ansicht ist jedoch, daß es wichtiger ist, die Füße für die allgemeine Gesundheit und Belebung der Energie zu massieren als für spezifische, begrenzte Probleme. Wenn Sie beide Füße gründlich massieren, behandeln Sie jede beliebige Krankheit, die der Patient vielleicht hat, ob Sie es beabsichtigen oder nicht.

Sie sollten jeden Fuß einzeln kräftig massieren und sich mit gekrümmtem Daumen oder dem Knöchel des Mittelfingers ungefähr fünfzehn Minuten lang in den Fuß hineingraben. Bei richtiger Fußmassage *sollte* der Patient Schmerz empfinden, sogar viel Schmerz, als ob scharfe Spitzen in seinen Fuß eindrängen. Konzentrieren Sie sich auf die Sohle und den Raum zwischen den Zehen. Dann kneten Sie die Achillessehne kräftig, um Geschlechtsdrüsen, Nieren und Blase zu stimulieren und graben mit vier Fingern tief in den Fersenknochen an der Sohle, um die Geschlechtsdrüsen anzuregen und Rückenschmerzen und steife Knie zu lindern. Schlaflosigkeit und nervöse Spannung kann durch Massieren der Sohlenmitte, unter dem Fußgewölbe, gebessert werden. Sie können natürlich Ihre eigenen Füße auf dieselbe Weise massieren – ein einfacher Weg, um Ihren Körper in bester Verfassung zu erhalten.

ABB. 7–11
SOHLE AN SOHLE

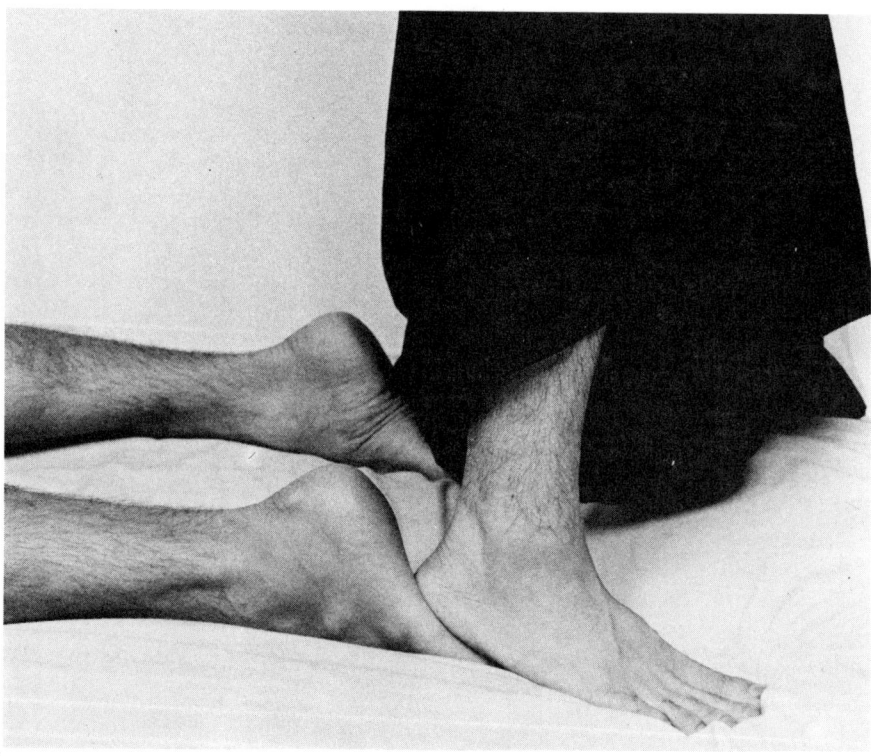

SOHLE AN SOHLE

Eine angenehme Art, die Füße zu stimulieren, nervöse Spannung zu lockern und mit einem Freund (oder einer Freundin) zu kommunizieren, ist es, auf dem Bauch zu liegen, die Beine auseinander, und den Freund (die Freundin) zu bitten, mit seinen (ihren) Füßen gegen die Sohlen Ihrer Füße zu treten (Abb. 7–11). Er (sie) darf dabei aber nicht auf Ihre Ferse treten. Wenn zwischen Knie und Fußgelenk eine Wölbung ist, sollte ein Kissen unter das Schienbein gelegt werden. Diese einfache Übung ist sehr wirksam und ein in hohem Grade persönliches Kommunikationsmittel, so seltsam das auch scheinen mag. Sie können diese Übung variieren, indem Sie sich auf die Sohlen der Füße Ihres Freundes (Ihrer Freundin) knien und zur selben Zeit seine (ihre) Oberschenkel und Waden massieren. Dies fördert ein Gefühl von Behagen und Wohlbefinden (Abb. 7–12).

ABB. 7–12
AUF DEN SOHLEN KNIEN UND
DIE UNTERSCHENKEL
MASSIEREN

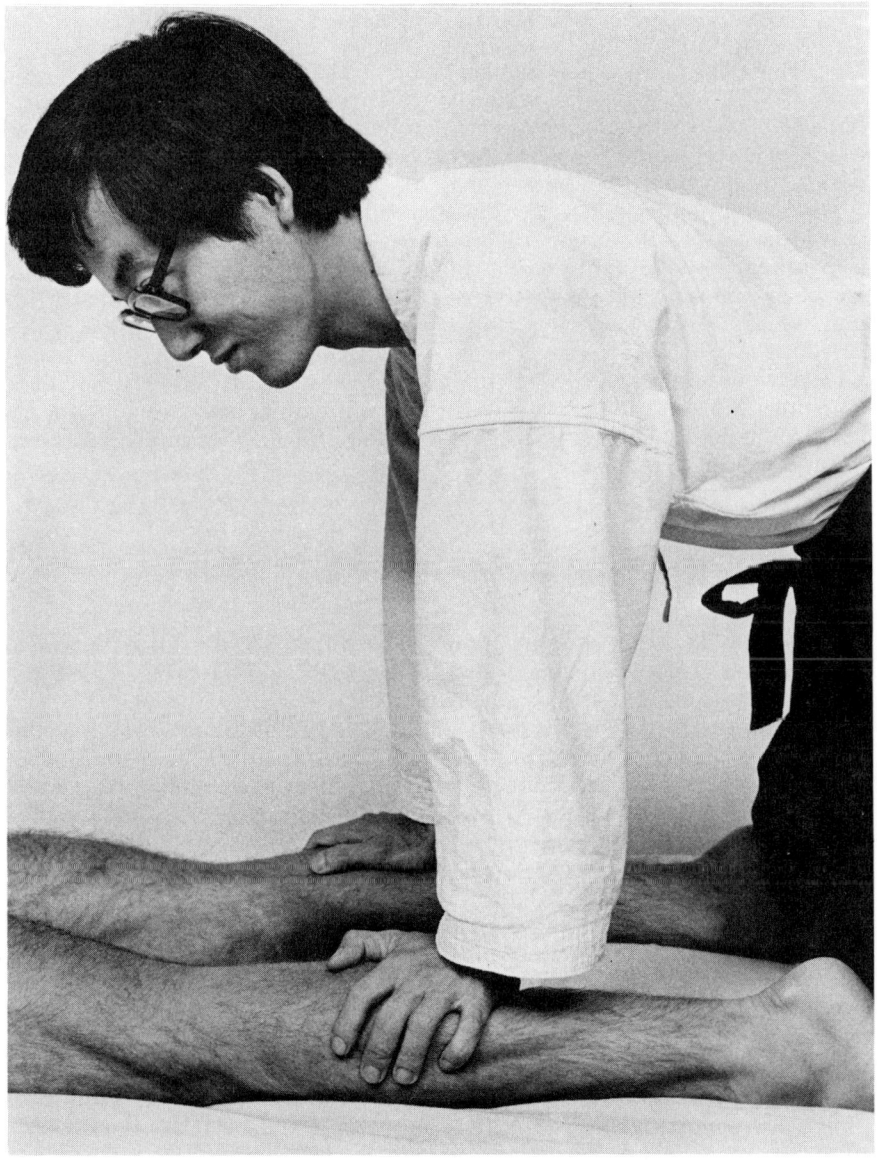

8. Arm- und Brust-Shiatsu

Die Arme, wie die Beine, scheinen bloße "Anhängsel" der lebenswichtigen Teile des Körpers zu sein. Aber es ist wichtig, aus demselben Grunde Arm-Shiatsu anzuwenden, aus dem wir an den Beinen Shiatsu ausüben. Vor vielen Tausenden von Jahren, bevor der Mensch aufrecht ging, waren die Arme Beine, weil der Mensch auf allen Vieren lief.

Drei Yang- und drei Yin-Meridiane verbinden die Arme mit den Organen und Muskeln des Rumpfes. Auf der Innenseite der Arme laufen die Herz-, Lunge- und Herzkreislaufmeridiane (Yin), und auf der Außenseite laufen die Dick-, Dünndarm- und Dreifacher Wärmermeridiane (Yang). Die beste Art und Weise an Arm-Shiatsu heranzugehen, ergibt sich aus einem Rückblick auf diese Meridianlinien in Kapitel 2. Dann üben Sie das Auffinden und Drücken der wichtigen Tsubos in Ihren eigenen Armen oder denen Ihres Patienten. Sie können auch alle Meridiane auf einmal massieren, indem Sie beide Seiten der Arme des Patienten, aufwärts und abwärts, mit Ihren Handflächen pressen.

Dickdarm Nr. 4 und Nr. 10

Dickdarm Nr. 10 ist ein anderer wichtiger Punkt, der für allgemeine Gesundheit und Wohlbefinden gedrückt wird. Um ihn zu finden, legen Sie Ihren kleinen Finger auf das äußere Ende Ihrer Ellbogenfalte. Dies ist Dickdarm Nr. 11. Lassen Sie Ihre Hand dort. Unter Ihrem Mittelfinger, 7½ cm weiter unten am Arm, liegt Dickdarm Nr. 10. Ermitteln Sie den Punkt und halten Sie ihn mit Ihrem Daumen. Stützen Sie Ihren (oder des Patienten) Arm leicht und bewegen Sie ihn hin und her, während Sie drücken (Abb. 8–1). Drücken Sie dreimal 10–15 Sekunden lang.

In Abb. 8–2 drückt das Modell Dickdarm Nr. 4 in seiner eigenen Hand, ein wichtiger Punkt für die Behandlung von Kopfweh, Ausschlag, Zahnschmerzen und Gesichtsmuskelspannung. Es hat den Punkt gefunden, indem es seinen Daumen in den Zwischenraum zwischen Daumen und Zeigefinger der anderen Hand legte, und ihn im ersten Gelenk beugte. Die Spitze des Daumens berührt dann den fleischigen Hügel zwischen den beiden Fingern, oder Dickdarm Nr. 4. Pressen Sie diesen Punkt gegen den Zeigefinger, Ihren eigenen oder den des Patienten, dreimal 10–15 Sekunden lang. Wenn Sie an einem Patienten arbeiten, müssen Sie seine Finger benutzen, um diese Punkte zu finden, nicht Ihre eigenen, da seine Proportionen die Lage des Punktes bestimmen.

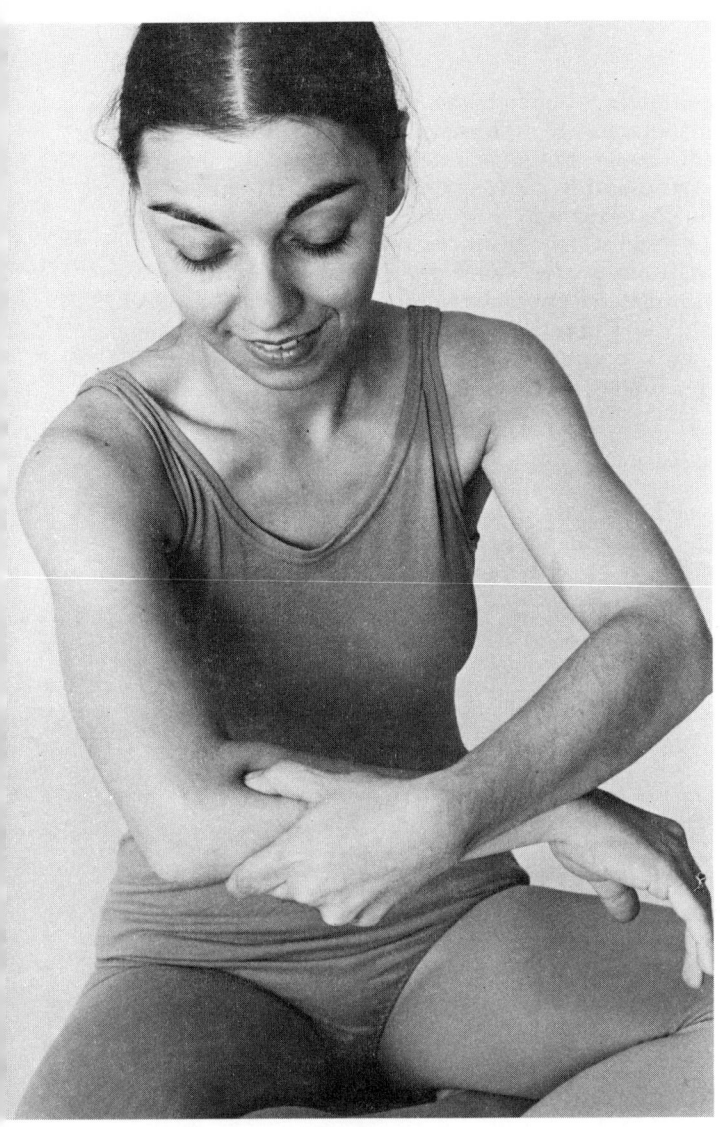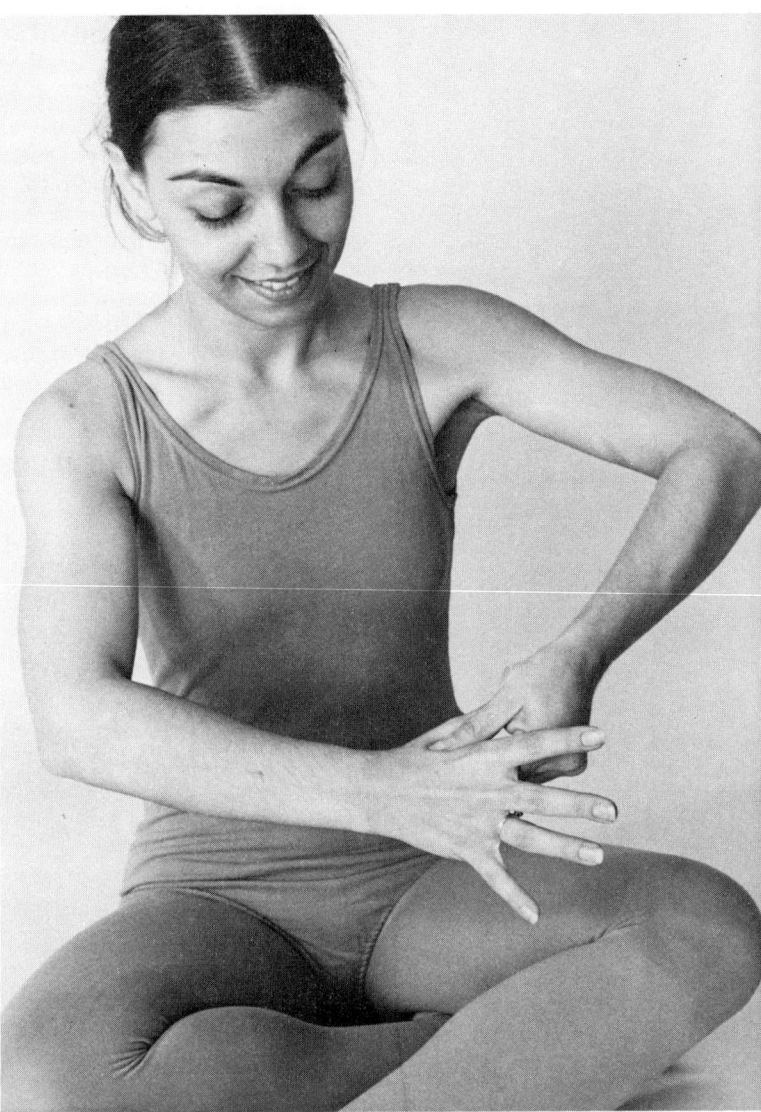

ABB. 8–1
DICKDARM NR. 10 DRÜCKEN

ABB. 8–2
DICKDARM NR. 4 DRÜCKEN

Finger-Shiatsu

In Japan lehren Kaufleute ihre Lehrlinge, die Finger und Handflächen zu reiben, wenn Kunden schwer zu behandeln sind. Dies lockert die Spannung, die durch schwierige Verkaufstransaktionen verursacht wird. Sie können diese Art von Selbst-Shiatsu an Ihren eigenen Fingern üben. Um Spannung in den Händen zu lockern und ein Gefühl von Entspannung und Wohlbehagen zu erzeugen, drücken Sie den Knöchel eines Fingers Ihrer rechten Hand mit dem Daumen und Zeigefinger Ihrer linken. Nun ziehen Sie, mit einer schuttelnden Bewegung, Ihren Daumen und Zeigefinger langsam gleitend von dem Knöchel weg. Zuletzt zwicken Sie noch die Fingerspitze und gehen zum nächsten Finger über. Dann wechseln Sie die Hände. Dieselbe Übung können Sie machen, indem Sie den Zeige- und Mittelfinger beugen und den Finger, der massiert werden soll, zwischen diesen fassen. Wenden Sie Druck in derselben Weise wie bei der ersten Übung an. Sie können Ihrem Patienten dieselbe Behandlung geben. Da so viele Meridianlinien in den Fingerspitzen enden, wird die Anwendung von Shiatsu diese stimulieren und Ihren ganzen Körper kräftiger machen.

Brust-Shiatsu

Die Atmungs- und Kreislauffunktionen finden im Brustkorb statt, reguliert von zwei lebenswichtigen Organen – dem Herzen und der Lunge. Brust-Shiatsu stimuliert das Herz und die Lunge, lindert Muskelschmerzen in der Brust und in den Schultern, verbessert die Milchbildung bei stillenden Müttern und erzeugt gesunde Milch für die Säuglinge. In Japan haben wir spezielle Masseusen, die nur die Brustgegend stillender Mütter behandeln.

In Europa ist Brustkrebs ein großer Feind der Frauen. Glücklicherweise kann er fast immer zum Stillstand gebracht werden, wenn er früh entdeckt wird. Brust-Shiatsu macht der Patientin Veränderungen in der Brustgegend bewußt. Wenn Sie bei der Massage Versteifungen oder kleine Knoten, wie weiße Bohnen, in der Brust fühlen, gehen Sie sofort zum Arzt.

DIE RIPPEN AUFSPÜREN

Die Brustgegend ist weich und zart, daher müssen Sie vorsichtig sein und dürfen nur sanft drücken. Lassen Sie die Patientin sich auf den Rücken legen und entspannen. Öffnen Sie Ihre vier Finger und legen Sie sie zwischen die Rippen auf den Brustkasten. Dann ziehen Sie das Fleisch von der Mitte des

**ABB. 8–3
DIE RIPPEN AUFSPÜREN**

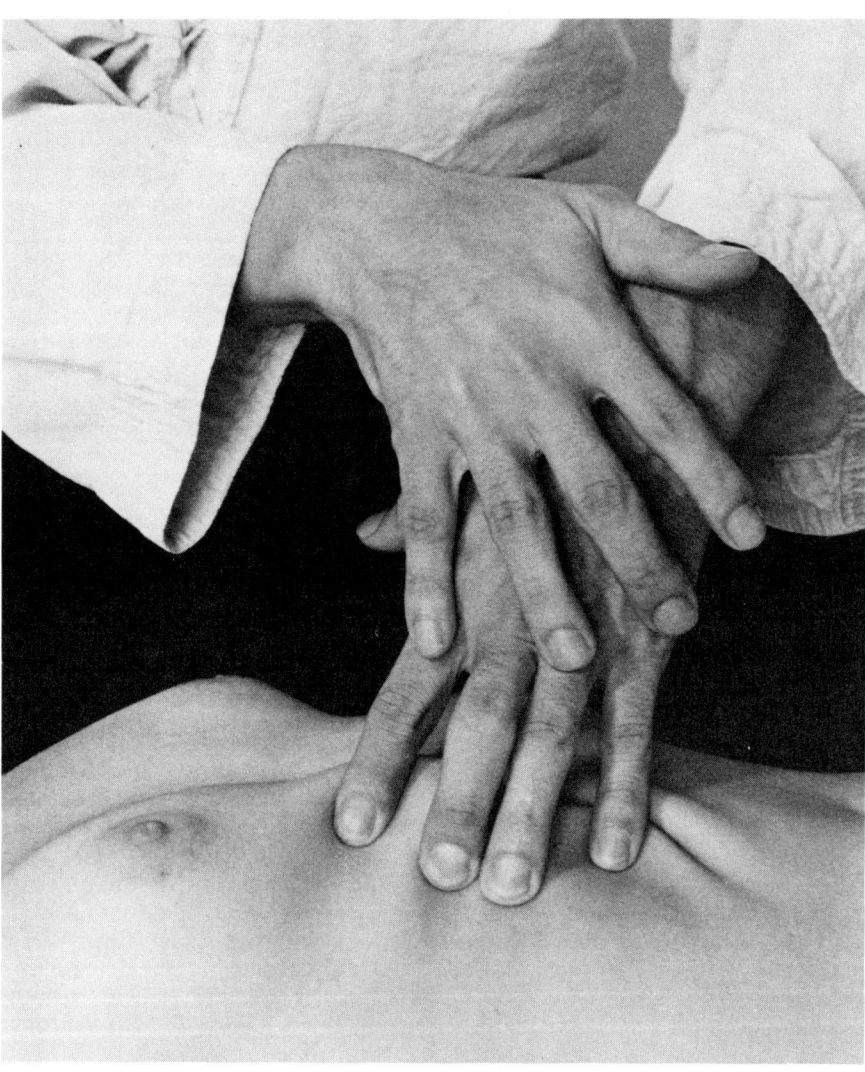

Brustkastens aus nach den Seiten. Niederdrücken und ausziehen (Abb. 8–3). In der Abbildung scheine ich das Fleisch gegen den Brustkorb zu ziehen; dies ist eine optische Täuschung, da ich in Wirklichkeit meine Finger nach außen, auf die Seiten des Rumpfes zu, bewege. Sie können dies an Ihrem eigenen Brustkorb wie auch an dem Ihrer Patientin machen.

DAS BRUSTBEIN DRÜCKEN

Legen Sie einen Daumen über den anderen und lassen Sie Ihre Handflächen quer über der Brust der Patientin ruhen. Dann drücken Sie sehr sanft auf das Brustbein der Patientin, während Sie ausatmet. Drei- bis fünfmal drücken, jedes Mal 5–7 Sekunden lang. Bei Brustschmerzen, Herzklopfen und zur Milchbildung (Abb. 8–4).

AM SCHLÜSSELBEIN ENTLANG DRÜCKEN

Bei einem Patienten, der infolge von Erkältung oder Influenza an Brustschmerzen oder an einer steifen Schulter leidet, legen Sie einen Daumen über den anderen und durchqueren Sie die Gegend direkt unter dem Schlüsselbein, während Sie sanft drücken. Diese Punkte sind sensitiv, aber sie sind keine Tsubos. Drücken Sie jeweils dreimal 5–7 Sekunden lang (Abb. 8–5).

**ABB. 8–4
DAS BRUSTBEIN DRÜCKEN**

**ABB. 8–5
AM SCHLÜSSELBEIN
ENTLANG DRÜCKEN**

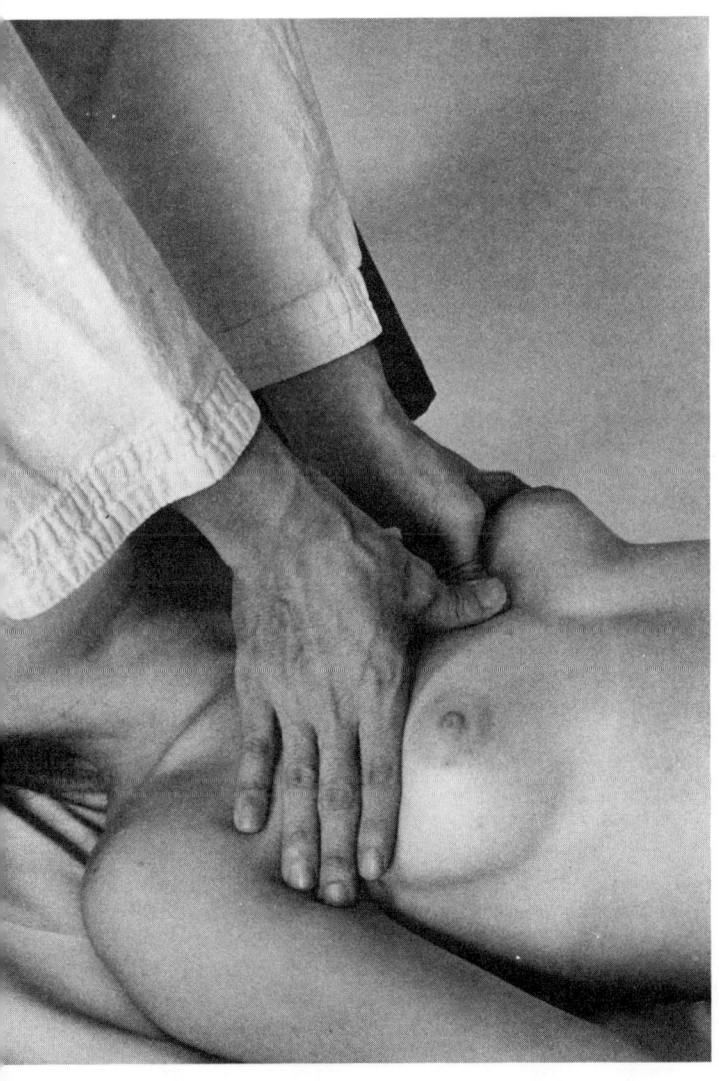

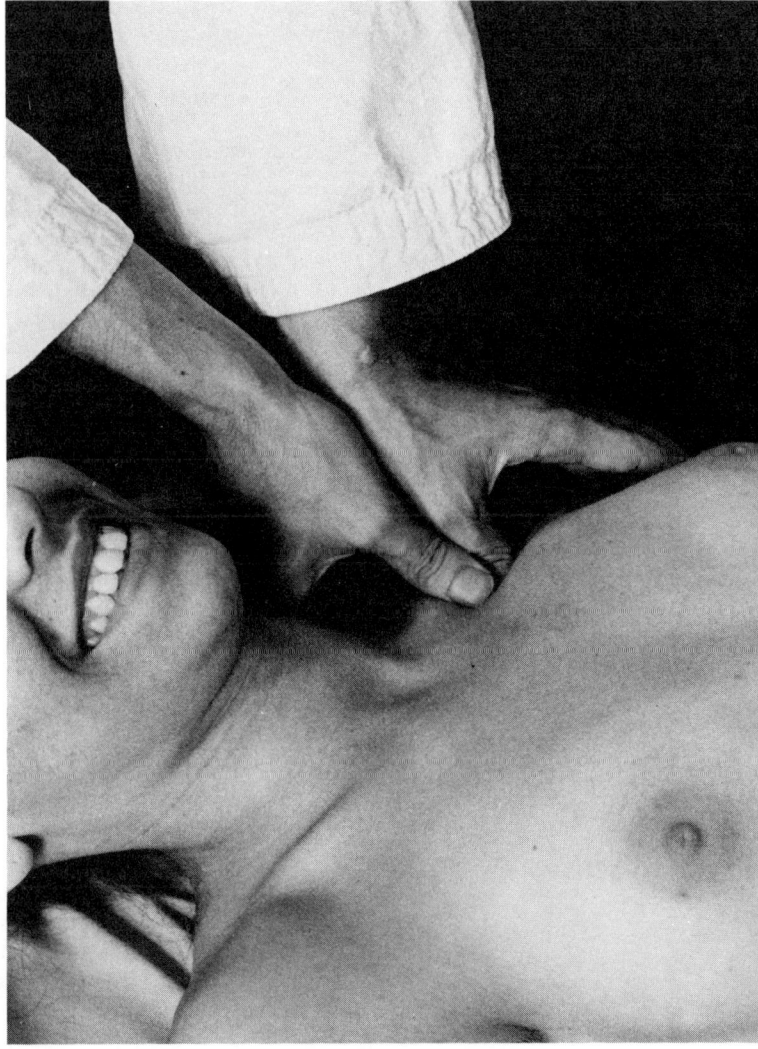

107

9. Gesichts- und Ohren-Shiatsu

Es gibt eine Redensart: "Schönheit geht nicht tiefer als die Haut". Nach meiner Ansicht jedoch geht ein wahrhaft schönes Gesicht viel tiefer als die Oberfläche – es ist der Widerschein guter körperlicher, emotionaler und geistiger Gesundheit, nicht Make-up oder Sonnenbräune oder die richtige Art Feuchtigkeitscreme, wie die vielen Zeitschrifteninserate uns glauben machen möchten. Pickel, Ausschlag, Ekzeme und schlaffe Haut sind Anzeichen für einen ungesunden Zustand irgendwo im Körper, der durch Diät, Übungen und Shiatsu behoben werden kann. Auch können wir unsere Gesichter schaffen und modellieren gemäß dem Leben, das wir leben, gemäß den Gefühlen, die uns erfüllen, gemäß der Arbeit, die wir tun und wie wir uns selbst erziehen. Besonders nach Vierzig, wenn die natürliche Schönheit der Jugend zu schwinden beginnt, müssen wir die Verantwortung für unser Gesicht übernehmen. Wenn andere uns vertrauen, dann sehen unsere Gesichter vertrauenswürdig aus. Wenn wir frustriert sind, sehen wir frustriert aus, und kein Lidschatten in der Welt wird uns schön erscheinen lassen. Der Sinn von "innerer Schönheit" ist für mich niemals offensichtlicher, als wenn ich eine meiner Patientinnen gesünder werden oder sich ernstlich verlieben sehe – ihr Gesicht bekommt eine gute, gesunde, leuchtende Farbe, und allein das macht sie für mich schön.

Shiatsu-Behandlungen des ganzen Körpers verschönern das Gesicht, indem sie die Funktionen der wichtigen Organe stimulieren helfen und Spannung, welche schlechte Haut, Gesichtslinien und einen nervösen, unzufriedenen Ausdruck hervorbringt, eliminieren. Auch haben wir Shiatsu-Techniken speziell für das Gesicht, die nicht nur das Gesicht verschönern, sondern die Verfassung des Körpers im ganzen verbessern.

Hautdiagnose

Im Orient haben wir festgelegte Methoden, um Gesundheit und Charakter durch die Prüfung von Farbe, Struktur und Linien des Gesichts zu diagnostizieren. Wir glauben, daß der Farbton der Gesichtshaut stark beeinflußt wird durch die Verfassung von Leber, Herz, Milz, Lunge, Nieren und, in geringerem Maße, von deren assoziierten Organen Gallenblase, Dünndarm, Magen, Dickdarm und Blase. Menschen mit rötlichen Gesichtern – speziell mit geröteter Nase – könnten Herzprobleme haben. Ein gelbliches Gesicht deutet auf ein

Milz- oder Pankreasproblem hin. Ein Lungenproblem verrät sich durch eine weiße Gesichtsfarbe. Eine dunkle, schwärzliche Farbe und manchmal auch Sommersprossen, zeigen Nierenprobleme an. Eine grünliche Hautfarbe und gelbliche Augen können Leberprobleme bedeuten. Wenn Leute mit Leberkrankheiten Alkohol trinken, werden ihre Gesichter blaß und blau, anstatt gerötet. Ehe Sie jedoch voreilige Schlußfolgerungen ziehen, unterziehen Sie Ihre Organe anderen diagnostischen Tests. Verwechseln Sie nicht einen natürlichen olivfarbenen, rosigen oder dunklen Hautton mit einer unnatürlichen Färbung. Vergleichen Sie, was Sie für einen abnormen Hautton halten mit der gewöhnlichen Farbe des Patienten.

Die oberen, mittleren und unteren Teile des Gesichts entsprechen den oberen, mittleren und unteren Teilen des Torsos. Wenn die Haut jedes einzelnen Teiles klar, glatt und elastisch ist, ist der entsprechende Teil des Körpers gesund. Schlechte Farbe oder Beschaffenheit, Unreinigkeiten, dunkle Male oder Falten bei einem jungen Menschen, oder irgendein ungewöhnlicher Zustand, wie zum Beispiel ein stark verformter Kiefer, zeigen Schwierigkeiten im entsprechenden Teil des Körpers an.

Hautunreinigkeiten

Eine Menge Menschen in vom Westen beeinflußten oder reichen Ländern werden von Hautunreinigkeiten geplagt. In einem unterentwickelten Land, wie Indien, wo wenig Fleisch und Zucker konsumiert werden, sieht man fast nie einen Fall von Akne. Wir im Osten glauben, daß Pickel und Unreinigkeiten durch ein gestörtes hormonales Gleichgewicht in der Jugend verursacht werden oder durch Menstruationsstörungen bei Frauen, Toxine im Körper, hervorgerufen durch unzweckmäßige Ernährung, Verdauungsstörungen und speziell durch Verstopfung, einem der größten Feinde der Haut. Das Heilmittel ist oft der Verzicht auf Make-up, Änderung der Ernährung von tierischem Eiweiß zu Gemüsen, Seetang und Getreide und Weglassen allen Zuckers. Geben Sie sich selbst Ampuku-Therapie (Kapitel 5), um die Verdauung und regelmäßigen Stuhlgang anzuregen.

Gesichts-Shiatsu

Um die wichtigen Tsubos zu finden, vergegenwärtigen Sie sich, was Sie über die Meridianlinien im Gesicht in Kapitel 2 gelernt haben. Viele der Tsubos im Gesicht sind klein und schwer zu erreichen in Furchen nahe den Augen oder der Nase, an die nicht leicht heranzukommen ist. Auf Abb. 9–1 zeige ich, wie man den kleinen Finger gebraucht, wenn man Dickdarm Nr. 20 an der Seite der Nase drückt. Dreimal 5–7 Sekunden lang drücken bei Nasenverstopfung und Nebenhöhlenstauungen, die der Schönheit des Gesichts so abträglich sind.

MAGEN NR. 3

Kyo Sho, ein anderer ausgezeichneter Punkt zum Freimachen der Nebenhöhlen und der Nase, liegt nahe der Seite der Nase und direkt unter den Pupillen, wenn sie geradeaus sehen. Mit Ihrem Daumen oder Zeigefinger stark und einwärts drücken, auf das Auge zu. Seien Sie vorsichtig, daß Sie nicht ausrutschen und ins Auge stoßen (Abb. 9–2).

TAI YO

Tai Yo, einen Fingerbreit vom Ende der Augenbrauen, zwischen der Braue und dem äußeren Augenwinkel, lindert Kopfweh und müde Augen, wenn es stark und einwärts gedrückt wird, 7–10 Sekunden, dreimal (Abb. 9–3, S. 110).

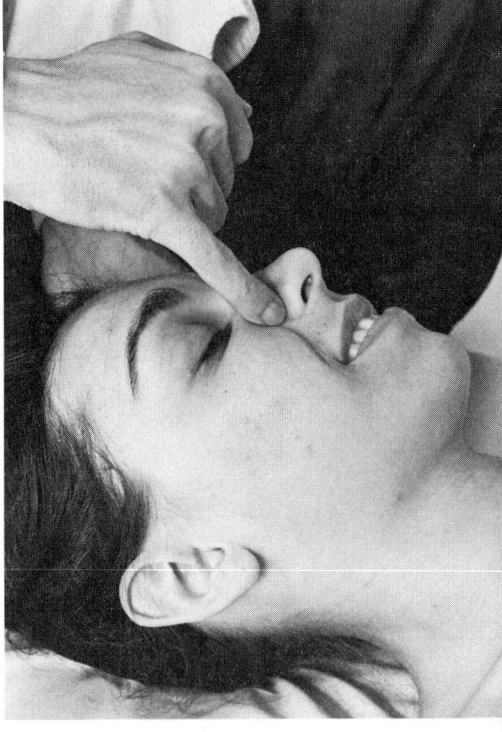

ABB. 9–1
DICKDARM NR. 20 DRÜCKEN

ABB. 9–2
MAGEN NR. 3 DRÜCKEN

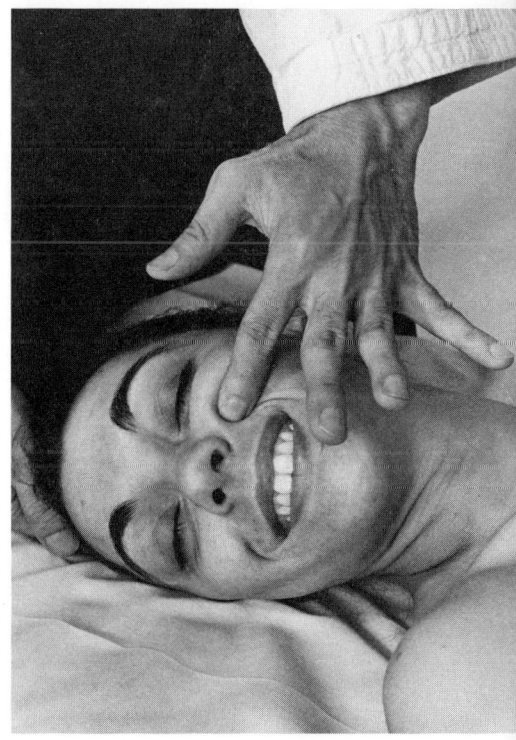

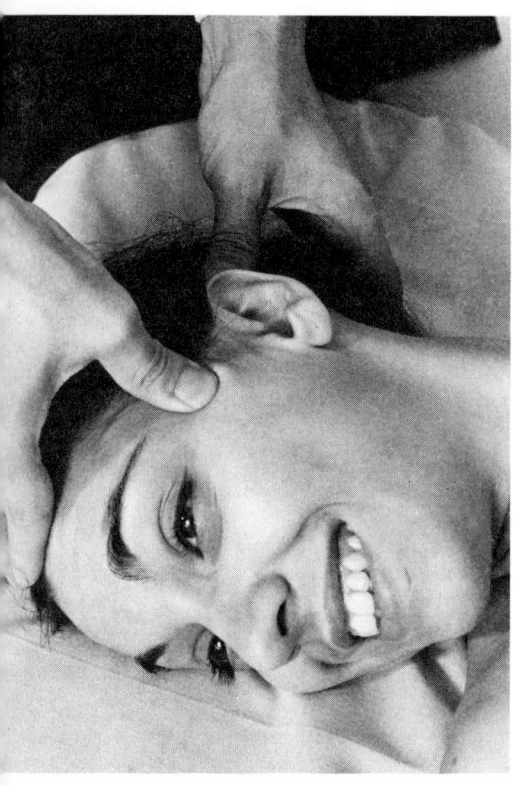

LENKERGEFÄSSMERIDIAN

Der Lenkergefäßmeridian befindet sich in der Mitte der Stirn, gerade über den Augenbrauen und In Do. Mit einem Daumen über dem anderen drücken Sie stark und einwärts, 5–7 Sekunden lang, drei- bis fünfmal, bei Kopfweh und nervösen Spannungen. Durch das Drücken des Lenkergefäßpunktes kann auch das Wachstum von neuem Haar angeregt werden (Abb. 9–4).

Andere, für das Gesicht wichtige Tsubos

Magen Nr. 9, der sich 3¾ cm von der Mitte des Kehlkopfes befindet, dort wo man einen kleinen Puls fühlen kann, vermag hohen Blutdruck herabzusetzen und die Schilddrüse und die Erzeugung von Hormonen (welche die Haut verschönern) stimulieren. Dreimal mit dem Daumen sanft und einwärts, 10–15 Sekunden lang, drücken.

Blase Nr. 23 und 52 (im Rücken gelegen; siehe Kapitel 2, Blasenmeridiantsubos) sind wichtige Punkte für die Förderung der Nierenfunktionen und die Versorgung des Körpers mit Lebensenergie, was sich in der Farbe und dem Hauttonus widerspiegelt. Gesunde Nieren sind auch für gutes Hören notwendig.

ABB. 9–3
TAI YO DRÜCKEN

ABB. 9–4
LENKERGEFÄSSMERIDIAN
DRÜCKEN

IN DO

Der Punkt, den wir In Do nennen, auf der Stirn zwischen den Augenbrauen gelegen, ist derselbe Punkt, den die Inder das "dritte Auge" nennen. Sie glauben, daß dies der Ort ist, wo die Seele erscheint. Darum verzieren ihn die indischen Frauen mit einem farbigen Punkt. Das In Do ist nach orientalischer Theorie der Spiegel der Gesundheit des Körpers. Wenn Sie ein klares, glattes und elastisches In Do haben, sind Sie grundsätzlich in guter Verfassung. Selbst wenn Sie krank oder gefährlich verletzt sind, bedeutet ein gesundes In Do, daß Sie überleben werden. Derselbe Punkt erscheint, so glauben wir, sichtbar auf der Stirn, wenn Sie dem Tode nahe sind. Drücken Sie das In Do dreimal mit beiden Daumen stark und einwärts, 7–10 Sekunden lang, zur Erleichterung bei Kopfweh und Nasenverstopfung (siehe die Tafel in Kapitel 2 für genaue Lage).

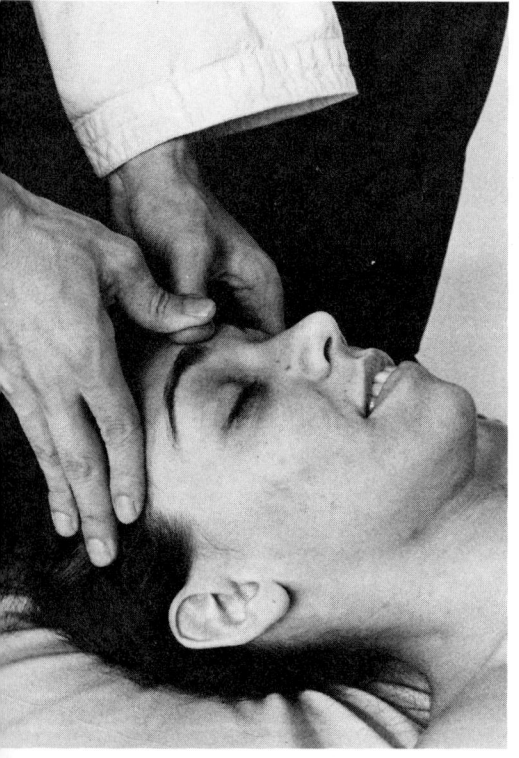

Linien ins Gesicht zeichnen

Einer der besten Wege, Falten zu beseitigen und Gesichtsmuskelspannung zu lösen, ist, Ihre Finger auf verschiedene Bereiche Ihres Gesichts zu legen und die Haut nach außen oder nach oben zu schieben und so mit den Fingern imaginäre Linien in das Gesicht zu zeichnen (siehe Abb. 9–5 und 9–6). Nachstehend mehrere Zeichenübungen, die Sie sich selbst oder Ihrem Patienten geben können:

1. Legen Sie vier Finger an die Außenseite der Nase, nahe der Basis, und bewegen Sie sie nach außen, auf die Ohren und den Kieferknochen zu, den Kinnknochen entlang.

2. Ziehen Sie Linien vom inneren Augenwinkel zum oberen Teil der Ohren.

3. Ziehen Sie Linien vom oberen Rand der Augenbrauen bis zum Haaransatz, indem Ihre Finger sich auf der Stirn aufwärts bewegen.

4. Ziehen Sie Linien von der Kiefermitte bis zum höchsten Punkt der Ohrmuschel.

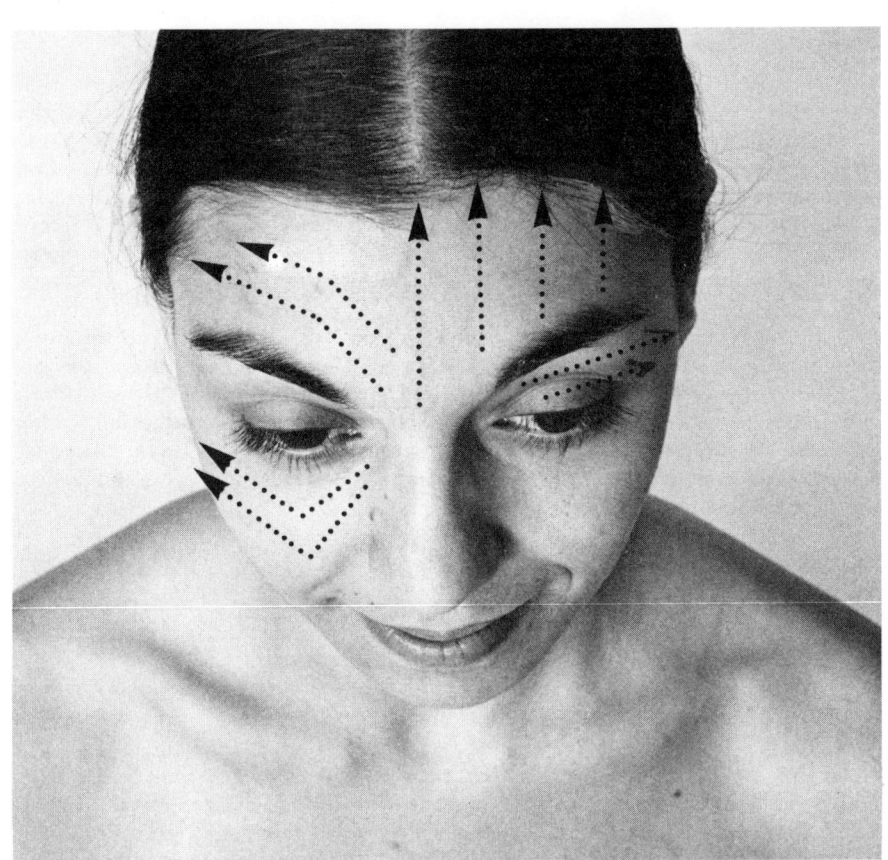

ABB. 9–5
LINIEN IM GESICHT ZIEHEN

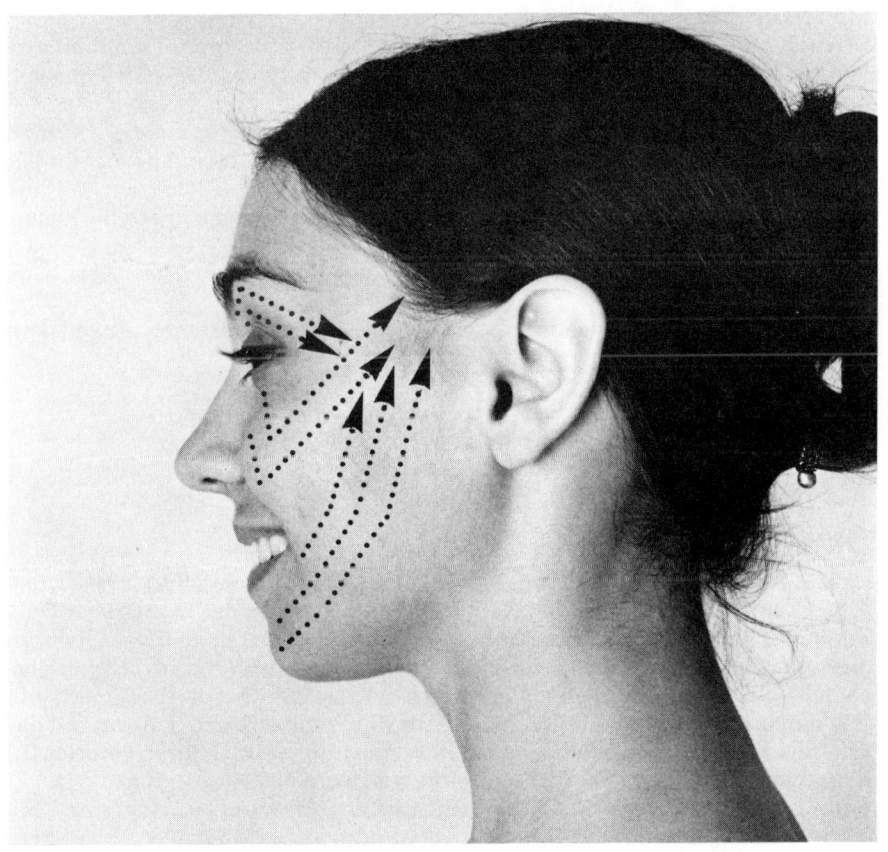

ABB. 9–6
LINIEN IM GESICHT ZIEHEN

Selbst-Shiatsu für das Gesicht

Es gibt mehrere Shiatsu-Techniken, die Sie auf Ihrem Gesicht anwenden können, die mehrere Meridiane auf einmal stimulieren und die Spannungen lösen. Reiben Sie Ihre Hände kräftig, damit sie warm werden, und reiben Sie dann Ihre Handflächen tüchtig auf den Wangen auf und ab. Dies massiert den Magenmeridian und zur gleichen Zeit den Dünndarmmeridian. Dann reiben Sie die Backenknochen und die Seiten der Nase energisch mit Ihren Fingern, um den Magenmeridian anzuregen, der gerade unter den Augen beginnt, und den Blasenmeridian, der auf jeder Seite der Nase anfängt. Die Fäuste können wie kleine Hämmer gebraucht werden, um die Kopfhaut leicht zu schlagen, was die Blasen-, Gallenblasen- und Dreifacher Wärmermeridiane (gerade über den Ohren) kräftigt. Um die Entwicklung eines Doppelkinns zu verhindern, beugen Sie die Daumen und stoßen Sie sie, tief massierend, unter den Kieferknochen. Wenn Sie Schmerz spüren, oder wenn hartes Fleisch vorhanden ist, bedeutet dies, daß Sie zuviel essen. Massieren Sie regelmäßig, um das Fleisch weich zu machen.

Augen-Shiatsu

DIAGNOSE

In der orientalischen Medizin sagen wir, daß das Auge der Spiegel der Leber ist. Wenn Ihre Augen extrem lichtempfindlich sind, wenn sie abnorm tränen, leicht müde werden, Absonderungen oder eine gelbe Farbe haben, könnte eine Leberstörung vorliegen. Eine bläuliche Färbung unter den Augen kann schwache Nieren anzeigen, verursacht durch sexuelle Ausschweifungen, Mangel an Schlaf oder Überarbeitung.

Auch abnorm vergrößerte Pupillen weisen auf schlechte Gesundheit hin.

Nachstehend ist eine Serie von Massagen, um müde Augen zu entspannen und nervöse Spannung zu vermindern:

1. Reiben Sie Ihre Hände kräftig und rasch aneinander, um sie warm zu machen. Legen Sie sie auf Ihre eigenen oder Ihres Patienten Augen, sehr behutsam (Abb. 9–7).

2. Legen Sie vier Finger auf die geschlossenen Augen und machen Sie kleine, sanfte, kreisende Bewegungen (Abb. 9–8).

3. Legen Sie drei Finger auf das obere Augenlid. Drücken Sie sanft nach oben (Abb. 9–9).

4. Als letztes legen Sie Ihre Daumen auf die geschlossenen Augen und drücken Sie sehr vorsichtig (Abb. 9–10).

Ohren-Shiatsu

Das Ohr wird heute von den Akupunkteuren als einer der wichtigsten Teile des menschlichen Körpers angesehen. Wir haben entdeckt, daß das Ohr winzige Akupunkturpunkte enthält, die jedem Teil und Organ im Körper entsprechen. Viele Krankheiten und Beschwerden können diagnostiziert und behandelt werden, indem man Nadeln in die Punkte einsetzt. Wenn Sie das Ohr anschauen, werden Sie sehen, daß es genau wie ein Embryo geformt ist, ein Grund, es für einen Mikrokosmos des ganzen Körpers zu halten.

In der Ohrentherapie werden Nadeln in den Ohrpunkten eingesetzt. Bei Shiatsu drücken wir Sie mit Zahnstochern oder anderen, dünnen Instrumen-

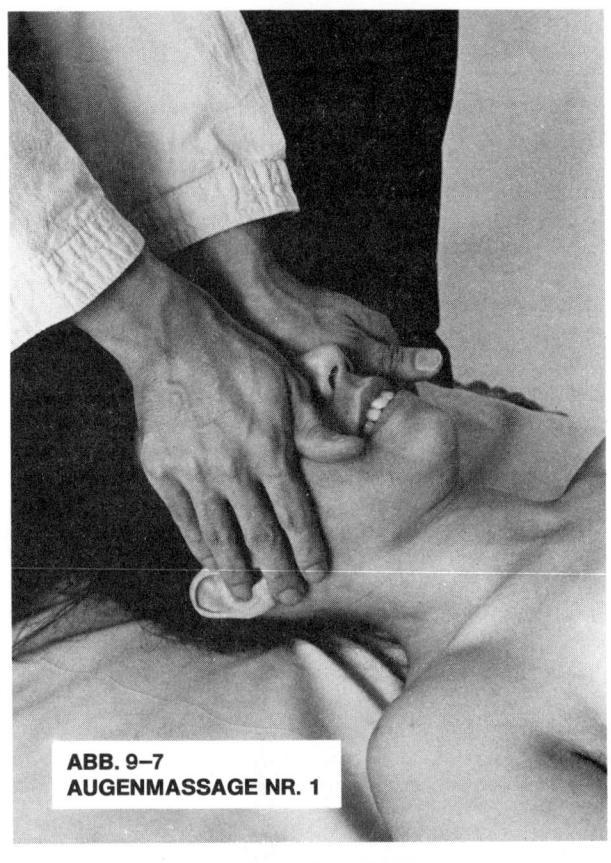

ABB. 9–7
AUGENMASSAGE NR. 1

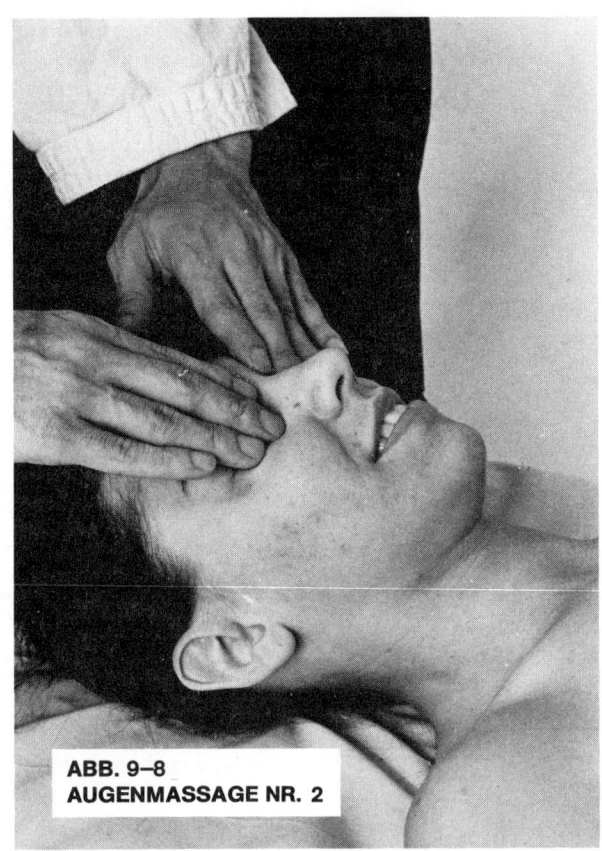

ABB. 9–8
AUGENMASSAGE NR. 2

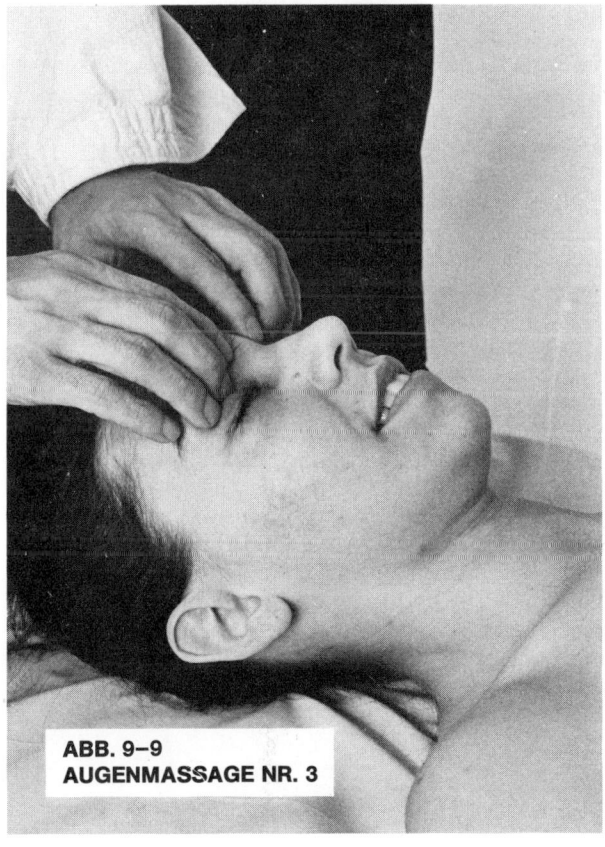

ABB. 9–9
AUGENMASSAGE NR. 3

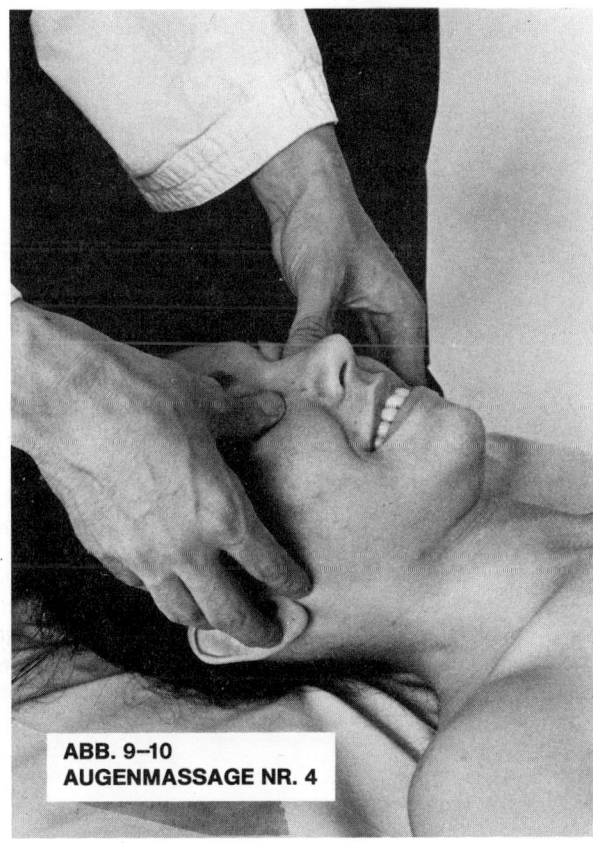

ABB. 9–10
AUGENMASSAGE NR. 4

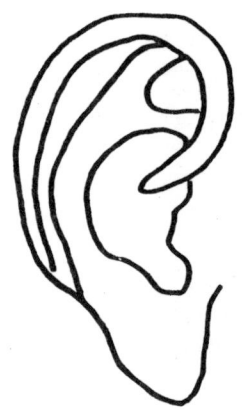

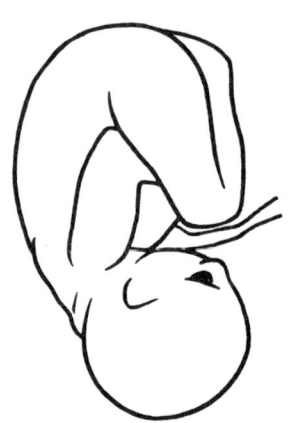

ten, um die winzigen Tsubos zu stimulieren. Diese Behandlungsmethode ist vielleicht älter als wir denken. Piraten, zum Beispiel, trugen Knochen oder Ohrringe an genau der Stelle, wo der Augen-Akupunkt liegt. Dieser Punkt kann stimuliert und die Sehkraft verbessert werden. Vor kurzem haben Akupunkturärzte entdeckt, daß schädliche Gewohnheiten, wie Rauchen und Überernährung, abgestellt werden können, wenn eine Art von Klammer in einem bestimmten Punkt des Ohres eingesetzt und dort gelassen wird. Siebzig Prozent der übergewichtigen Patienten, die von einem Akupunkteur mit dieser Klammer behandelt wurden, berichteten von vermindertem Appetit und Gewichtsverlust. Wenn ein Patient Hunger verspürt, wackelt er einfach an der Klammer und hält so seine Gelüste unter Kontrolle. Die Akupunkteure experimentieren mit dieser Methode, um auch Rauschgiftsüchtige zu kurieren.

WIE OHRENTHERAPIE ANGEWENDET WIRD

Zuerst studieren Sie das Schema der Akupunkturpunkte auf dem äußeren Ohr (Abb. 9–11), dann drücken Sie leicht mit einem spitzen Gegenstand, z. B. einem Zahnstocher, auf das Ohr. Wenn an irgendeinem Punkt des Ohres abnormer Schmerz oder äußerste Empfindlichkeit auftreten, gibt es vielleicht ein Problem in der entsprechenden Gegend des Körpers. Wenn beispielsweise der Schmerz im Schulterpunkt auftritt, könnte der Patient Schulterschmerzen haben. Um die Beschwerde zu behandeln, fahren Sie mit stechenden Bewegungen fort, den Punkt mit dem Zahnstocher zu drücken bis der Schmerz in dem Punkt verschwindet oder nachläßt. Sie können natürlich die Wirksamkeit Ihrer Behandlung erhöhen, indem Sie andere Shiatsu-Techniken anwenden, die auf dieselbe Körpergegend wirken. Sie müssen selbstverständlich sehr vorsichtig sein, daß Sie nicht das Ohr durchstechen oder in irgendeiner Weise verletzen.

WIE MAN DURCH OHRENTHERAPIE GEWICHT VERLIERT

Während Akupunkteure eine Klammer in den Magen- und Hungerpunkten einsetzen, um den Patienten zu helfen, Gewicht zu verlieren, können wir unsere Hungergefühle auch mit Ohren-Shiatsu eindämmen. Wann immer Sie sich hungrig fühlen, drücken Sie diese Punkte mit einem Zahnstocher.

OHRENDIAGNOSE

Die Orientalen glauben, daß, je größer die Ohren sind, desto länger das Leben sein wird, umso besser auch die Gesundheit und das Glück, das man haben wird. Von Buddha sagt man, daß er sehr große Ohren mit langen Ohrläppchen hatte. Wohlproportionierte, dicke und runde Ohren sind ein Zeichen von guter Gesundheit. Japanische Kinder werden oft an den Ohren gezogen, nicht als Strafe, sondern um ihnen zu helfen, ein reiches, gesundes und langes Leben zu erlangen. Auch von sauberen und blanken Ohren nimmt man an, daß sie Glück bringen.

Nierenprobleme spiegeln sich in den Ohren wider. Schwerhörigkeit, Ohrenschmerzen und Ohrenklingen werden oft durch Nierenstörungen verursacht. Auch ein bläuliches oder dunkelgefärbtes Ohr ist ein Signal, daß die Funktion der Nieren gestört ist. Wenn Sie diese Symptome haben, sollten Sie sich von einem Spezialisten untersuchen lassen. Selbst wenn es eine äußere oder mechanische Ursache für das Problem gibt, sollten Ihre Nieren und anderen Organe doch untersucht werden. Dreifacher Wärmer-Tsubos mit Daumen und kleinem Finger drücken.

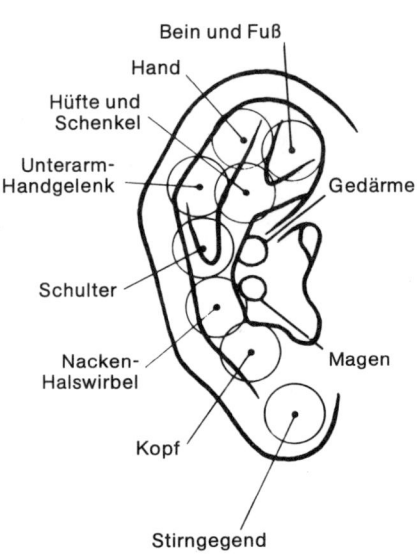

Bein und Fuß
Hand
Hüfte und Schenkel
Unterarm-Handgelenk
Gedärme
Schulter
Nacken-Halswirbel
Magen
Kopf
Stirngegend

**ABB. 9–11
SCHEMA DER
AKUPUNKTURPUNKTE IM
OHR**

114

DRÜCKEN DER DREIFACHEN-WÄRMER-TSUBOS
MIT DAUMEN UND KLEINEM FINGER

Bei Ohrenproblemen irgendwelcher Art können Sie Dreifacher Wärmer Nr. 21, an der Seite des Ohres, drei- bis fünfmal mit Ihrem Daumen 5–7 Sekunden lang drücken (Abb. 9–12) oder Dreifacher Wärmer Nr. 17, in der kleinen Kerbe direkt unter dem Ohrläppchen, mit Ihrem kleinen Finger (Abb. 9–13).

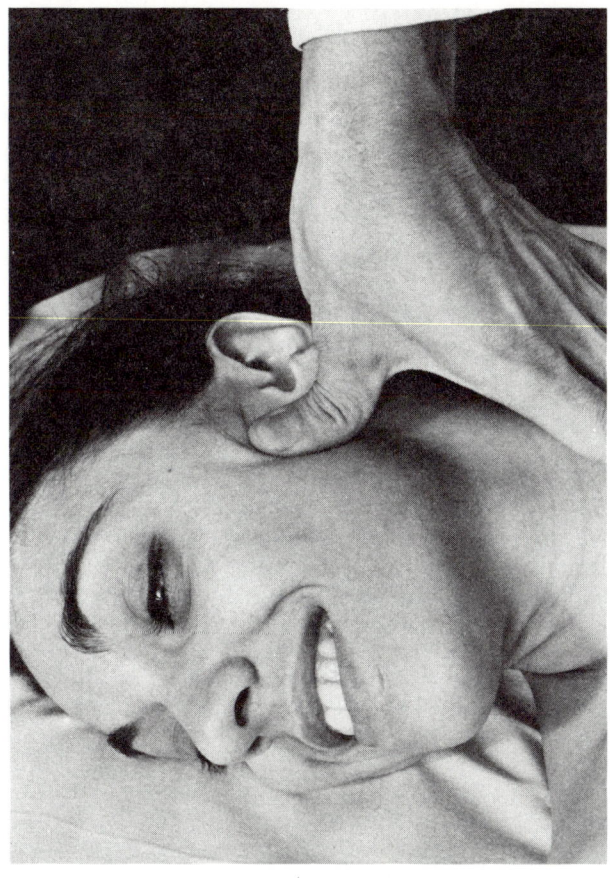

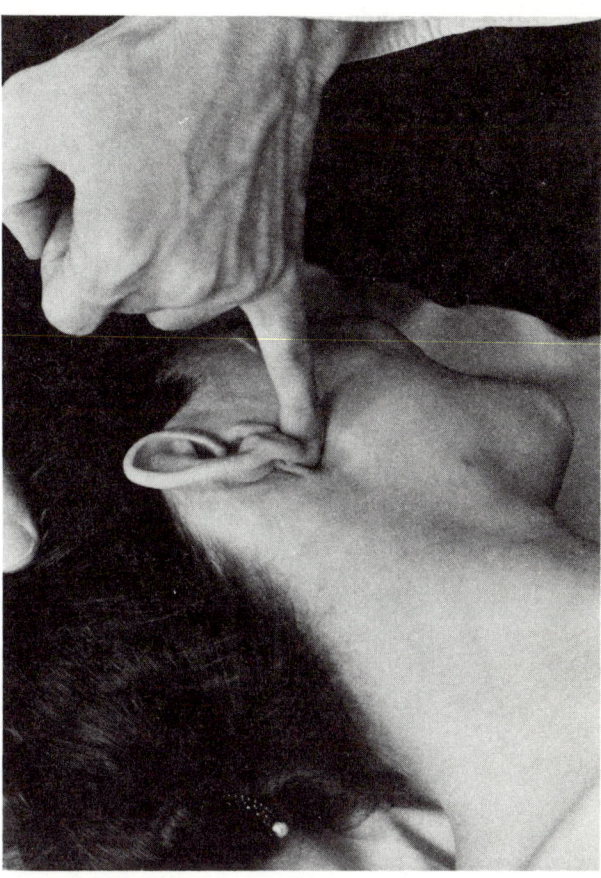

ABB. 9–12
DEN DREIFACHEN WÄRMER
NR. 21 DRÜCKEN

ABB. 9–13
DEN DREIFACHEN WÄRMER
NR. 17 DRÜCKEN

10. Shiatsu-Übungen

Wir alle wissen, wie wichtig Bewegung in unserem Leben ist. Ohne Bewegung verkümmern und verfallen unsere Körper. Unsere Gelenke und Muskeln werden steif und schmerzhaft. Das Herz wird träge und der Kreislauf auch. Natürlich ist eines der unerfreulichsten Symptome des Bewegungsmangels dasjenige, das wir meistens als erstes anzuerkennen gezwungen sind: das vermehrte Fett. Wenn der Körper atrophiert, verursacht uns die kleinste Anstrengung Schmerzen und Ermüdung in Muskeln und Gelenken. Wenn der Kreislauf und das Nervensystem schwächer werden, leiden auch die Organe, die von ihnen unterhalten werden, und wir entwickeln Neigung zu nervösen Störungen und Spannungen. Wir können nachts nicht schlafen; wir sind launisch und reizbar. Wir erscheinen, fühlen und benehmen uns älter als wir sind.

Im Westen versuchen wir die Symptome der Atrophie mit Pillen aufzuhalten – Pillen gegen Schlaflosigkeit, Pillen zur Befreiung von Spannungskopfweh, Pillen zur Verbesserung des Appetits, Pillen zur Verminderung des Appetits. Vom orientalischen Standpunkt aus ist dies so, als wollte man versuchen, Wasser aus einem ausgetrockneten Reservoir hervorzubringen, indem man den Gummiring im Wasserhahn wechselt. Vollkommen nutzlos! Wir müssen das Reservoir wieder mit der ki-Energie auffüllen, die wir mit Hilfe von Shiatsu, richtiger Ernährung und Bewegung erlangen.

Unglücklicherweise eliminieren die vielen mechanischen Einrichtungen für Bequemlichkeit und die zahllosen Schreibtischjobs im heutigen Leben unsere größte Quelle natürlicher Bewegung: körperliche Arbeit. Autos machen es für uns unnötig, zu gehen – eine lebenswichtige Art von Übung –, und es gibt zu viele Arten von Unterhaltung, die uns Vergnügen anbieten, ohne daß wir unsere Körper im geringsten bewegen müssen. Zum Ausgleich für all die Arten der Entspannung, die die Gesellschaft uns bietet, müssen wir spezielle Arten von Arbeit oder Übungen ersinnen, um unsere Körper jung, gesund und kräftig zu erhalten.

Was – könnten Sie fragen – tut ein Kapitel über Leibesübungen in einem Buch über Shiatsu? Übungen, wie Shiatsu, verhindern, daß ki-Energie im Körper stagniert und geben Ihnen ein Mittel, um durch eigene Anstrengung die Energie, die durch die Meridianlinien kursiert, in Fluß zu halten. Auch verlassen wir uns auf Übungen, die unsere Muskeln und Glieder strecken, drehen und bewegen, um die Stagnation von ki-Energie in den Gelenken zu verhindern, wo sich viele wichtige Tsubos befinden, die man unmöglich mit den Fingern drücken kann.

Die Übungen, die ich in diesem Kapitel empfehle, haben denselben allgemeinen Nutzen wie die Shiatsu-Behandlungen. Ungleich typisch westlichen

Übungen, die den Zweck haben, den Körper hart und muskulös zu machen, machen diese Übungen den Körper weich und elastisch und fördern den Strom der ki-Energie. Die Übungen, die ich vorschlage, vervollständigen die Wirksamkeit der Shiatsu-Behandlung. Die eine Serie können Sie allein ohne irgendeine Hilfe ausführen. Die andere, dem Rücken besonders zuträgliche Serie, muß mit der Hilfe von jemand anders ausgeführt werden. Beide Arten von Übungen sind leicht, gefahrlos und äußerst wirksam. Sie können sie vor, nach oder während der Shiatsu-Behandlungen machen.

Übungen für Zwei

Die meisten Menschen hassen es, Übungen allein zu machen. Welche Übungen Sie auch machen, wenn ein Freund (oder eine Freundin) Ihnen Gesellschaft leistet, geht die Zeit schneller vorüber und es tut weniger weh. Stellen Sie sich also das zusätzliche Vergnügen vor, wenn der Freund (die Freundin) Ihnen hilft, Ihren Körper zu bewegen. Wenn zwei Personen die Übungen zusammen machen, ist der Nutzen für beide größer, und das Gefühl des Einsseins zwischen ihnen wird verstärkt.

Wenn Sie allein üben, liegt Ihr Ziel vielleicht darin, sich zu entspannen und zu strecken, aber ironischerweise machen Ihre eigenen Anstrengungen Sie gespannt, und Spannung schränkt Ihre Fähigkeit zu strecken ein. Aus diesem Grunde kann jemand anders Sie besser strecken und damit entspannen, indem er die Kontrolle über Ihre Muskeln übernimmt.

Nachstehende Übungen beeinflussen hauptsächlich den Rücken, der gestreckt und elastisch sein muß, um gesund zu bleiben.

ERSTE ÜBUNG

Sie knien neben Ihrem Partner, der auf dem Rücken liegt. Fassen Sie die Rückseite eines seiner Fußgelenke mit Ihren Fingern, strecken Sie sein Bein aufwärts und so weit wie möglich auf den Kopf zu (Abb. 10–1). Dann machen

**ABB. 10–1
ÜBUNG FÜR ZWEI:
ERSTE ÜBUNG**

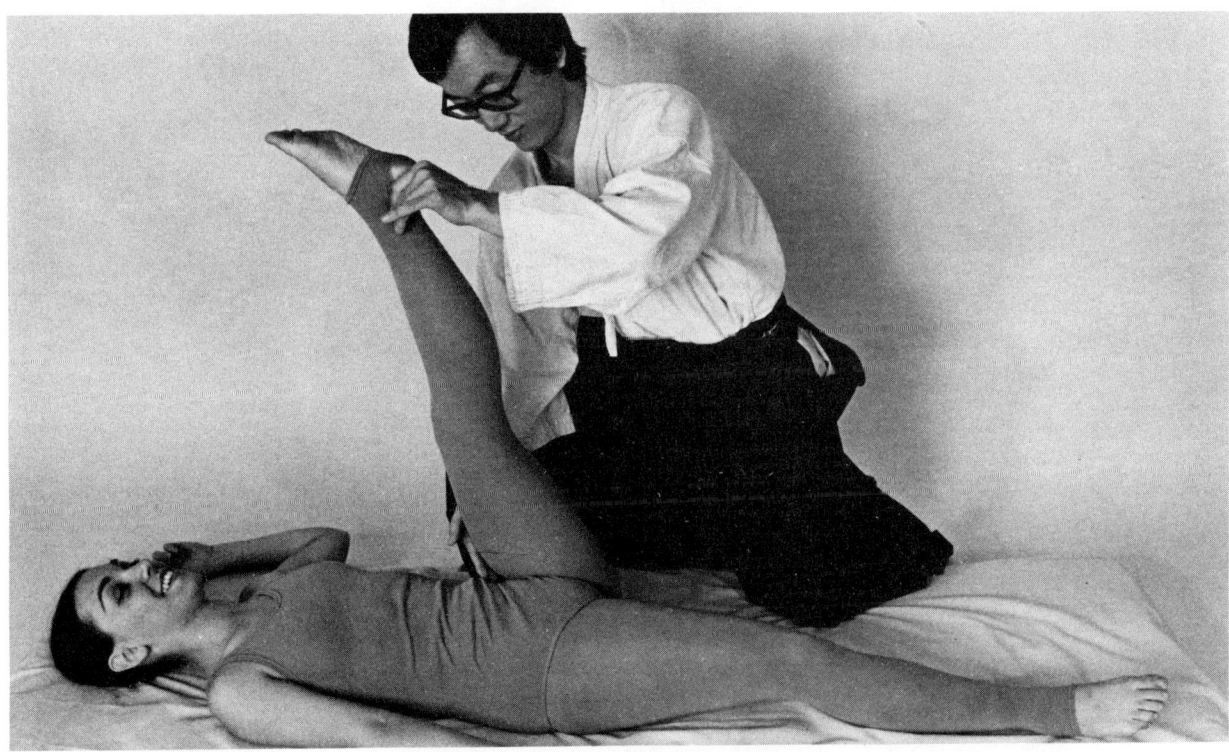

Sie dasselbe mit dem anderen Bein. Dies vergrößert den Gelenkspalt des Beines und streckt den langen Rückenmuskel.

ZWEITE ÜBUNG

Dies ist grundsätzlich dieselbe Übung wie die erste, außer daß Sie diesmal beide Fersen Ihres Partners fassen und beide Beine zur selben Zeit auf den Kopf zu strecken (Abb. 10–2).

DRITTE ÜBUNG

Sie halten die Zehen Ihres Partners in Ihrer linken Hand und beugen sein Knie mit Ihrer rechten Hand und drücken es auf den Kopf zu. Dann rotieren Sie das Knie im Uhrzeigersinn und die Zehen in entgegengesetzter Richtung zur gleichen Zeit. Darauf wechseln Sie und rotieren die Zehen im Uhrzeigersinn und das Knie in entgegengesetzter Richtung (Abb. 10–3). Dann machen Sie dasselbe mit seinem anderen Bein.

VIERTE ÜBUNG

Ihr Partner sitzt auf seinen Fersen, wie auf der Abbildung, und verschränkt seine Finger hinter seinem Kopf. Sie knien hinter ihm und setzen Ihr Knie in seinen Rücken. Legen Sie Ihre Hände sanft, ohne zu drücken, hinter seine Ohren. Wenn er ausatmet, ziehen Sie seine Ellbogen mit Ihren Armen zurück und schieben zur selben Zeit seinen Kopf mit Ihren Händen nach vorn. Ihr Knie wird in seinen Rücken drücken und diesen dadurch strecken (Abb. 10–4). Machen Sie dies fünfmal.

**ABB. 10–2
ÜBUNG FÜR ZWEI:
ZWEITE ÜBUNG**

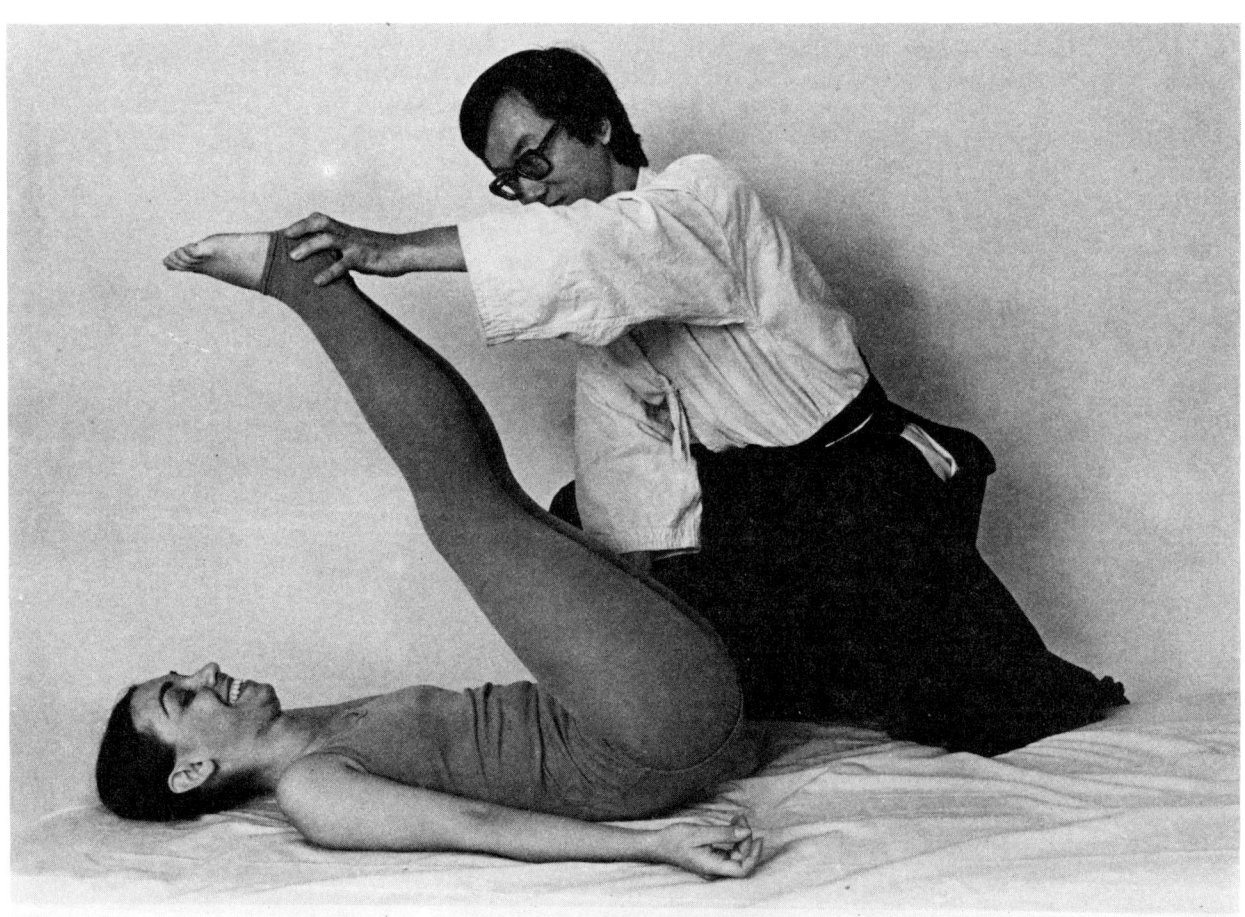

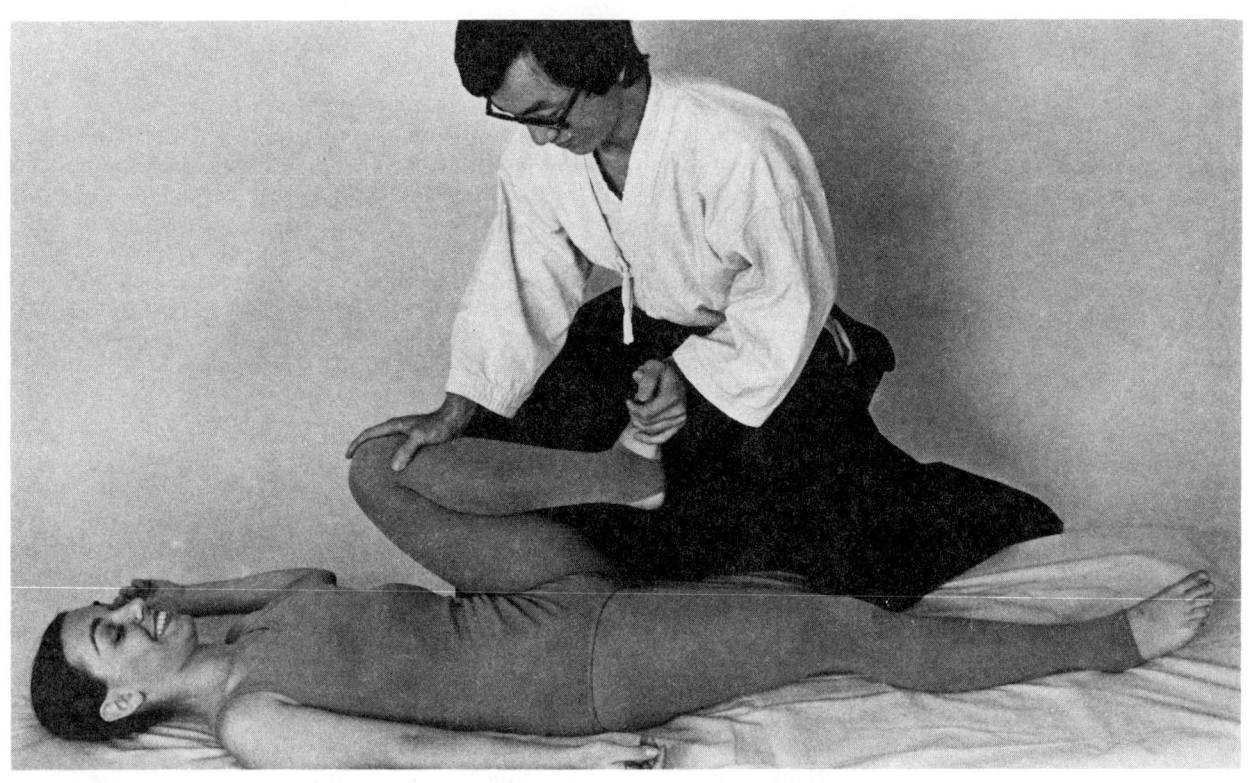

ABB. 10–3
ÜBUNG FÜR ZWEI:
DRITTE ÜBUNG

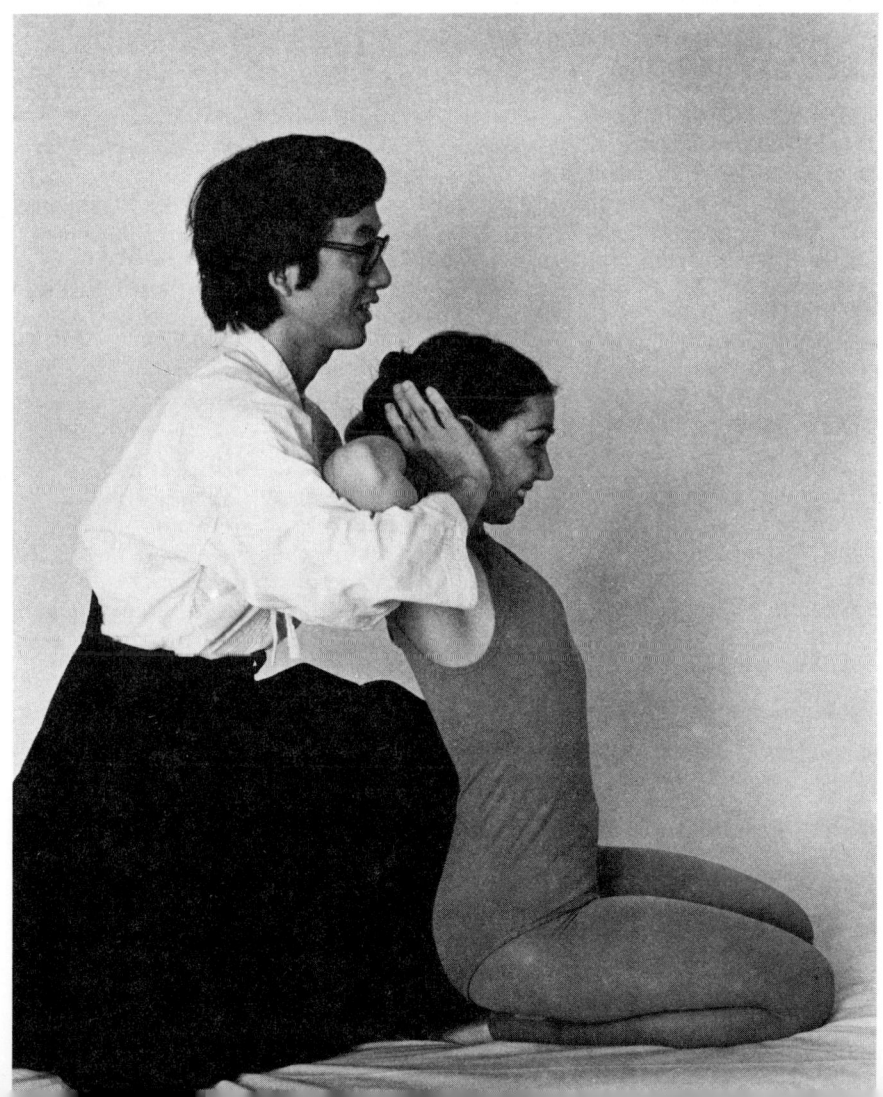

ABB. 10–4
ÜBUNG FÜR ZWEI:
VIERTE ÜBUNG

FÜNFTE ÜBUNG

Setzen Sie Ihr Knie wieder in den Rücken Ihres Partners. Diesmal sind seine Arme ausgestreckt und Ihre Hände liegen auf seinem Nacken. Wenn er ausatmet, ziehen Sie seine Arme mit Ihren Armen zurück, während Sie seinen Hals mit Ihren Händen sanft vorwärtsschieben (Abb. 10–5). Fünfmal.

SECHSTE ÜBUNG

Ihr Partner sitzt wieder auf seinen Fersen, den Rücken gerade haltend und die Hände hinter dem Kopf verschränkt. Sie stehen hinter ihm, Ihr Knie in seinem Rücken. Wenn er ausatmet, ziehen Sie sanft seine Ellbogen zurück (Abb. 10–6). Sehen Sie zu, daß er entspannt ist. Fünfmal.

SIEBENTE ÜBUNG

Diese Übung ähnelt der sechsten, gibt aber Ihrem Partner eine größere Streckung. Er verschränkt seine Finger und Sie umschließen diese mit Ihren eigenen, wie es in der Abbildung gezeigt wird. Wenn er ausatmet, ziehen Sie seine Arme, welche ausgestreckt sind, zurück, während Ihr Knie, wie zuvor, in seinem Rücken bleibt (Abb. 10–7). Fünfmal.

ACHTE ÜBUNG

Sie stehen hinter Ihrem Partner, der wie zuvor sitzt, und setzen Ihr Knie in seinen Rücken. Fassen Sie seine beiden Hände mit den Ihren und, wenn er ausatmet, ziehen Sie seine gestreckten Arme zurück. Das öffnet die Brustmuskeln und streckt Rücken und Arme (Abb. 10–8). Fünfmal machen.

NEUNTE ÜBUNG

Diese Übung kann man auf zwei Arten machen. Bei der ersten legen Sie Ihre Hand flach auf den Kopf Ihres Partners und rotieren Sie dann sanft, zuerst in die eine Richtung und dann in die andere. Dies lockert die Muskeln des Halses. Für eine stärkere Streckung nehmen Sie den Kopf Ihres Partners in Ihre Ellbogenbeuge und, indem Sie Oberarm und Unterarm gebrauchen, drehen Sie den Kopf langsam und sanft herum (Abb. 10–9, siehe Seite 122 für Abb. 10–9 bis 10–12). Seinen Hals und seine Wirbelsäule nicht strecken oder knacken lassen. Sagen Sie ihm, daß er entspannen und Sie die Arbeit machen lassen soll. Zwei bis drei Minuten.

ZEHNTE ÜBUNG

Ihr Partner und Sie stehen Rücken an Rücken. Zur Vorbereitung für diese Übung verschränken Sie und Ihr Partner die Arme an den Ellbogen und stellen die Beine leicht auseinander (Abb. 10–10). Beugen Sie Ihre Knie (Abb. 10–11) und, indem Sie sich vorwärts beugen und Ihren Rücken wölben, heben Sie Ihren Partner auf Ihren Rücken (Abb. 10–12). Sie sollten beide entspannt sein. Sie sollten sein Gewicht in Ihren Beinen spüren und nicht in Ihrem Rücken. Sie strecken so seinen Rücken und Magenmuskeln. Zur selben Zeit strecken Sie Ihre eigenen Rückenmuskeln und die Muskeln auf der Rückseite der Oberschenkel.

Makko-Ho-Übungen – für eine Person

Diese vier einfachen, im Sitzen auszuführenden, Übungen aus Japan, Makko-Ho genannt, können in knapp fünf Minuten gemacht werden. Sie

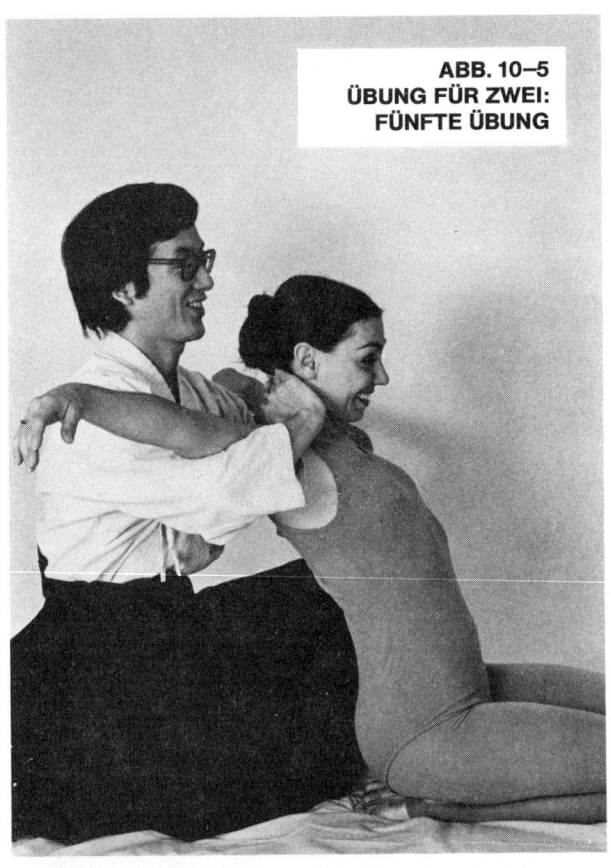

ABB. 10–5
ÜBUNG FÜR ZWEI:
FÜNFTE ÜBUNG

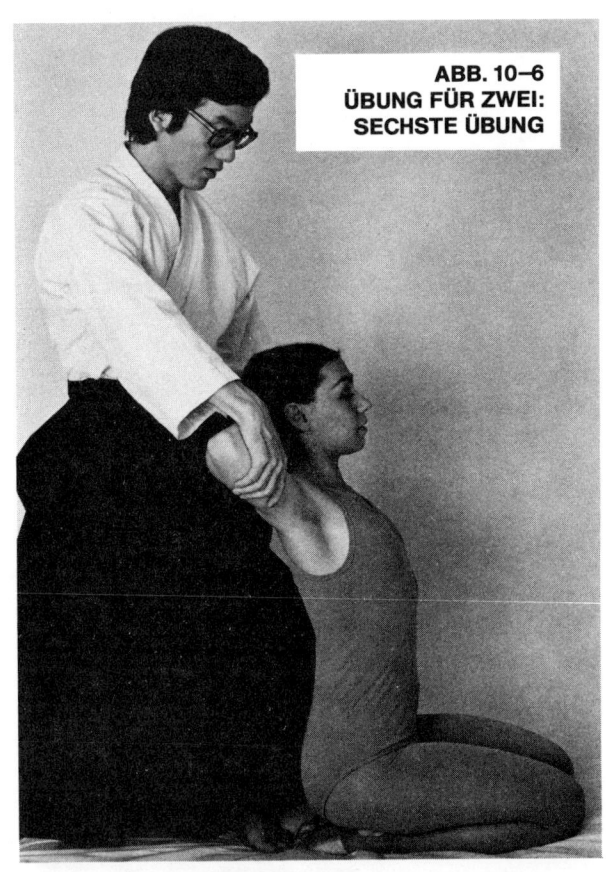

ABB. 10–6
ÜBUNG FÜR ZWEI:
SECHSTE ÜBUNG

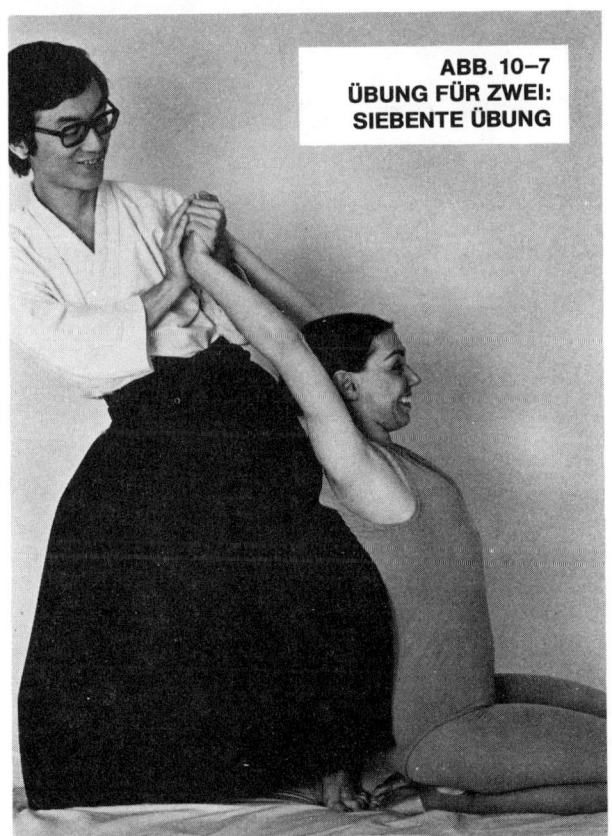

ABB. 10–7
ÜBUNG FÜR ZWEI:
SIEBENTE ÜBUNG

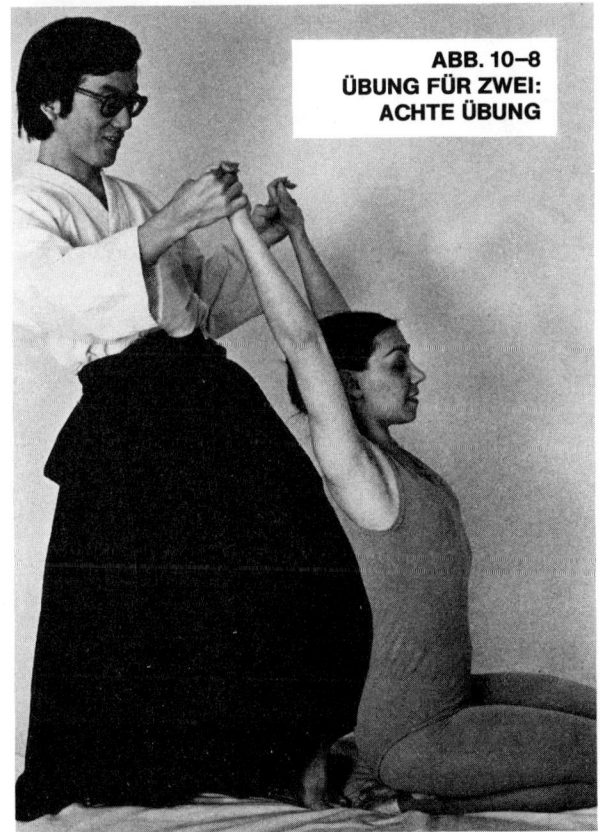

ABB. 10–8
ÜBUNG FÜR ZWEI:
ACHTE ÜBUNG

ABB. 10–9
ÜBUNG FÜR ZWEI:
NEUNTE ÜBUNG

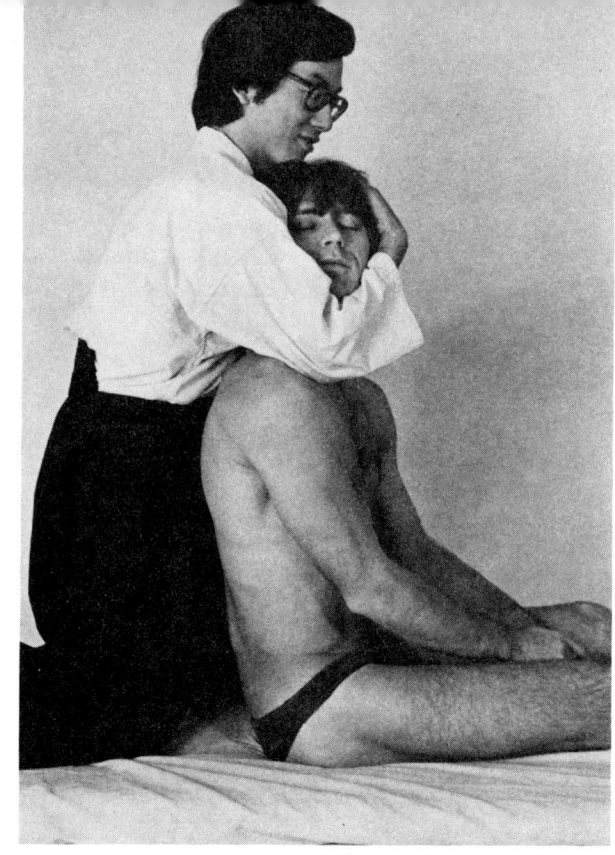

ABB. 10–10 UND 10–11
ÜBUNG FÜR ZWEI:
ZEHNTE ÜBUNG

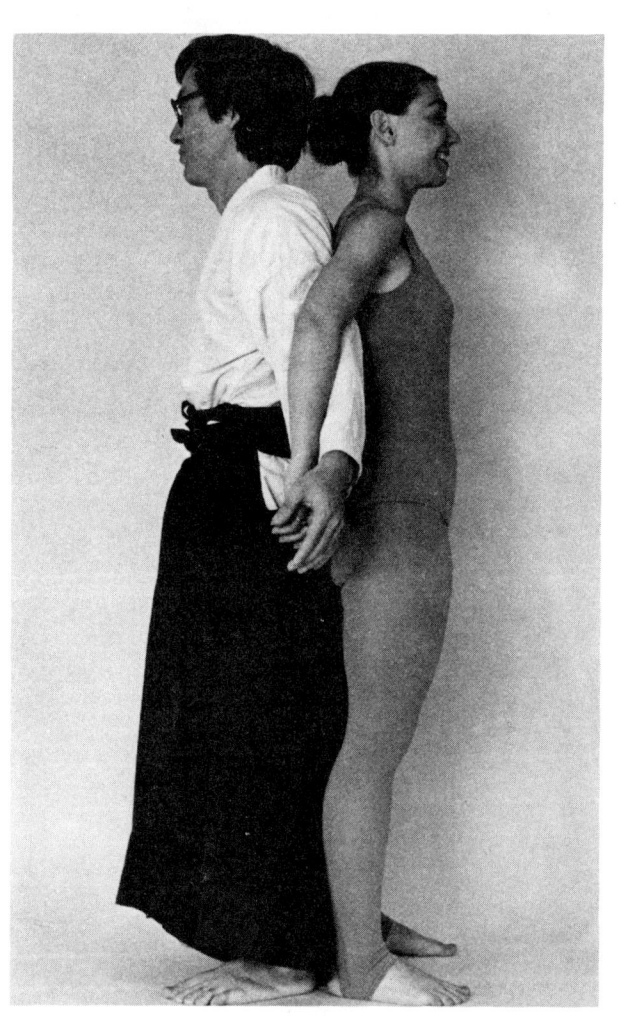

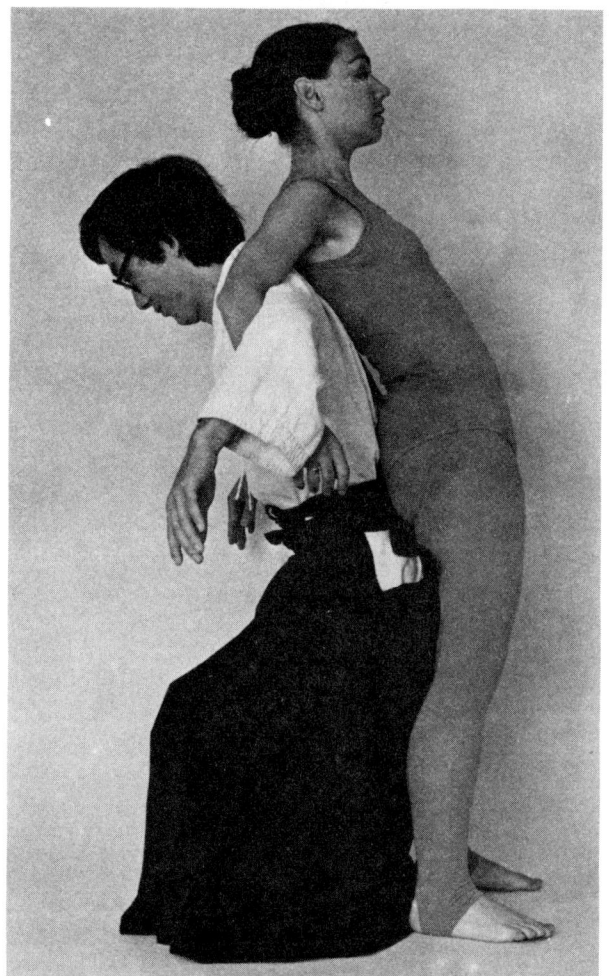

122

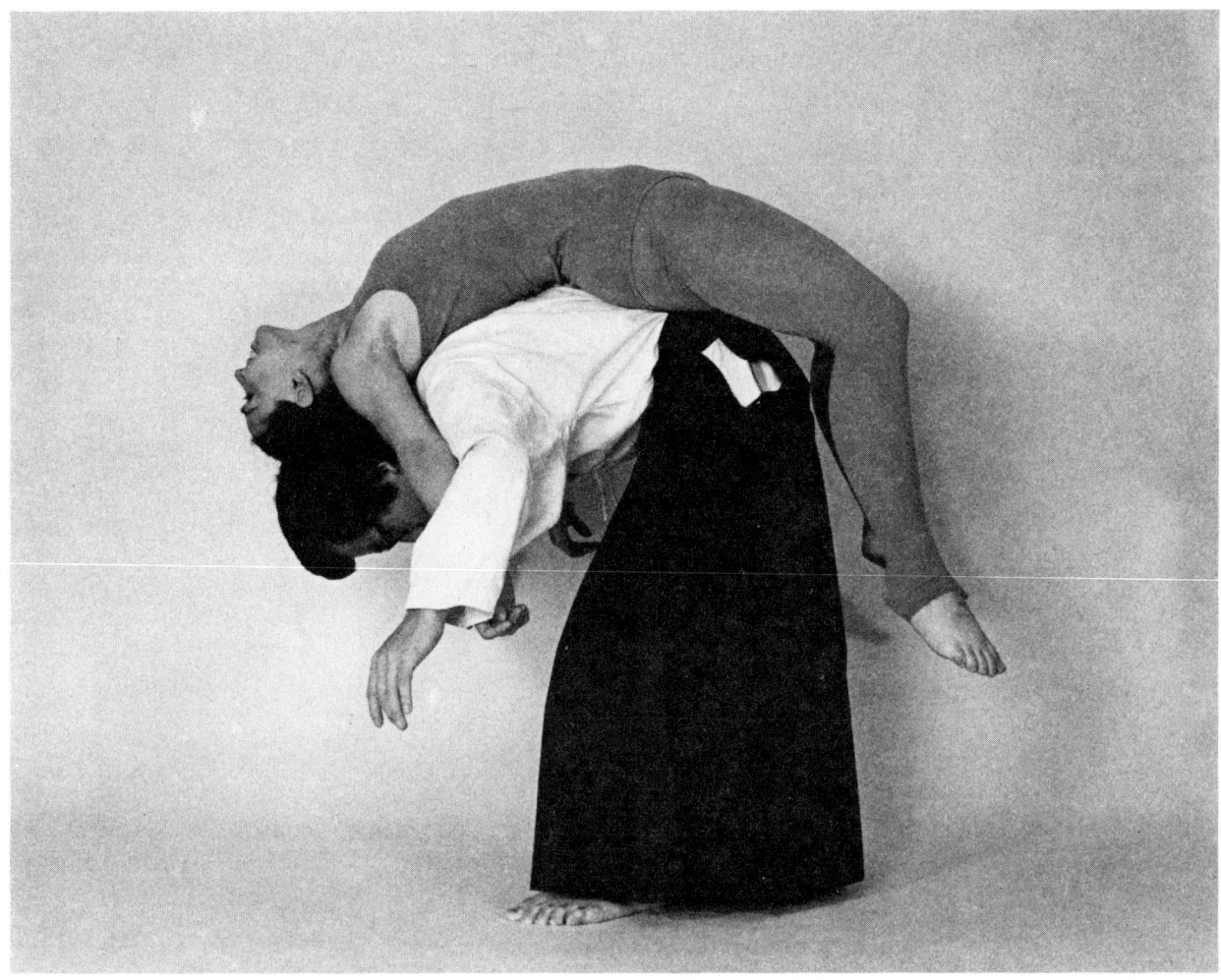

**ABB. 10–12
ÜBUNG FÜR ZWEI:
ZEHNTE ÜBUNG**

strecken die Muskeln und Gelenke Ihrer Beine, Hüften und des unteren Rük-
kens. Makko-Ho-Übungen sind besonders wertvoll für die steifen Körper von
Leuten, die seit langer Zeit keine Übungen gemacht haben. Es ist das Ziel von
Makko-Ho, den Körper in den elastischen Zustand eines gesunden Kindes
zurückzuführen. (In der Tat können kleine Kinder diese Übungen ohne die
geringsten Schwierigkeiten machen, wahrscheinlich weil sie soviel Zeit auf
dem Fußboden verbringen).

Sie sollten Makko-Ho auf dem Fußboden, einmal morgens vor dem Frühstück und dann noch einmal abends, machen. Wenn Sie an Schlaflosigkeit
leiden, werden diese Übungen Ihnen helfen zu schlafen. Wenn Sie sie machen,
nachdem Sie zuviel getrunken haben, werden die Übungen Ihren Kater mildern. Morgens ist Makko-Ho schmerzhafter, aber es hilft, aufzuwachen und
die Zirkulation wieder in Gang zu bringen. Passen Sie auf, daß Sie die Stel-
lungen im Anfang nicht übertreiben. Mit der Zeit werden Sie imstande sein,
sie korrekt auszuführen, ohne sich zu überstrecken.

ÜBUNG EINS

Legen Sie die Sohlen Ihrer Füße gegeneinander und lassen Sie Ihre Knie
den Fußboden berühren. Jetzt beugen Sie sich nach vorn und strecken Ihre
Arme aus, bis Ihr Kopf dem Fußboden so weit wie möglich nahe kommt.
(Abb. 10–13 und 10–14, siehe Seite 124). Diese Übung lockert die Dornfort-
sätze (die hervorstehenden Knochen der Wirbelsäule) und vergrößert die
Gelenkspalten der Beine. Machen Sie dies zehn- oder zwanzigmal (aber nicht,

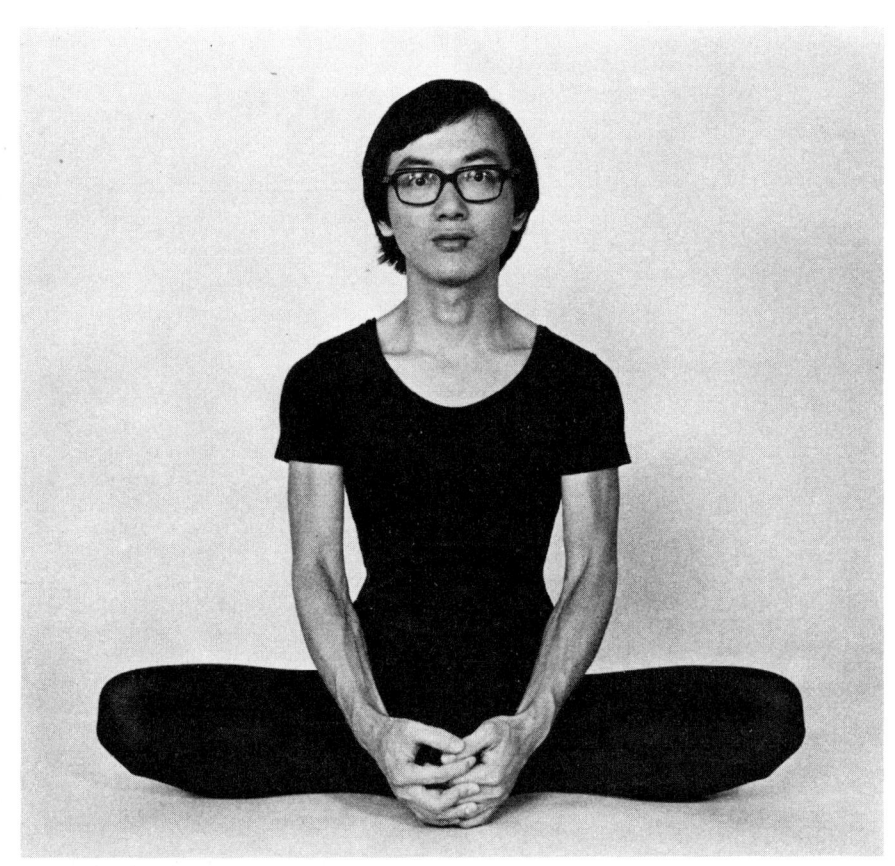

**ABB. 10–13 UND 10–14
MAKKO-HO –
ÜBUNG EINS**

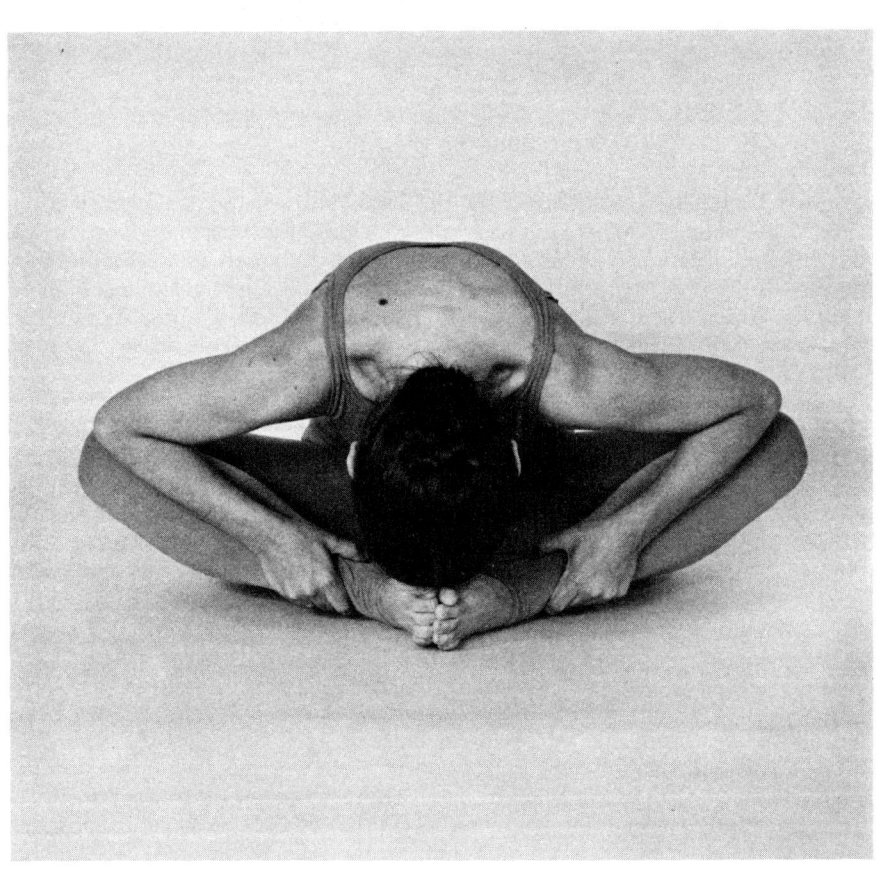

wenn Sie schwanger sind). Wenn Sie Ihre Knie nicht auf den Fußboden hinabbringen können – einer der wichtigsten Faktoren in dieser Übung – üben Sie, indem Sie die Sohlen Ihrer Füße gegeneinander legen und die Knie mit Ihren Händen niederdrücken (Abb. 10–15). Wenn Sie dies ungefähr zehn Minuten lang pro Tag machen, werden Ihre Knie in ein paar Monaten auf dem Fußboden sein.

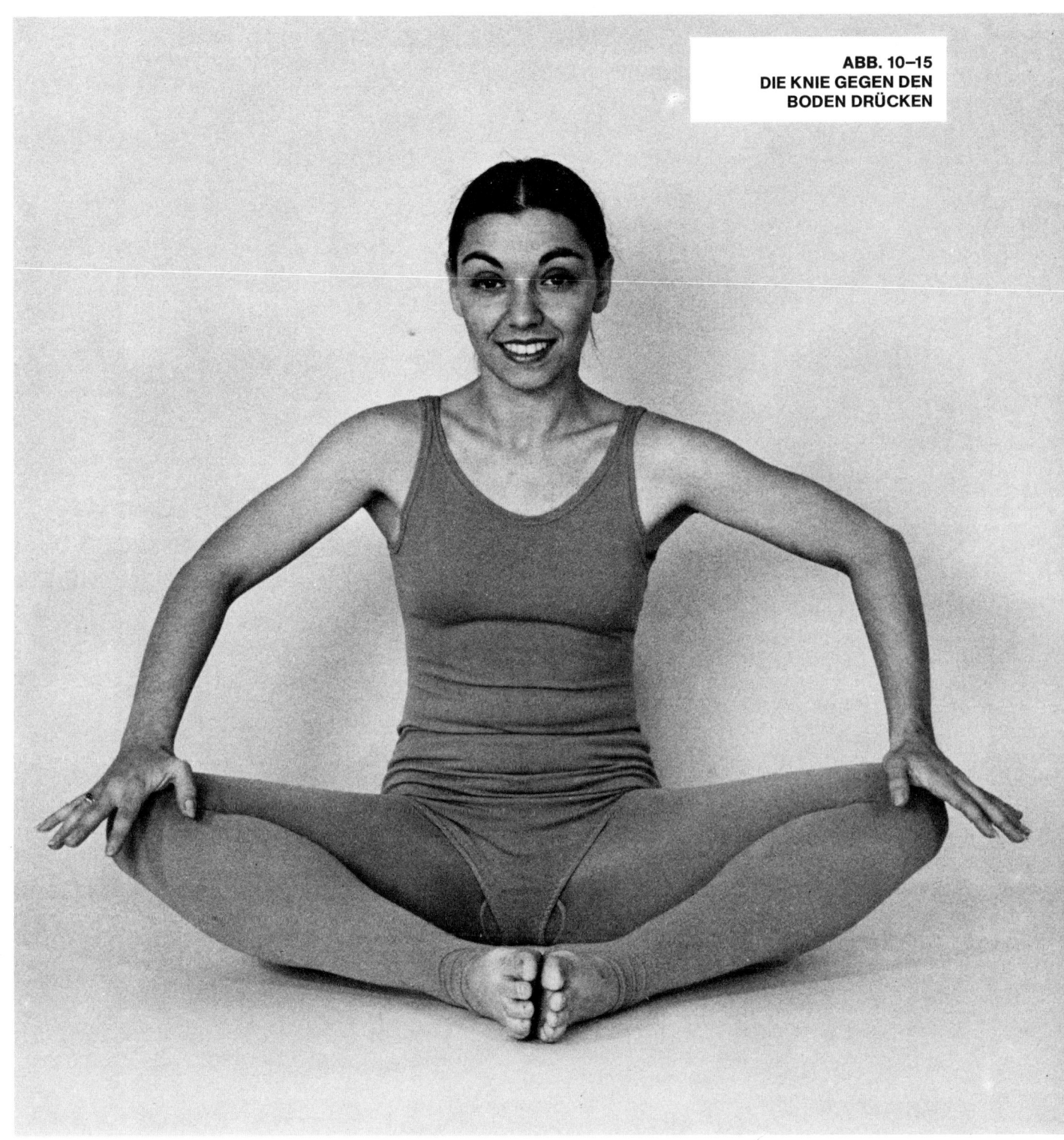

**ABB. 10–15
DIE KNIE GEGEN DEN
BODEN DRÜCKEN**

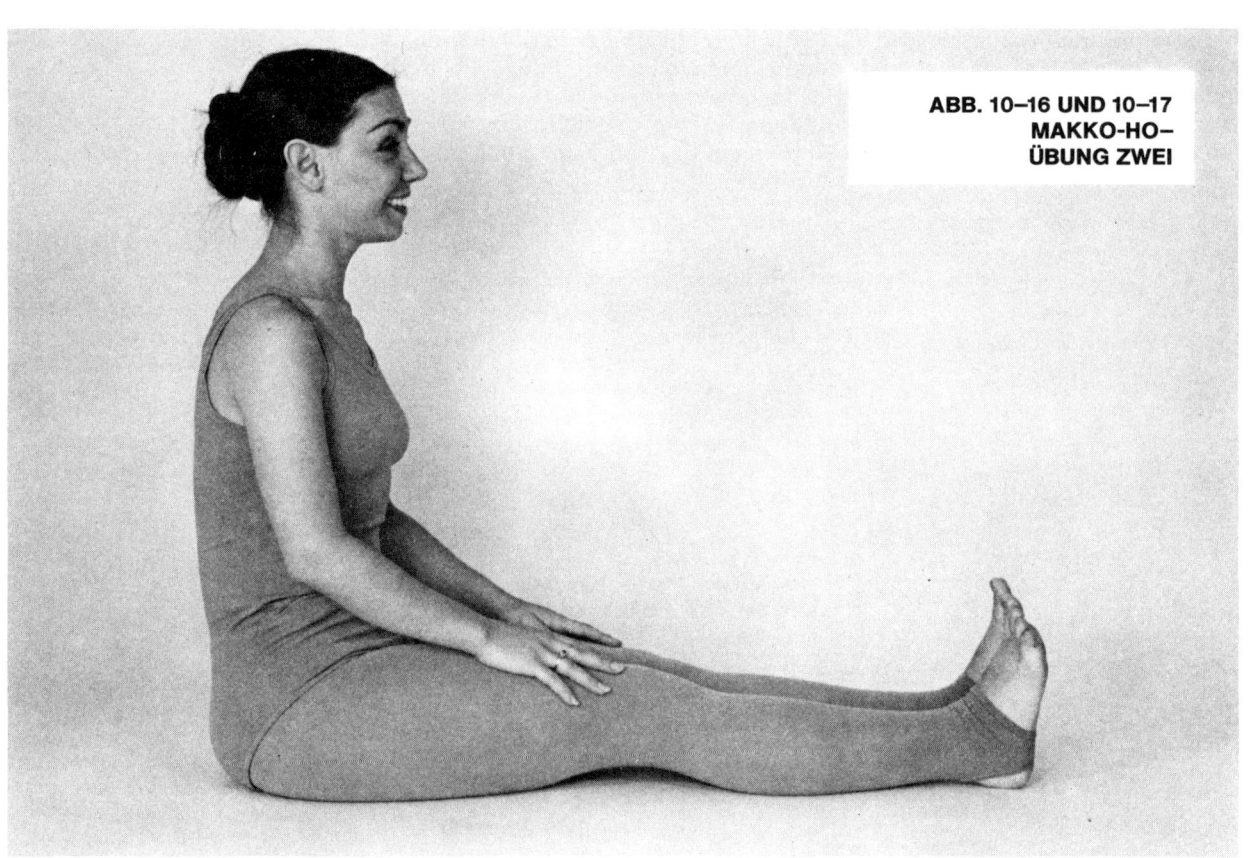

ABB. 10–16 UND 10–17
MAKKO-HO–
ÜBUNG ZWEI

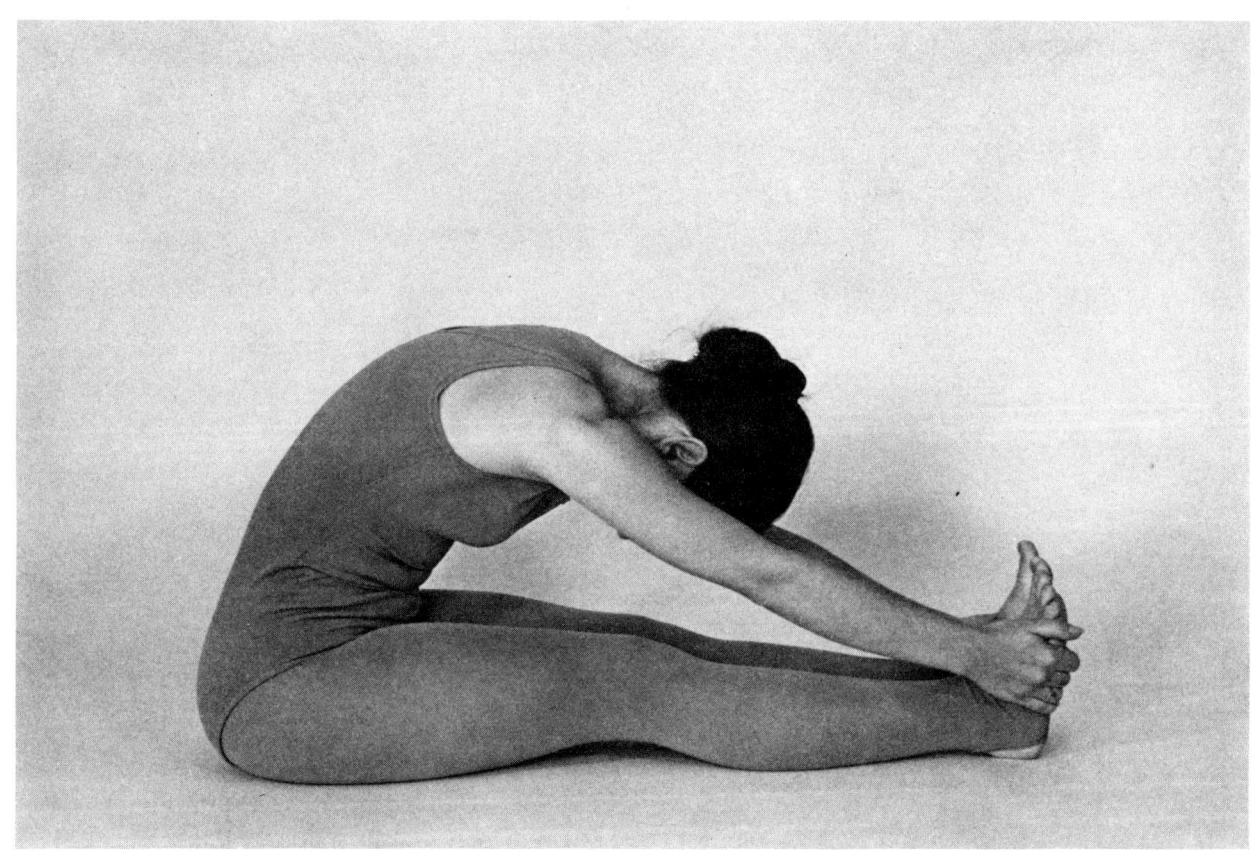

ÜBUNG ZWEI

Sitzen Sie mit geradem Rücken und strecken Sie beide Beine vor sich aus. Halten Sie Ihre Füße in einem Winkel von 90 Grad gebeugt. Beugen Sie jetzt Ihren Körper vorwärts und fassen Sie die Sohlen Ihrer Füße, ohne Ihre Knie zu beugen (Abb. 10–16 und 10–17). Machen Sie dies zehn- oder zwanzigmal. Wenn Sie nicht nahe genug an Ihre Füße herankommen können, um sie zu fassen, gehen Sie so weit wie möglich vorwärts, ohne Ihre Knie zu beugen. Diese Übung streckt die Muskeln in der Achillessehne, dem Fußgelenk und an der Rückseite der Beine. Wiederum: nicht für schwangere Frauen.

ÜBUNG DREI

Öffnen Sie Ihre Beine in einem Winkel von 180 Grad und, indem Sie Ihre Arme nach vorn ausstrecken, beugen Sie Ihren Körper, so daß Ihr Kopf den Fußboden berührt. Machen Sie dies zehn- oder zwanzigmal. Dies wird die Geschmeidigkeit in den Gelenkhöhlen Ihrer Beine und in den Muskeln verbessern. Diese vermehrte Geschmeidigkeit kann zu einem glücklichen Sexualleben führen und kann Menstruationsprobleme und Frigidität regulieren. Ungleich den ersten beiden Makko-Ho-Übungen, ist diese gut zu machen, wenn Sie schwanger sind; sie wird Ihre Chancen für eine leichte Entbindung verbessern (Abb. 10–18).

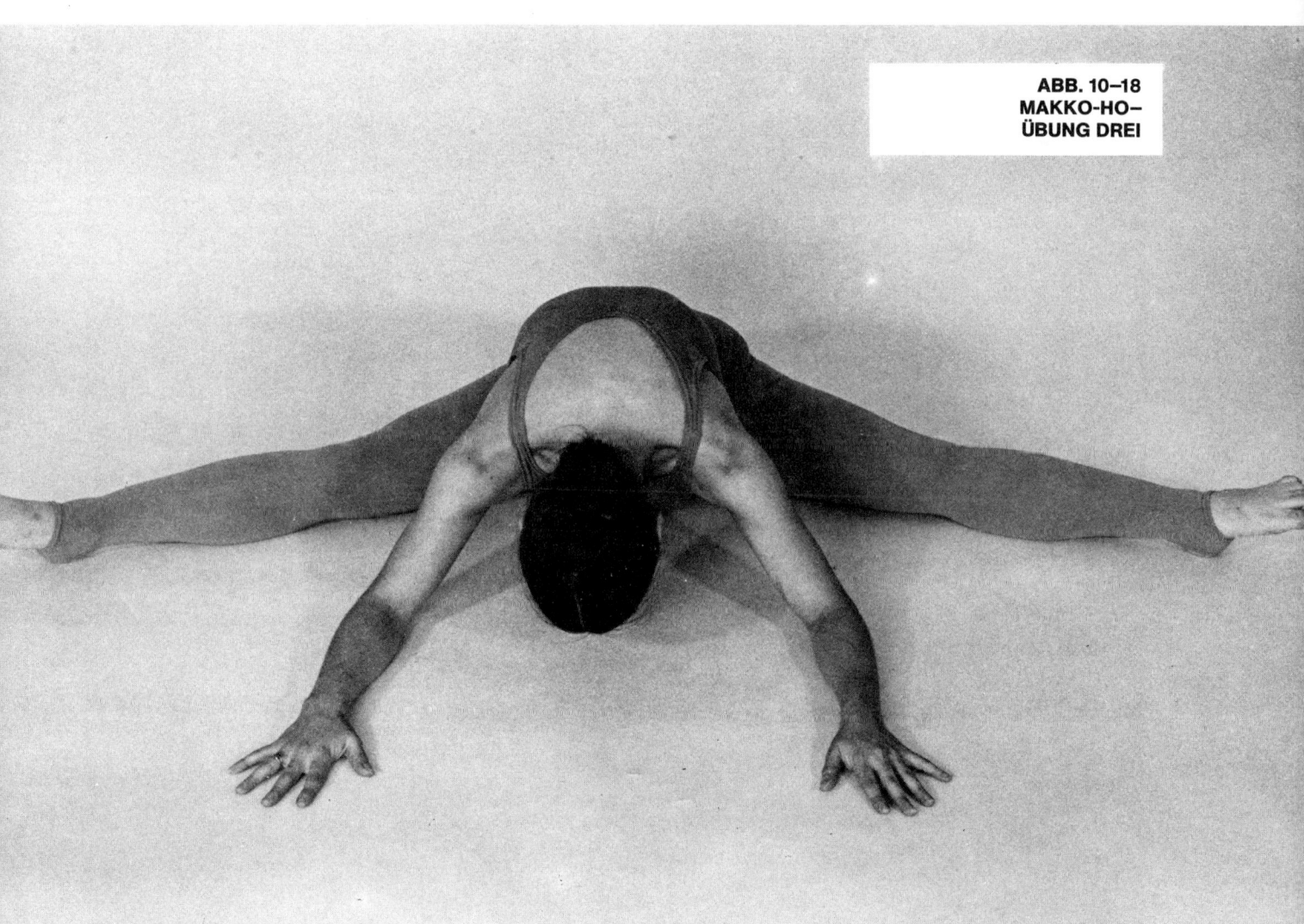

**ABB. 10–18
MAKKO-HO–
ÜBUNG DREI**

ÜBUNG VIER

Sitzen Sie auf Ihren Fersen mit geradem Rücken (Abb. 10–19). Entspannen Sie sich. Dies ist die traditionelle, japanische Sitzhaltung für Frauen und wird auch in der Zen-Meditation gebraucht. Lassen Sie Ihre Füße wo sie sind, legen Sie sich rückwärts nieder, halten Sie Ihre Hüften auf dem Boden und Ihre Knie so eng wie möglich beieinander. Vermeiden Sie es, Ihren Rücken zu wölben oder Ihre Knie auseinandergehen zu lassen. Bleiben Sie so für ein paar Minuten und atmen Sie tief und regelmäßig (Abb. 10–20). Wenn Ihr Gesäß im Sitzen nicht auf dem Boden ist, können Sie ein Kissen darunter legen, und wenn es schwierig ist, sich ganz zurück zu beugen, stellen Sie ein niedriges Möbelstück hinter sich und lehnen Sie sich daran. Diese Übung streckt den Rücken und kann eine Vorwärtskrümmung der Lendenwirbel korrigieren.

**ABB. 10–19 UND 10–20
MAKKO-HO–
ÜBUNG VIER**

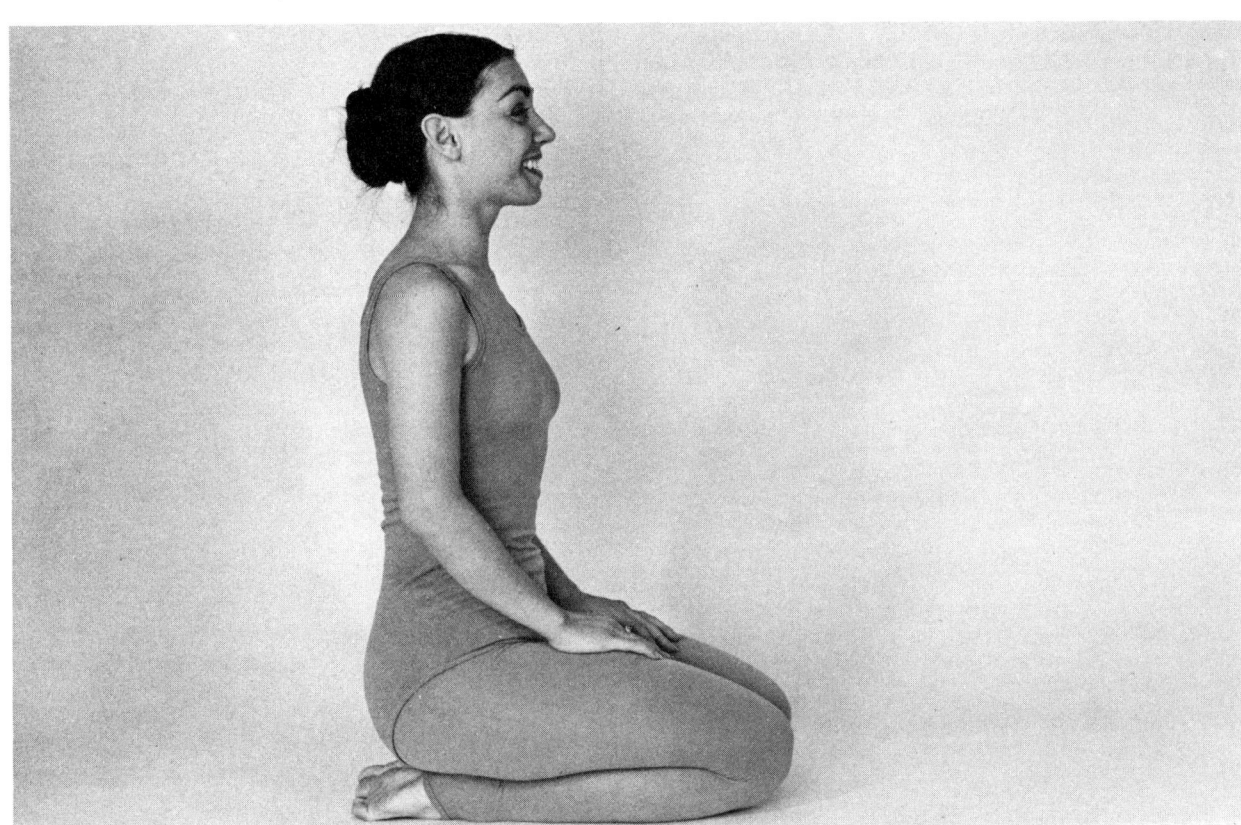

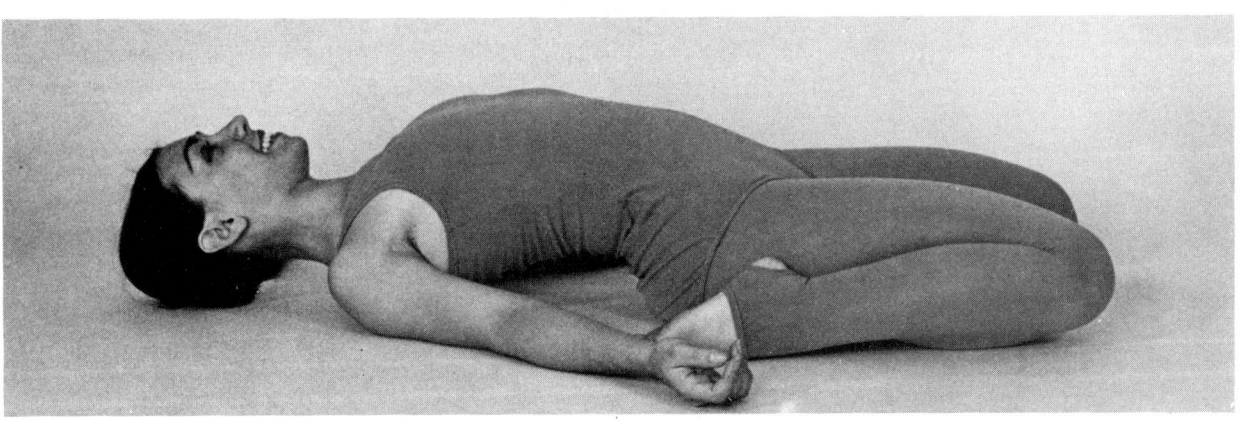

Schwingen und Schaukeln

Nachstehend zwei letzte Übungen, die Sie allein machen können, und die der Wirbelsäule sehr zuträglich sind.

SCHWINGÜBUNGEN

Stehen Sie mit gespreizten Beinen in bequemer Haltung. Indem Sie Ihre Arme weit ausbreiten, drehen Sie Ihren Körper nach rechts und nach links. Nicht forcieren, entspannen und gemütlich schwingen. Nicht die Füße drehen. Machen Sie dies zwei bis drei Minuten lang. Fahren Sie fort, den Rumpf zu drehen, aber jetzt, zur äußersten Streckung, schwingen Sie Ihr Bein aufwärts, entgegengesetzt zu der Richtung Ihres Rumpfes. Wenn sich der Rumpf nach links dreht, schwingt Ihr Bein aufwärts nach rechts (Abb. 10–21). Lassen Sie Ihre Arme locker. Schwingen Sie beide Beine abwechselnd. Vielleicht hören Sie einen Lendenwirbel knacken. Diese beiden Übungen sind gut für den unteren Rücken und entspannen die Rückenmuskeln.

**ABB. 10–21
SCHWINGÜBUNG**

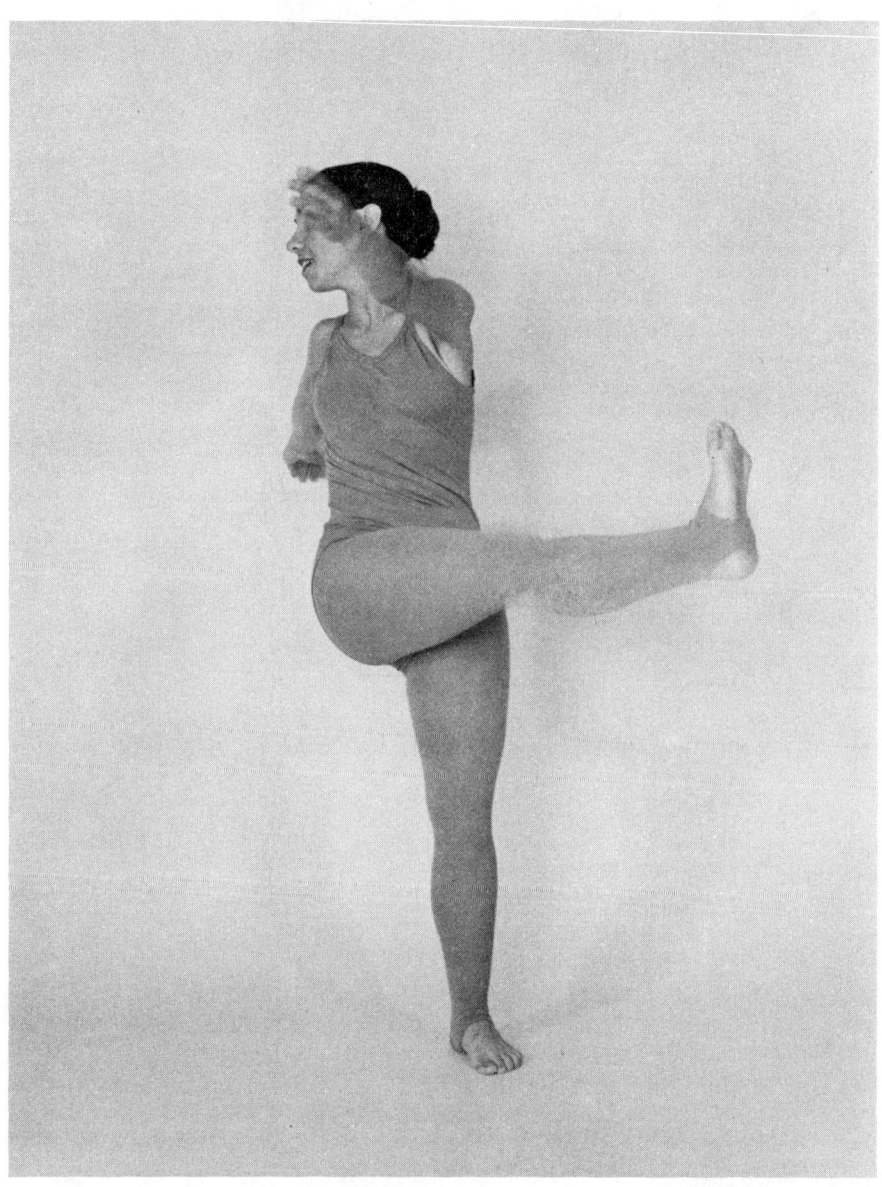

SCHAUKELÜBUNG

Sitzen Sie gerade, mit gekreuzten Beinen und fassen Sie jeden Fuß mit der entsprechenden Hand. Senken Sie Ihr Kinn und schaukeln Sie rückwärts, dann hoch und wieder vorwärts. Den besten Erfolg werden Sie haben, wenn Ihr Körper ganz entspannt ist. Wenn diese Übung zwei- bis dreimal im Tag fünf Minuten lang ausgeführt wird, macht sie Ihre Wirbelsäule elastischer, weil das Schaukeln Ihres eigenen Gewichtes diese massiert (Abb. 10–22).

**ABB. 10–22
SCHAUKELÜBUNG**

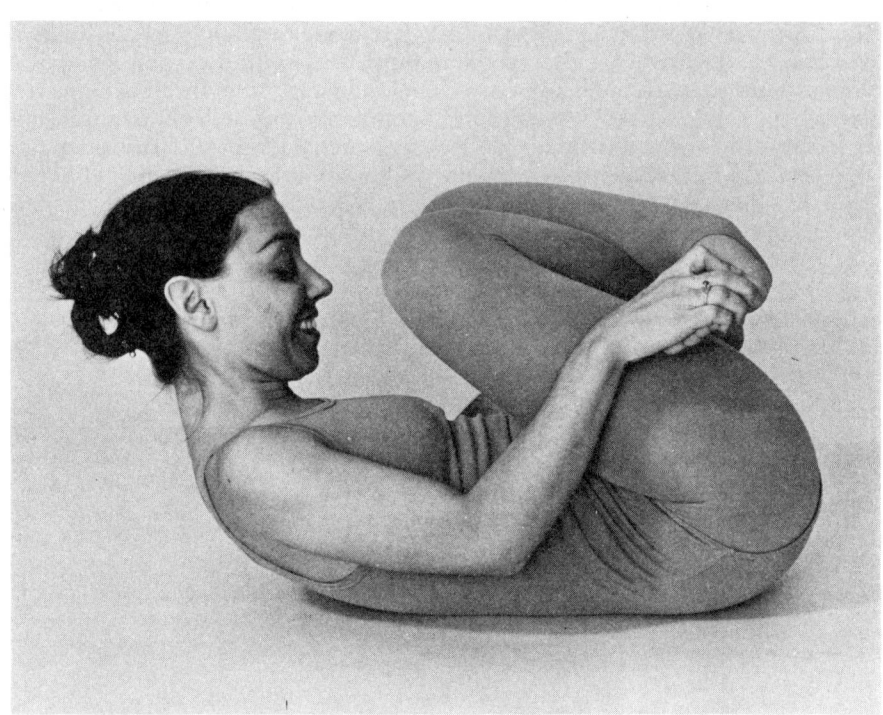

11. Allgemeines Shiatsu, und wie man häufig vorkommende Beschwerden mit Shiatsu behandelt

Gratuliere! Sie haben jetzt die grundlegenden Techniken des Shiatsu erlernt – eine Kunst, die Sie zu einem Segen für Ihre Freunde und Familienmitglieder machen wird. Wenn Sie bei denen, die Ihnen nahestehen, Shiatsu-Behandlungen anwenden, werden Sie Ihren Körpern und Gefühlen gegenüber feinfühliger werden als je zuvor. Wenn Sie bei Fremden Shiatsu anwenden, wird es Sie beide unvermeidlich zu Freunden machen – Sie werden Ihre Zwiesprache auf einer Ebene beginnen, die jenseits und tiefer ist als irgendetwas, was Sie in Worten sagen könnten. Natürlich sind Sie noch kein Experte, aber je mehr Sie Shiatsu praktizieren, desto schneller werden Sie imstande sein, die Tsubos aufzufinden, desto durchdringender werden Ihre Finger werden, und desto besser werden Sie den menschlichen Körper, den Schmerz und das Wohlgefühl, das Sie mit Ihren Fingern geben können, verstehen.

Am ganzen Körper Shiatsu anwenden

Um die Gesundheit des Körpers Ihres Freundes (Ihrer Freundin) zu pflegen, müssen Sie bei ihm (ihr) allgemeines Shiatsu anwenden – oder Shiatsu, das alle Meridianlinien stimuliert. Selbst wenn er oder sie an einer einzelnen, speziellen Krankheit leidet, sollten Sie allgemeines Shiatsu üben, weil kein Gesundheitsproblem in Isolation existiert, sondern Stagnation oder Nachlassen der Energie überall im Körper anzeigt. Sie haben bis jetzt die Arbeitsweisen studiert, in denen man Shiatsu auf Rücken, Hara, Hals, Glieder und Kopf anwendet. Ich werde Ihnen jetzt ein Modell für allgemeines Shiatsu geben und die Reihenfolge angeben, in der Sie die Techniken, die Sie schon gelernt haben, anwenden können.

1. Rücken-Shiatsu. Bitten Sie den Patienten, sich auf den Bauch zu legen und sich zu entspannen. Wärmen Sie seinen Rucken, ehe Sie anfangen, bestimmte Tsubos zu drücken. Mit Hilfe Ihrer Finger, Daumen und Handflächen praktizieren Sie Kenbiki, oder das Schieben und Ziehen der Muskeln. Finden Sie heraus, wo er Versteifung, erhöhte Temperatur und Schmerzen hat. Wenden Sie die speziellen, in Kapitel 3 beschriebenen Techniken an – wenn sie angebracht sind. Dann drücken Sie die Tsubos im Blasenmeridian, von Blase Nr. 11 bis Nr. 26. Wiederholen Sie dies dreimal. Dann drücken Sie Blase Nr. 41 bis Nr. 52. Dreimal wiederholen.

2. Während der Patient auf dem Bauch liegt, wenden Sie an den Hüften und den Rückseiten der Beine Shiatsu an.

3. Wenden Sie Shiatsu an den Füßen an.

4. Bitten Sie den Patienten, sich auf den Rücken zu legen. Wenden Sie Ampuku an.

5. Wenden Sie Shiatsu an der Vorderseite der Beine an.

6. Wenden Sie Shiatsu an der Brust und den Armen an.

7. Wenden Sie Shiatsu an Hals, Kopf und Gesicht an.

8. Lassen Sie den Patienten sich aufsetzen. Wenden Sie Shiatsu an Nacken, Kopf und Schultern an.

Die ganze Routine sollte von dreißig Minuten bis zu einer Stunde dauern. Wenn Ihr Patient ein besonderes Problem hat, konzentrieren Sie sich auf die Tsubos, die zu seiner Behandlung gebraucht werden, nachdem Sie das allgemeine Shiatsu angewandt haben. Während Sie Erfahrungen sammeln und den Körper Ihres Patienten kennen lernen, werden Sie Techniken entwickeln und anwenden, die für diesen Menschen am vorteilhaftesten sind.

Wie gewöhnliche Beschwerden behandelt werden

Auf den folgenden Seiten habe ich eine Anzahl von Krankheiten, Beschwerden und chronischen Gesundheitsproblemen ausgewählt, sie in alphabetischer Reihenfolge aufgeführt und beschrieben, wie man sie mit Shiatsu bessern kann: Shiatsu mag diese Probleme nicht hundertprozentig beheben, aber es kann ihre Symptome mildern, wenn es richtig und regelmäßig angewandt wird. Natürlich war ich nicht imstande, jede der Menschheit bekannte Krankheit einzuschließen, noch habe ich jede Behandlung, die in den vorangehenden Kapiteln beschrieben wurde, wiederholt. Ich habe die für die Behandlung von Krankheiten gebrauchten Tsubos auf jene beschränkt, die in Kapitel 2 beschrieben wurden. Wenn Sie nicht sicher sind, wo ein Tsubo liegt oder wie man es drückt, ziehen Sie Kapitel 2 und meine Tafeln zu Rate. In manchen Fällen habe ich empfohlen, ein bestimmtes Tsubo zu drücken, das nicht in direkter Beziehung zu einer besonderen Krankheit steht. Dies sind Tsubos, die das Problem indirekt beeinflussen, die die gesamte Produktion von Körperenergie, die zur Bekämpfung der Krankheit gebraucht wird, vermehren oder die in Verbindung mit den anderen Tsubos, die ich empfohlen hatte zu drücken, arbeiten.

In vielen Fällen habe ich auch diätetische Maßnahmen empfohlen oder eine Krankheit und ihre Ursache in Übereinstimmung mit den Grundsätzen der orientalischen Medizin beschrieben.

ARTHRITIS

Wir sind noch nicht sicher, wodurch Arthritis, diese weit verbreitete Krankheit, deren ärgstes Symptom eine schmerzhafte und bewegungshemmende Entzündung der Gelenke ist, verursacht wird. Es kann ein Übermaß an Giftstoffen im Körper sein oder zu viel Feuchtigkeit in der Luft. Um zu helfen, den Arthritisschmerz zu lindern, schieben und ziehen Sie die Muskeln in der Gegend, wo der Schmerz am intensivsten ist, und wenden Sie dort allgemeines Shiatsu an. Dann drücken Sie die folgenden Tsubos: Blase Nr. 20 und Nr. 25 und Konzeptionsgefäß Nr. 6.

ASTHMA

Auch von Asthma weiß niemand genau, wodurch es verursacht wird. Leute mit Allergien haben die Neigung, es zu entwickeln, und Luftverschmutzung, Wetter und Ernährungsweisen, die zuviel tierisches Eiweiß, Zucker und zu scharf gewürzte Speisen einschließen, können mitwirkende Faktoren sein. Sie können Asthmasymptome mit den folgenden Behandlungen mildern:

1. Wenden Sie Hals-Shiatsu an. Wenden Sie Shiatsu an beiden Seiten des Halses an, weil asthmatisches Husten die Muskeln in diesen Bezirken gespannt und steif macht. Auch wird Asthma oder irgendein anderes Lungenproblem

Schmerzen in Rücken und Schultern verursachen, daher üben Sie auch an diesen Körperteilen Shiatsu (siehe Kapitel 4).

2. Drücken Sie einwärts unter den Brustkorb während der Patient ausatmet (siehe Seiten 106–107).

3. Drücken Sie die folgenden Tsubos: Blase Nr. 12 und Nr. 13, Lunge Nr. 1 und Gallenblase Nr. 21.

4. Massagebehandlung: Nehmen Sie ein trockenes Handtuch und reiben Sie die Gliedmaßen des Körpers, indem Sie nach dem Herzen zu arbeiten. Fahren Sie fort bis der Körper sich heiß anfühlt. Die trockene Handtuchmassage fördert gute Zirkulation und Hautatmung und kräftigt die Haut, sie verbessert die Gesundheit des ganzen Körpers. Machen Sie es im Freien, in der frischen Luft, wenn möglich, selbst im Winter.

AUGENPROBLEME

Als Sie ein Kind waren, hat Ihnen Ihre Mutter wahrscheinlich gesagt, daß Sie Ihre Augen nicht mit den Händen reiben sollten. In Wirklichkeit ist es gut, die Augen zu reiben und zu stimulieren, vorsichtig natürlich, und mit sauberen Händen. (Siehe Augenmassagen in Kapitel 9). Wenn sich Ihre Augen heiß anfühlen, legen Sie ein kühles Handtuch über sie. Nehmen Sie es nach ein paar Minuten wieder weg und reiben Sie Ihre Augen sanft mit dem Handtuch. Wenn Sie viel lesen und Ihre Augen müde werden, versuchen Sie, mit entspannten Augen weit in die Ferne zu schauen. Strengen Sie sich nicht an, irgendetwas zu sehen, schauen Sie einfach jede Stunde einmal in die Ferne. Eine Augenübung zur Entspannung und Kräftigung der Augen wird so gemacht: Sie sehen geradeaus, dann langsam nach oben und nach unten und zurück zur Mitte. Drehen Sie Ihre Augen so weit Sie ohne Anstrengung können. Tun Sie dasselbe nach links, rechts, diagonal und rollen Sie dann Ihre Augen im Sinne des Uhrzeigers und in entgegengesetzter Richtung. Rotieren Sie langsam Ihren Hals. Dann drücken Sie Sei Mei, oder Blase Nr. 1 und rollen Ihren Zeigefinger gegen die Nase. Die Augen sollten geschlossen sein. Auch können Sie sanft entlang dem Knochen, der das Auge umgibt, drücken.

Für müde Augen, Kurzsichtigkeit und Weitsichtigkeit drücken Sie die folgenden Punkte: Tai Yo, Blase Nr. 20, die Mitte jeder Augenbraue und Dickdarm Nr. 4.

Menschen mit Augenproblemen und chronisch müden Augen klagen immer über Schmerzen im Nacken, Rücken und in den Schultern. Diese Schmerzen können gelindert werden, indem Sie Gallenblase Nr. 21, Blase Nr. 20, Lenkergefäß Nr. 14 und Ohashis Punkt zwischen dem dritten und vierten Halswirbel im Nacken drücken. Denken Sie daran, nach der Philosophie der orientalischen Medizin sind die Augen Spiegel der Leber, und die Leber braucht Vitamin A, um gut zu funktionieren. Vermeiden Sie jedes Übermaß an Ölen und Fetten und essen Sie nicht zuviel.

BETTNÄSSEN

Ich war ein Bettnässer, bis ich zehn Jahre alt war. Mein Vater machte mich schamrot, indem er mich vor meinen Schwestern ausschalt. Es schien, daß ich, je mehr ich aufzuhören versuchte, desto nervöser wurde und desto mehr das Bett näßte. Meine Mutter, eine kluge Frau, wandte allgemeines Shiatsu und Ampuku an mir an, und mein Bettnässen hörte auf einmal auf. Nervöse Kinder neigen zum Bettnässen, und wenn sie deswegen gescholten werden, wird das Problem schlimmer. Man hat herausgefunden, daß Kinder, die chronische Bettnässer sind, oft irgendeine Knochenbauunregelmäßigkeit oder abnorme Versteifung im Rücken und in den Seiten des Körpers haben. Nachstehend einige Übungen und Shiatsu-Techniken um Bettnässen zu stoppen:

1. Legen Sie das Kind auf den Rücken. Strecken und spreizen Sie seine Beine. Kneten Sie jede seiner Zehen mit Ihrem Daumen und Zeigefinger und ziehen Sie dann leicht an ihnen. Massieren Sie jede Zehe zwei oder drei Minuten lang. Kneten Sie seine große Zehe mit Ihrem Daumen und Zeigefinger. Während Sie die Zehe halten, ziehen Sie das Bein hoch, bis die Zehe 5 cm vom

Kopf des Kindes weg ist. Schütteln Sie das Bein an der Zehe. Wiederholen Sie dies mit jeder Zehe.

2. In Japan kitzeln wir Bettnässer, aber nur in spielerischer Weise und wenn das Kind es gern hat. Halten Sie den Kopf des Kindes zwischen Ihren Knien fest und kitzeln Sie es abwechselnd auf beiden Seiten des Rumpfes. Wenn es lacht, wird es seinen Körper auf die Seite drehen, die der, die Sie kitzeln, entgegengesetzt ist. Dies hilft, Verkrümmungen und Deformierungen des Körperbaus zu korrigieren. Kitzeln Sie zwei bis fünf Minuten.

3. Wenden Sie Shiatsu auf Ten Shi an, neben dem Kreuzbein, und drücken Sie die vier Vertiefungen an jeder Seite, an der Seite des Halses und besonders Blase Nr. 10. Drücken Sie die erste Reihe der Tsubos auf dem Blasenmeridian entlang der Wirbelsäule.

4. Wenden Sie Ampuku an.

DIABETES

Der beste Weg, die Symptome von Diabetes zu mildern, ist die Einhaltung der Diät, die der Arzt empfohlen hat. Shiatsu kann Diabetes nicht heilen, aber allgemeines Shiatsu über den ganzen Körper, das Drücken der assoziierten Punkte auf dem Blasenmeridian (Blase Nr. 20, Nr. 19, Nr. 18 und Nr. 23) und Ampuku-Therapie können die Funktionen von Pankreas, Leber und deren assoziierten Organen anregen.

DIARRHÖE

Diarrhöe ist einer der Wege, auf denen der Körper sich von giftigen oder verdorbenen Nahrungsmitteln befreit (Erbrechen ist ein anderer Weg auf dem der Körper gefährliche Stoffe ausstößt). Sie kann durch Überernährung verursacht werden oder durch nervöse Spannungen, Angstzustände, Zwangsvorstellungen, Erkältungen, Influenza (Störungen im Lungenmeridian können auch Dickdarmprobleme hervorrufen), allgemeine Systemschwäche und ein schwaches oder kaltes Hara. Eine Erkältung, die Schmerz im Rücken oder in den Beinen verursacht, wird sicherlich mit Durchfall einhergehen. Einige Arten von Durchfall, wie Ruhr, werden durch infektiöse Parasiten im Gedärm verursacht und sollten von einem Arzt behandelt werden.

Diarrhöe ist am gefährlichsten für Säuglinge, weil es ihren kleinen Körpern so rasch die Flüssigkeit entzieht. Ich wäre als kleines Kind fast an Durchfall gestorben. Zur Zeit nach dem Kriege hatte Japan weder Krankenhäuser noch Medikamente. Glücklicherweise brachte mich mein Vater zu einem in der Volksmedizin geschulten Arzt, der meinen Rücken und Magen mit Moxa behandelte. Ich verdanke ihm mein Leben.

Wenn Sie Diarrhöe haben, so können Sie ein paar Tage lang fasten, um ihr Verdauungssystem zu entgiften. Sehen Sie zu, daß Sie die verlorene Flüssigkeit durch Tee ersetzen. Kräutertee, besonders Salbei, sind geeignet, den Magen zu kräftigen und den Durchfall zum Stehen zu bringen. Durchfall kann die Folge einer Erkältung des Hara sein. Wärmen Sie es, indem Sie vier bis fünf hart gekochte heiße Eier in ein Handtuch wickeln (die Eier halten die Hitze für eine lange Zeit) und sie auf Ihr Hara legen, das Sie dann reiben. Wenden Sie am Blasenmeridian im Rücken Kenbiki an und drücken dann die folgenden Tsubos: Ten Shi, Magen Nr. 34 und Nr. 36, Nieren Nr. 1 und Konzeptionsgefäß Nr. 6 und Nr. 12. Wenden Sie sehr sanftes Shiatsu am unteren Hara und etwas stärkeres Shiatsu am oberen Hara an. Vergessen Sie das allgemeine Ampuku nicht. Drücken Sie die Vertiefungen zu beiden Seiten des Kreuzbeins.

EPILEPSIE

Diejenigen, die eine Neigung zur Epilepsie haben, können ihr Vorschub leisten, indem sie säurebildende Nahrungsmittel essen, wie Produkte aus tierischem Eiweiß (Fleisch, Milch, Käse usw.). Nach orientalischer Ernährungstheorie sind diese Nahrungsmittel Yang und sollten durch Yin Nahrungsmittel (Getreide, Pflanzeneiweiß und grüne Gemüse) ausgeglichen werden. Auch Nahrungsmittelvergiftung, gebratene Speisen und Mangel an Kalzium können Anfälle bei dem potentiellen Epileptiker auslösen.

Wenn Sie in der Nähe von jemandem sind, der einen epileptischen Anfall hat, bleiben Sie ruhig und zeigen Sie sich nicht aufgeregt oder entsetzt. Senken Sie seine Körpertemperatur, indem Sie seine Kleidung entfernen, und halten Sie ihn kühl. Stopfen Sie ihm rasch ein zusammengeknülltes Taschentuch in den Mund, unter die Zunge, um zu verhindern, daß er auf diese beißt. Sorgen Sie für viel frische Luft – am besten kühle, trockene Luft. Legen Sie ein feuchtes Handtuch auf seinen Kopf.

Drücken Sie dann den Blasenmeridian der Wirbelsäule entlang und Lenkergefäß Nr. 14, Nr. 25 und Nr. 26; Blase Nr. 60 (kneifen Sie Blase Nr. 60 und die andere Seite des Fußes zusammen); Konzeptionsgefäß Nr. 12 und Nieren Nr. 1. Drücken Sie stark auf die Achillessehne. Kneten Sie die große Zehe mit Ihrem Daumen und Zeigefinger, und drücken Sie stark auf die Handflächen des Patienten.

ERBRECHEN

Es gibt viele Gründe, die zum Erbrechen führen.

1. Bewegungskrankheit, oft gefördert durch zuviel essen und trinken in Verbindung mit einem nervösen Magen, oder durch eine Gleichgewichtsstörung im Ohrenmechanismus.

2. Nahrungsmittelvergiftung. Wenn Sie Gift geschluckt haben, versucht Ihr Körper, es wieder von sich zu geben. Dies ist eine gesunde Reaktion. Ihr Körper schützt Sie, und Sie sollten froh sein, daß Sie erbrechen. Wenn Sie es nicht können, versuchen Sie das folgende Mittel: Nehmen Sie drei Teelöffel voll Salz in einer Tasse warmen Wassers, oder Reisessig anstatt Salz, wenn verfügbar. Dann massieren Sie mit Ihrem Zeigefinger oder einer Zahnbürste die Rückwand Ihres Rachens.

3. Schwangerschaft. Während der Schwangerschaft stellen sich häufig Übelkeit und Brechreiz ein, weil da ein Zuwachs in der Haragegend stattfindet, an den der Körper nicht gewöhnt ist. Ein gutes Mittel gegen diese Beschwerden sind *umeboshi*, saure japanische Pflaumen. Diese werden Ihren Appetit verbessern und haben ein köstliches Aroma.

4. Blinddarmentzündung und Nierensteine. Wenn Sie eines von diesen Problemen haben, müssen Sie sich am ehesten operieren lassen.

5. Krankheiten, die von Fieber und Frostgefühl begleitet sind. Auch dies ist ein Versuch Ihres Körpers, sich von Giften und Schleim zu befreien. Sie sollten keine feste Nahrung zu sich nehmen. Trinken Sie stattdessen Obstsaft.

Um schweres und übermäßiges Erbrechen zu behandeln, üben Sie Kenbiki am Rücken, den Blasenmeridian entlang, Ampuku-Therapie und Hals-Shiatsu.

ERSCHÖPFUNG

Bei Erschöpfung wenden Sie allgemeines Shiatsu und dann Ampuku an, besonders am Tan-Den-Punkt, um die erneuernde Lebens- und Sexualenergie anzuregen. Wenden Sie Hals-Shiatsu an und drücken Sie Lenkergefäß Nr. 14, Gallenblase Nr. 20 und Nr. 21. Wenn die Erschöpfung chronisch ist, könnten Leber, Pankreas, wie auch andere Organe in ihren Funktionen gestört sein und Sie sollten einen Arzt aufsuchen.

FRIGIDITÄT

Wenn eine Frau geschlechtskalt ist und keine sexuellen Wünsche hat, sollte ihr Mann ihr helfen, indem er mit zarter Liebe und Zuneigung jeden Tag allgemeines Shiatsu bei ihr anwendet, besonders vor dem Zubettgehen. Auch sollte er die Blasenmeridiantsubos Nr. 23, Nr. 26 und Nr. 27, und Magen Nr. 9 drücken, und Shiatsu am vorderen Hals und in der Schilddrüsengegend anwenden. Auch Ampuku ist wichtig, um die sexuelle Energie zu vermehren. (siehe "Sexuelle Vitalität" weiter unten für die Vermehrung der Sexualkraft bei Männern und Frauen).

GEWÖHNLICHE ERKÄLTUNG

Ein japanisches Sprichwort sagt: "Die Erkältung führt zu allen Krankheiten". Gemeint ist, daß wenn eine Erkältung nicht behandelt wird, sie zu ernsteren Problemen führen kann. Um Erkältungen zu verhindern, versuchen Sie, eine Kost einzuhalten, die arm ist an Süßigkeiten, speziell Schokolade, nehmen Sie Vitamin C, suchen Sie die Sonnenwärme und geben Sie sich selbst die Massage mit dem trockenen Handtuch, die weiter oben, unter Asthma, beschrieben worden ist.

Die beste Behandlung für eine Erkältung ist Ruhe für Körper und Geist, warm halten und natürliches Vitamin C nehmen. Leicht verdauliches Protein fördert die Energie im Körper, welche die Erkältung bekämpft. Zur Behandlung von Erkältungen wenden Sie zuerst allgemeines Shiatsu an. Dann drücken Sie Blase Nr. 10, Nr. 12 und Nr. 13, Gallenblase Nr. 20 und Dickdarm Nr. 4 und Nr. 11, um Schmerzen und andere Symptome zu lindern und die Körperenergie zu vermehren. Siehe Kapitel 9 für Techniken zur Befreiung von Nasenverstopfung. Siehe auch "Kopfschmerzen" und "Stirnhöhlenkatarrh" in dieser Liste.

GLATZENBILDUNG

Um durch Anregung der Haarfollikel die Glatzenbildung zu verzögern oder zu verhindern, massieren Sie die Kopfhaut mit Ihren Fingern, wenden Hals-Shiatsu an und drücken Lenkergefäß Nr. 14 und Gallenblase Nr. 20, um gute Zirkulation herzustellen und die Kopfhaut geschmeidig zu machen. Dann wenden Sie allgemeines Shiatsu an Kopf und Gesicht an und drücken und massieren die Lenkergefäß-, Blasen- und Gallenblasenmeridiane. Sie können diese Behandlung auf Ihren eigenen Kopf anwenden, vier- oder fünfmal am Tag.

HALSENTZÜNDUNG

Um die Symptome der Halsentzündung zu mildern, drücken Sie Lunge Nr. 11, Dickdarm Nr. 4 und Magen Nr. 9.

HÄMORRHOIDEN

Branntweine, gewürzte Speisen, Verstopfung und zuviel essen verursachen Leberstörungen. Eine gestörte Leberfunktion erhöht den Blutdruck in den Adern, wodurch diese im After schmerzhaft anschwellen. Sie können beim Baden Ihren After selbst massieren, oder indem Sie Ihre Finger reinigen und mit gutem Pflanzenöl bestreichen. Drücken Sie die geschwollenen und erweiterten Teile des Afters sanft zurück. Drücken Sie stark auf die folgenden Punkte: Blase Nr. 18, Nr. 23, Nr. 25, Nr. 26, Lenkergefäß Nr. 9 (auf der Wirbelsäule, zwischen dem siebten und achten Brustwirbel) und Nr. 20. Wenn Verstopfung die Ursache Ihrer Hämorrhoiden ist, behandeln Sie auch dieses Problem (siehe "Verstopfung" in dieser Liste).

HAUTUNREINIGKEITEN

Siehe Kapitel 9.

HERZANFALL

Wenn jemand einen Herzanfall hat, führen Sie *Katsu* aus – das bedeutet: Sie setzen ein gebeugtes Knie auf die Herzpunktgegend des Patienten, Blase Nr. 15, und stoßen mit dem Knie, während Sie die rechte Schulter des Patienten nach oben und seine linke Schulter nach unten ziehen. Den kleinen Finger langziehen. Dann strecken Sie Ihre Arme und drücken Sie wiederholt auf das Herz, indem Sie Ihr Gewicht einsetzen und den Patienten in der Rückenlage halten. Drücken Sie Nieren Nr. 1, Lunge Nr. 9, Herz Nr. 7 und Lenkergefäß Nr. 26. Kneifen und drücken Sie kräftig auf die große Zehe.

HOHER BLUTDRUCK (HYPERTONIE)

Hoher Blutdruck wird durch Überernährung, zuviel Salz, tierisches Eiweiß, Trinken und Rauchen verursacht. Nierenprobleme, Schilddrüsenprobleme, Hormonstörungen, Arterienverkalkung, nervöse Spannung und Überarbeitung stehen in Beziehung zu hohem Blutdruck. Auch Vererbung kann bei manchen Menschen, die dies Problem haben, ein Faktor sein. Hoher Blutdruck kann Gehirnschaden, Kopfweh, Schwindel, Schlaflosigkeit, Schulterschmerzen, Herzprobleme und Herzklopfen, Verstopfung, Nierenleiden und Ohrenklingen verursachen.

Um hohen Blutdruck mit Shiatsu zu behandeln, drücken Sie Dickdarm Nr. 11, Magen Nr. 9 und Nr. 36, Nieren Nr. 1, Blase Nr. 15 und Nr. 22 und Gallenblase Nr. 21. Magen Nr. 9 ist besonders gut für dieses Problem. Die Mittelfinger und die kleinen Finger langziehen. Üben Sie allgemeines Shiatsu, sanft, zwanzig oder dreißig Minuten lang. Ampuku ist unerläßlich wenn hoher Blutdruck mit Verstopfung einhergeht. Wenden Sie Hals-Shiatsu an. Wenn der Blutdruck des Patienten über 200 ist, setzen Sie das Shiatsu ab.

IMPOTENZ

Im Fall von Impotenz bei Männern drücken Sie Konzeptionsgefäß Nr. 1 (siehe "Sexuelle Vitalität", weiter unten, zur Bestimmung seiner Lage) und Nr. 4 (Kan Gen), Milz Nr. 6, Magen Nr. 36 und Blase Nr. 23. Allgemeines Shiatsu und Ampuku sollten von einer liebevollen Partnerin angewendet werden.

ISCHIAS

Bei Ischias, oder Schmerzen, die die Beine hinunter ausstrahlen, wenden Sie Shiatsu auf der Seite an, auf der die Schmerzen sind. Drücken Sie Blase Nr. 23, Nr. 36, Nr. 52 und die folgenden Punkte in den Beinen: Blase Nr. 40, Blase Nr. 37, Blase Nr. 60, Gallenblase Nr. 31 und Magen Nr. 36. Drücken Sie auch Gallenblase Nr. 30 und Ten Shi. Auch die erste und zweite Übung zu zweien, in Kapitel 10 beschrieben, wird Ischiasschmerzen lindern.

KLIMAKTERIUM

Symptome des Klimakteriums kommen im ganzen Körper vor. Viele Frauen haben Kopfschmerzen, Schlaflosigkeit, Verstopfung, Gewichtszunahme oder -abnahme. Sie haben das Gefühl, daß sich alle ihre körperlichen Funktionen ändern. Dies kann zu emotionaler Belastung und Erregung führen. Wenden Sie bei der Patientin allgemeines Shiatsu zwanzig oder dreißig Minuten lang an, dann Hals-Shiatsu und Kreuzbein-Shiatsu. Drücken Sie Milz Nr. 6 und Nr. 10, Blase Nr. 23 und Nr. 47, um die Energie im Kreislaufsystem zu verstärken.

KOLITIS

Wenn Sie nicht wissen, warum Sie Kolitis haben, müssen Sie sich unbedingt von einem Arzt untersuchen lassen. Kolitis wird durch ein sehr kritisches Problem der inneren Organe verursacht. Um die Symptome mit Shiatsu zu mildern, drücken Sie Blasenmeridiantsubos Nr. 18, Nr. 19, Nr. 21, Nr. 25 und Nr. 27. Wenden Sie Hals-Shiatsu, Brust-Shiatsu und Ampuku an und kneten Sie sanft die Muskeln um den Nabel herum.

KOPFSCHMERZEN (SIEHE AUCH "MIGRÄNE")

Als ich als Shiatsu-Therapeut im Watergate Health Club in Washington arbeitete, behandelte ich manche sehr quälende Kopfschmerzfälle unter den Politikern, Botschaftern und Regierungsbeamten. Mit der wachsenden Anrüchigkeit der Watergateaffäre nahmen die Kopfschmerzen zu.

Kopfweh ist eine so weitverbreitete Beschwerde, daß jedermann wenigstens einmal in seinem Leben daran leidet. Aber es fällt schwer, bei jedem Fall von

137

Kopfweh genau zu sagen, wodurch es hervorgerufen wurde, da es dafür zumindest 140 Gründe gibt. Meistens ist Kopfschmerz mit irgend einer Art von Muskelspannung verbunden. Das Zusammenziehen der gespannten Muskeln verursacht Krämpfe in den Blutgefäßen, die durch die Muskeln laufen. Die Zirkulation wird blockiert, und das Symptom ist Unbehagen in der Gehirngegend. Muskelspannung wird durch ein hektisches, geschäftiges Leben verursacht, durch Lärm, Sorgen und Belastungen. Wenn Sie längere Zeit in derselben Stellung verharren, wenn Sie zum Beispiel Auto fahren oder maschineschreiben, werden Ihre Halsmuskeln hart durch die Anspannung. Andere Ursachen von Kopfschmerzen sind Schlaflosigkeit, Harnvergiftung, Tuberkulose, Allergie, Nasenverstopfung, Zahnschmerzen und Peitschenschlagtrauma.

Es gibt viele Wege, um chronische Kopfschmerzen zu kurieren. Als erstes: entspannen und die Einstellung zum Leben ändern. Es kommt alles wie es kommen muß, ob Sie sich darüber Sorgen machen oder nicht. Machen Sie Übungen. Korrigieren Sie Ihre Haltung, falls Sie eine träge oder gekrümmte Wirbelsäule haben. Achten Sie darauf, daß Ihre Nahrung genügend Vitamine A und C enthält. Vermeiden Sie Zucker, Rindfleisch, weißes Mehl und verfeinerte Getreideprodukte. *Kein* Aspirin nehmen. Schmerz ist das Signal der Natur, daß etwas nicht in Ordnung ist. Versuchen Sie, dem Problem auf den Grund zu kommen. Aspirin vernichtet Vitamin C und reizt die Magenschleimhaut.

Um ein Kopfweh zu behandeln, legen Sie Ihre linke Hand auf die Stirn des Patienten. Wenden Sie Hals-Shiatsu mit Ihrer rechten Hand an, während Sie die Stirn fünf Minuten lang pressen. Wenden Sie dann Shiatsu an Kopf, Schultern und oberem Rücken an und massieren Sie den Teil des Kopfes, in dem der Schmerz ist. Üben Sie Shiatsu an den Schläfen und am Tai-Yo-Punkt. Sie können sich selbst wie Ihren Patienten auf diese Weise behandeln. Wenn Sie die zugrunde liegende Ursache der Kopfschmerzen kennen, behandeln Sie jene zuerst und dann die Kopfschmerzen. Das Drücken der folgenden Tsubos wird die Kopfschmerzen lindern: Lenkergefäß Nr. 11 und Nr. 15, Magen Nr. 36, Gallenblase Nr. 20 und Nr. 21, Blase Nr. 10, Nr. 13 und Nr. 60, Dickdarm Nr. 4 und Nr. 11, Leber Nr. 3 und In Do.

MAGENKRÄMPFE

Um die Krämpfe zu mildern, wenden Sie Hals-Shiatsu an, besonders an Ohashis-Punkt, und drücken Sie Blase Nr. 21, Nr. 22 und Nr. 50 (3¾ cm seitwärts von Blase Nr. 21) und Magen Nr. 34. Üben Sie Ampuku am oberen Hara, um den Nabel herum und unter dem Brustkasten. Legen Sie Ihre Handfläche auf den Nabel und rotieren Sie langsam. Üben Sie Kenbiki am Rücken.

MAGENSPASMEN

Wenden Sie kräftiges Shiatsu an Blase Nr. 17 und Nr. 18, Magen Nr. 34, Leber Nr. 3 an, und üben Sie sanftes Ampuku.

MENSTRUATIONSSCHMERZEN

Es ist schwer zu verstehen, warum manche Frauen unter unerträglichen Menstruationsschmerzen leiden, während andere überhaupt keine Schmerzen haben. Das Drücken der folgenden Punkte kann diese allmonatliche Qual mildern. Milz Nr. 6 und Nr. 10, Blase Nr. 23 und Nr. 32. Stimulation dieser Tsubos hilft die Stockung der Blutzirkulation, die die Schmerzen verursacht, aufzulösen. Auch Ampuku sollte angewandt werden.

MIGRÄNE

Migräne kommt und geht in regelmäßigen Abständen und ist eine besonders gefürchtete Form von Kopfweh, die den Patienten vollkommen herunterbringt. Wenn Sie unter diesem Halbseitenkopfschmerz leiden, werden Sie auch Schmerzen und Versteifung in Nacken und Schulter auf derselben Seite haben. Manchmal ist auch dieselbe Seite des Rückens angegriffen. Wenden

Sie Shiatsu an Hals, Schulter und Rücken auf der schmerzenden Seite an; dies lindert auch das Kopfweh.

Um Migräne zu lindern, müssen Sie zuerst herausfinden, welche Meridianfunktionsstörung die Ursache ist. Wenn der Migräneschmerz im vorderen Teil des Kopfes ist, kann er auf Störungen des Magen- und Lungenmeridians zurückzuführen sein. Als Behandlung wenden Sie diesen Meridianen entlang Shiatsu an und drücken Sie Tai Yo, Blase Nr. 21 und Magen Nr. 36. Migränen in der Seite des Kopfes werden wahrscheinlich durch eine Funktionsstörung des Gallenblasenmeridians hervorgerufen. Ich habe gefunden, daß die linke Seite meistens mehr Schmerzen hat. Geben Sie den Gallenblasenmeridian entlang Shiatsu. Da Gallenblase Nr. 1, nahe bei den Augen, meistens zu schmerzhaft ist, beginnen Sie Ihre Behandlung an den Gallenblasenpunkten im Nacken und arbeiten Sie sich vorwärts zu Gallenblase Nr. 1. Konzentrieren Sie sich auf Gallenblase Nr. 20, Nr. 21 und Blase Nr. 19. Migräne im Hinterkopf deutet auf eine Funktionsstörung im Blasenmeridian. Wenden Sie Shiatsu hauptsächlich den Blasenmeridian entlang an, besonders bei Blase Nr. 10, Nr. 23 und Nr. 60. Drücken Sie Ohashis Punkt (sehr wichtig) und Lenkergefäß Nr. 14.

MILCHBILDUNG

Muttermilch ist die beste Nahrung für Ihren Säugling. Wenn Sie nicht genug Milch haben, sollte das nachstehende Shiatsu-Verfahren die Milchbildung verbessern. Drücken Sie Gallenblase Nr. 21, streichen Sie über die Rippen, wie es in Kapitel 8 beschrieben ist. Dann wärmen Sie Ihre Hände, legen Sie Ihre Handflächen auf die Brüste und rotieren Sie sie sanft, im Uhrzeigersinn.

NASENBLUTEN

Probieren Sie die folgende Behandlung bei Nasenbluten. Drücken Sie Dickdarm Nr. 20, Blase Nr. 10 und Lenkergefäß Nr. 14. Drücken Sie beide Seiten jeder Zehe kräftig und wenden Sie Hals-Shiatsu an.

NEURALGIE

Neuralgieschmerzen, die in einem entzündeten Nerv ihren Ursprung haben, können überall im Körper auftreten. Menschen, die säurebildende oder Yang-Nahrung (viel tierische Produkte) bevorzugen, haben eine größere Neigung zu Neuralgien. Auch Erkältungen und seelische Belastungen beeinflussen jene, die eine Neigung zu dieser Beschwerde haben. Um Neuralgie zu behandeln, wenden Sie Shiatsu über den ganzen Körper an; dies treibt das Blut durch die Nerven und versorgt diese und die Muskeln mit Sauerstoff und Ventilation. Dann konzentrieren Sie sich auf den Sitz des Schmerzes. Üben Sie Hals-Shiatsu.

OHNMACHTSANFÄLLE UND BEWUSSTSEINSVERLUST

Ein Ohnmachtsanfall kann ernst sein, wenn der Verlust des Bewußtseins über längere Zeit andauert. Wenn die Atmung aussetzt, kann der Patient sterben. Wenn der Anfall auf Hysterie oder Schock zurückzuführen ist, erlangt der Patient meistens sein Bewußtsein wieder, wenn man ihn allein läßt. Auch ein Klaps oder Wasser in sein Gesicht kann helfen. Wenn der Bewußtseinsverlust durch Ertrinken oder einen Herzanfall ausgelöst wurde, drücken Sie Konzeptionsgefäß Nr. 1 (nicht auf der Tafel in Kapitel 2, aber es liegt im Perinäum zwischen dem After und den Geschlechtsorganen) mit einem Instrument, wie einer stumpfen Haarnadel (nicht die Haut durchstechen). (Siehe "Herzanfall" für weitere Informationen).

OHRENKLINGEN

Ohrenklingen kann von einem Nierenproblem herrühren, wenn die Ursache nicht mechanischer Natur ist. Drücken Sie Gallenblase Nr. 2 und Nr. 17, Blase Nr. 23 und Nr. 52, Dreifacher Wärmer Nr. 17 und Nr. 21. Üben Sie allgemeines Shiatsu in der Gegend um die Ohren.

SCHLAFLOSIGKEIT

Die Menschen brauchen jede Nacht eine gewisse Menge Schlaf. Sein Fehlen kann zu Geistesstörungen und sogar zum Tode führen. Schlaf kommt zu uns auf natürliche Weise, es sei denn, daß wir ihm Widerstand leisten (durch Spannung, emotionale Belastung usw.). Der Schlaflose findet sich in einem Teufelskreis gefangen. Er ist beunruhigt, weil er nicht schlafen kann, was zu weiterer Spannung führt, was wiederum seine Schlaflosigkeit steigert; je mehr er seine Schlaflosigkeit für hoffnungslos hält, um so mehr ist er beunruhigt, und so weiter. In manchen Fällen von Schlaflosigkeit braucht der Patient medizinische oder psychologische Hilfe. Im allgemeinen sollte der Schlaflose sich jedoch nicht in einen nichtnatürlichen Schlafzyklus hineinzwingen, sondern sich mit anderen Dingen beschäftigen, bis der Schlaf ihn übermannt.

Um Schlaflosigkeit zu verhindern, hüten Sie sich vor körperlichen Schmerzen oder Jucken, geistiger oder emotionaler Belastung, Fieber, zuviel Kaffee oder Tee. Essen oder trinken Sie nicht zuviel, bevor Sie zu Bett gehen. Wenn Ihre inneren Organe noch mit der Verdauung Ihres Abendessens beschäftigt sind, ist ein tiefer, entspannter Schlaf unmöglich.

Das Nachstehende ist eine Shiatsu-Behandlung für Schlaflosigkeit: Wenden Sie zuerst allgemeines Shiatsu an. Drücken Sie Tai Yo. Wenden Sie Hals-Shiatsu an und drücken Sie Ohashis Punkt. Wenden Sie den Blasenmeridian entlang Shiatsu an, speziell an Blase Nr. 25. Drücken Sie Nieren Nr. 1 und wenden Sie Fuß-Shiatsu an. Üben Sie Ampuku. Drücken Sie Milz Nr. 6 und Lenkergefäß Nr. 20. Geschlechtsverkehr kann bei Schlaflosigkeit helfen, weil er die Muskeln des Körpers entspannt. Nehmen Sie *keine* Schlafmittel – sie machen die Schlaflosigkeit nur schlimmer. Machen Sie täglich Übungen. Gehen Sie spazieren. Ändern Sie Ihren Speiseplan, so daß alkalische Nahrungsmittel darin enthalten sind. Nehmen Sie alle B-Vitamine und Sonnen- und Meerbäder, wenn Sie können. Salzwasser und Sonne sind eine entspannende Kombination.

SCHLUCKAUF

Wir wissen nicht genau, wodurch der Schluckauf ausgelöst wird, aber er kommt häufig vor und ein länger dauernder Anfall kann sehr quälend sein. Um den Schluckauf zum Stillstand zu bringen, drücken Sie zuerst Konzeptionsgefäß Nr. 22 (nicht auf der Tafel; es liegt in der weichen Vertiefung zwischen den beiden Schlüsselbeinen), dann Magen Nr. 9, Blase Nr. 15 und Nr. 17. Drücken Sie sehr sanft mit den Fingern auf die geschlossenen Augen und trinken Sie ein Glas Wasser direkt vor dem nächsten Schluckauf.

SCHLUCKBESCHWERDEN

Wenn Sie Schwierigkeiten beim Schlucken haben aufgrund eines Hindernisses im Rachen oder altersbedingter Beeinträchtigung, nehmen Sie Brust-Shiatsu, wie in Kapitel 8 beschrieben. Drücken Sie Konzeptionsgefäß Nr. 17 und Lenkergefäß Nr. 13.

SCHMERZEN IM UNTEREN RÜCKEN

Der untere Rücken unterstützt das Hara und trägt das Gewicht unserer Körper – eine schwierige und anstrengende Sache. Tiere bekommen keine Schmerzen im unteren Rücken, weil sie nicht aufrecht gehen und ihr Gewicht nicht auf nur einen Teil des Rückens fällt. Statistiken zeigen, daß über sechs

Millionen Amerikaner unter dieser Beschwerde leiden, die dagegen nur verhältnismäßig wenige Japaner plagt. Warum? Amerikaner neigen dazu, sich zu reichlich und falsch zu ernähren. Ihr überschüssiges Fett vermehrt die schwere Last für die Lendengegend des unteren Rückens. Fast jedermann in diesem Lande hat ein Auto und geht selten zu Fuß. Dadurch werden die Beine schwach und können den Rücken nicht richtig unterstützen. Mangel an Bewegung, ganz allgemein, macht auch den Rücken schwach. Amerikaner schlafen in weichen Betten, die den Körper einsinken und sich zusammenziehen lassen, was dann die Muskeln zusammendrückt und das Blut stagnieren läßt – das Resultat ist Schmerz im unteren Rücken. Ich habe herausgefunden, daß der Mensch, der verfeinerte, weiche Speisen, süße Desserts, feine Saucen ißt und viel trinkt, derselbe Typ Mensch zu sein scheint, der in einem weichen, luxuriösen Bett schläft und an Schmerzen im unteren Rücken leidet. Japaner andererseits, ziehen es vor, auf einer dünnen Baumwollmatratze, *futon* genannt, die sie auf einer harten Reismatte, oder tatami, ausbreiten, zu schlafen.

Es gibt auch mechanische Ursachen für Schmerzen im unteren Rücken, einschließlich Überarbeitung, Muskelermüdung, plötzliche Verdrehung, kaltes Wetter oder Knochenbrüche. Schmerzen von funktionsgestörten inneren Organen machen sich auch im unteren Rücken, in Schultern und Hals bemerkbar.

Vorbeugung ist die beste Kur für Schmerzen im unteren Rücken. Aber wenn Sie diese Schmerzen bekommen, verhalten Sie sich ruhig, bewegen Sie Ihren Körper nicht. Liegen Sie auf der Seite und krümmen Sie Ihren Körper, so daß er wie eine Garnele geformt ist. Dies ist die bequemste Lage für Schmerzen im unteren Rücken. Halten Sie Ihren Rücken warm. Heizkissen, Wärmflaschen und warme Handtücher fördern die Blutzirkulation und machen die Shiatsu-Behandlung wirksamer.

Um Rückenschmerzen mit Shiatsu zu behandeln, müssen Sie zuerst den Sitz des Schmerzes finden. Ist er im oberen oder unteren Rücken, rechte oder linke Seite? Ist er oberflächlich oder tief? Nachdem Sie die Diagnose gestellt haben, machen Sie eine Abreibung und wenden Kenbiki, nicht Shiatsu an, und zwar auf der Seite, die der schmerzhaften *gegenüber* liegt. Arbeiten Sie von der Schulter bis zur Hüfte und vom Oberschenkel bis zur Wade. Darauf wiederholen Sie die Behandlung, von der Schulter an bis zur Wade, auf der schmerzenden Seite. Dann fangen Sie an dort wo der Patient die Schmerzen fühlt, die Tsubos zu drücken. Ich habe gefunden, daß Schmerzen im unteren Rücken oft ihren Sitz zwischen dem vierten und fünften Lendenwirbel haben, besonders auf der linken Seite, in Blase Nr. 25. Üben Sie Shiatsu an diesem Tsubo, wenn Sie die Stelle schmerzhaft finden. Andere Punkte, die bei Schmerzen im unteren Rücken gedrückt werden, sind Blase Nr. 26, Nr. 27, Nr. 28, Nr. 29, Nr. 30, Nr. 36, Nr. 52 und Ten Shi. Wenn Sie Ihren eigenen Rücken behandeln wollen, sitzen Sie im Lotussitz und drücken Sie diese Punkte an Ihrer eigenen Wirbelsäule mit Ihren Daumen.

Shiatsu-Behandlung ist am wirksamsten in dem Moment, wo die Schmerzen im unteren Rücken anfangen. Wenn der Schmerz seinen Ursprung in den inneren Organen hat, wird es schwieriger sein, ihn zu stillen. Wenn Schmerzen im unteren Rücken von Durchfall und Menstruationskrämpfen begleitet sind, üben Sie Ampuku-Therapie. Schmerzen im unteren Rücken können auch starken Schmerz an Ohashis Punkt am Hals verursachen.

Wenden Sie kein Shiatsu für Schmerzen im unteren Rücken an, wenn Knochenbrüche, Wirbelsäulentuberkulose, Bandscheibenschaden oder Knochenkrankheiten vorliegen, besonders dann nicht, wenn der Patient Cortison oder dessen Derivate nimmt.

Viele Ärzte empfehlen eine Operation bei chronischen Schmerzen im unteren Rücken. Nach meiner Ansicht ist ein chirurgischer Eingriff am unteren Rücken ein so kompliziertes und gefährliches Verfahren, das niemand sich dem unterwerfen sollte. Im Rückenmark befinden sich feine Nerven. Wenn sie gestört oder beschädigt werden, kann die Fähigkeit zu gehen oder zu stehen in Gefahr geraten und der untere Teil des Körpers könnte gelähmt werden. Sie müssen den Problemen im unteren Rücken vorbeugen.

SCHWINDEL

Halten Sie den schwindligen Patienten ruhig. Üben Sie bei ihm Hals-Shiatsu und drücken Sie Dickdarm Nr. 4, Leber Nr. 3, Nieren Nr. 1 und In Do.

SEXUELLE VITALITÄT

Ein glückliches Geschlechtsleben hängt von der guten Gesundheit des ganzen Körpers ab. Wenn ein Paar Shiatsu praktiziert, eröffnet jeder Partner dem anderen einen Weg, durch die körperliche Berührung gute Gesundheit und Liebe zu gewinnen. Ich habe gefunden, daß Menschen mit einem unbefriedigenden Sexualleben einen gespannten Rücken und ein gespanntes Hara haben. Die Hüften, Rücken und Hara müssen weich und elastisch für ein gutes Sexualleben sein. Den Blasenmeridian am Rückgrat entlang zu drücken, ist einer der besten Wege, um allgemeine Gesundheit und damit ein glückliches Sexualleben, zu fördern. Die Blasenpunkte Nr. 18, Nr. 19, Nr. 20, Nr. 23, Nr. 24, Nr. 26 und Nr. 52 und Milz Nr. 6 sind besonders wichtig. Schieben und Ziehen der Rückenmuskeln mit Ihren Fingern (Kenbiki) ist auch nützlich. Druck auf die Tsubos zu beiden Seiten des Kreuzbeins (Blase Nr. 31, Nr. 32, Nr. 33 und Nr. 34) stimuliert die Sexualorgane direkt. Drücken Sie stark und einwärts. Schließlich sollten Sie Ampuku an sich selbst und Ihrem Sexualpartner regelmäßig praktizieren.

Frauen mit schwachen Oberschenkeln (an der Innenseite) sind oft sexuell schwach. Bitten Sie die Patientin, sich auf den Rücken zu legen und legen Sie Ihre offenen Handflächen auf die Innenseiten Ihrer Oberschenkel. Drücken Sie sanft nach unten, langsam steigernd Ihr Körpergewicht einsetzend, 7–10 Sekunden lang. Wenn es ihr weh tut und sie wenig Kraft in der Innenseite ihrer Oberschenkel hat, ist ihre sexuelle Energie wahrscheinlich gering. Um ihre Oberschenkel- und Lendenregion zu stärken und deren Elastizität zu verbessern, lassen Sie sie sich auf den Rücken legen und mit der vorhergehenden Therapie regelmäßig fortfahren. Zur Abwechslung können Sie eines ihrer in den Knien gebeugten Beine über das andere schlagen und die Innenseiten ihrer Oberschenkel nach außen drücken.

Konzeptionsgefäß Nr. 1, auf der Tafel in Kapitel 2 nicht eingezeichnet, liegt im Perinäum, zwischen den Geschlechtsorganen und dem After. Wenden Sie Shiatsu auf diesem Punkt 5–7 Minuten lang an, um die sexuelle Funktion direkt zu stimulieren. Auch Tan-Den-Ampuku (Konzeptionsgefäß Nr. 4) ist nötig.

STEIFER HALS

Ein steifer Hals steht manchmal mit hohem Blutdruck, Schmerzen im unteren Rücken, Zahnschmerzen oder nervösen Spannungen im Zusammenhang. Behandeln Sie, wenn es geht, die zugrunde liegende Ursache. Wenden Sie Hals-Shiatsu, Rücken-Shiatsu und Kenbiki an Rücken, Brust und Armen an. Wärme hilft auch. Rotieren Sie den Hals.

STIRNHÖHLENKATARRH

Bei Verstopfung der Nase drücken Sie die folgenden Punkte: Lenkergefäß Nr. 14, Dickdarm Nr. 4 und Nr. 20, Magen Nr. 6 und Blase Nr. 20. Nasenverstopfung ist ein Symptom von Funktionsstörungen im Lungenmeridian und im Dickdarmmeridian (wie Stuhlverstopfung) und kann durch überreichliches Essen, besonders vor dem Zubettgehen, verursacht werden.

VERSTOPFUNG

Verstopfung ist ein chronisches Beschwerden, gerade unter jungen Frauen. Es ist ein gefährlicheres Problem, als Sie denken mögen, schädlicher als Durchfall, weil es Giftstoffe veranlaßt, sich im Körper auszubreiten und andere Organe anzugreifen. Einige Nebenerscheinungen der Verstopfung sind Kopfschmerzen, Schwindel, Schlaflosigkeit, Hautunreinigkeiten, Krebs, Kreislaufschwäche, Kolitis, Schmerzen im unteren Rücken, Schulterschmerzen, Erschöpfung und früher Zerfall, um nur einige wenige zu nennen. Einige Ursachen der Verstopfung sind nervöse Spannungen, seelische Belastung, Störungen im autonomen Nervensystem, Zurückhalten des Stuhlgangs, Probleme im Verdauungstrakt, Störungen in den Geschlechtsorganen, Schwangerschaft, Mangel an Bewegung, Magenkrebs, Mangel an Gemüse (speziell an schlackenreichem Gemüse) in der Ernährung und Überernährung. Um Verstopfung zu heilen, ändern Sie zuerst Ihre Eßgewohnheiten. Sie sollten rohe Gemüse essen, einschließlich schlackenreiche, wie Kohl und Äpfel, braunen Reis und Sojabohnen. Sie müssen Ihren Körper mit Flüssigkeit überfluten, um ihn instand zu setzen die Abfallstoffe hinwegzuspülen. Wasser mit Seetang gemischt vor dem Frühstück ist ein nützliches Mittel. Manchmal entgiftet ein strenges Fasten Ihre Därme und verschafft ihnen Ruhe. Machen Sie es zu einem Teil Ihrer täglichen Routine, jeden Morgen die Toilette aufzusuchen oder wann immer Sie sich danach fühlen – nicht aufschieben. Bewegung ist auch wichtig. Bewegen, aber entspannt. Niemals, unter keinen Umständen, sollten Sie Abführmittel aus der Apotheke nehmen. Sie schwächen Ihren Körper und machen die Verstopfung schlimmer.

Wenden Sie allgemeines Shiatsu an. Üben Sie Kenbiki den Blasenmeridian entlang, besonders dort, wo Versteifung zu fühlen ist. Gerade über dem Hüftknochen auf jeder Seite des Körpers, ungefähr 2½ cm oberhalb Ten Shi, liegt ein Tsubo (in Kapitel 2 nicht aufgeführt), das wir den "Verstopfungspunkt" nennen. Drücken Sie diese beiden Punkte vier- bis fünfmal stark und einwärts, 5–7 Sekunden lang. Üben Sie sanftes Ampuku am oberen Hara und ein etwas stärkeres Ampuku am unteren Hara. Der absteigende Dickdarm, in der linken Seite des Hara, muß sanft behandelt werden. Wenn Sie ein Opfer der Verstopfung sind, sollten Sie jeden Morgen im Bett, ehe Sie aufstehen, mit gebeugten Knien 10–15 Minuten lang Ampuku anwenden.

Drücken Sie die folgenden Tsubos: Konzeptionsgefäß Nr. 6, Blase Nr. 23, Nr. 25, Nr. 32, Magen Nr. 36, Dickdarm Nr. 4 (wenn Sie verstopft sind, wird dieser Punkt schmerzhaft sein) und Ohashis Punkt am Hals.

Auch die Makko-Ho-Übungen in Kapitel 10 bringen Hilfe. Strecken Sie Ihre Beine tüchtig, wenn Sie die Übungen machen – speziell das linke Bein.

WEHEN

Um Schmerzen vor der Entbindung zu mildern, wenden Sie Shiatsu an Blase Nr. 32, Milz Nr. 6 und den Tsubos auf dem Kreuzbein an; massieren Sie das Ende des Kreuzbeins, das Steißbein. Üben Sie sanftes Ampuku während der Schwangerschaft.

ZAHNSCHMERZEN

Shiatsu lindert Zahnschmerzen nur vorübergehend. Sie sollten, so bald wie möglich, einen Zahnarzt aufsuchen. Drücken Sie die Punkte, wo es weh tut und Tai Yo, Dickdarm Nr. 4 (in der Akupunktur zur Betäubung des Zahnfleisches benutzt), Dickdarm Nr. 10 und Magen Nr. 3. Massieren Sie das Zahnfleisch regelmäßig, um die Zirkulation zu verbessern und die Zahnwurzeln zu kräftigen. Diese Art von Shiatsu ist besonders gut zur Verhütung von Parodontose. Auch Hals-Shiatsu hilft.

Hermann Bauer Verlag · Freiburg im Breisgau

Harold J. Reilly / Ruth H. Brod
DAS GROSSE EDGAR-CAYCE-GESUNDHEITSBUCH
»Heilung aus einer anderen Dimension«
Die verblüffend wirksamen Heilweisen
des berühmten amerikanischen Mediums Edgar Cayce
5. Auflage, 360 Seiten mit 96 Zeichnungen, gebunden
Das berühmte amerikanische Medium Edgar Cayce, auch bekannt unter dem
Namen »Der schlafende Prophet von Virginia Beach«, hinterließ über 15 000
sogenannte »Readings«, die ihm in Trance gegeben wurden.
Harold Reilly und Ruth Brod haben diese Readings studiert und hier zum
ersten Mal in der Geschichte der Paramedizin praktisch dokumentiert und
medizinisch ausgewertet. Das Verblüffende an den medizinischen Readings
sind die erstaunlichen Heilwirkungen, die mit vielen paranormalen Rezepturen
und Behandlungsanweisungen erzielt werden können. Beweise für Heilungs-
phänomene finden sich in diesem Gesundheitsbuch in großer Zahl.
DAS GROSSE EDGAR-CAYCE-GESUNDHEITSBUCH enthält eine Fülle
praktisch anwendbarer Anleitungen zur Eigenbehandlung, auch in problema-
tischen Fällen. Ein Arzt sollte aber immer konsultiert werden.
Edgar Cayce hinterließ ein kaum zu übersehendes Erbe visionär erschauter
Hilfen sowohl für den Kranken als auch für den Gesunden. Seine Heilungs-
Readings sind eine wahre Fundgrube für jeden, dem seine Gesundheit etwas
wert ist. Allen gesundheitsbewußt lebenden Menschen sei daher das GROSSE
EDGAR-CAYCE-GESUNDHEITSBUCH zum Lesen und Studieren empfohlen. Der praktische Nutzwert dieses ungewöhnlichen Werkes ist naheliegend
und erspart manchen Irrweg.

Heinz Schiegl
COLORTHERAPIE – HEILUNG DURCH FARBENKRAFT
Wirksame Selbstbehandlung vieler Beschwerden durch Farbstrahlen
206 Seiten mit 1 Abbildung und 13 Zeichnungen, 6 verschiedenfarbige
getestete Farbfilter in Einstecktasche beigefügt, gebunden
Unter Colortherapie versteht man die Behandlung mit Farben bzw. mit den
Kräften und Heilwirkungen, die die Farben auf den menschlichen Organismus
und die Psyche ausüben.
Die Farbwahrnehmung hängt vom Licht ab. Nur wo Licht ist, herrscht Leben.
Somit bilden Licht und Farbe eine unzertrennliche Einheit. Wie man nun
einem Farbdefizit im menschlichen Organismus entgegenwirken oder wie man
es korrigieren kann und den »Farbenhaushalt« in Form von Farblichtbestrah-
lungen in stabilem Gleichgewicht erhält, zeigt der Autor in leichtverständlicher
Form, so daß sich ein breiter Interessentenkreis mit den Grundzügen der
Farbheilweise vertraut machen kann.
Im ersten Teil des Buches gibt der Verfasser einen Überblick über die Ent-
stehung der Colortherapie. Weiterhin beschreibt er das von ihm entwickelte
System, nach dem man auch zuhause moderne Farblichtbestrahlung durch-
führen kann. Zu diesem Zweck sind dem Buch sechs getestete Farbfilter in der
jeweils benötigten Bestrahlungsfarbe beigelegt. Im zweiten Teil werden 43 der
häufigsten Krankheiten und Funktionsstörungen sowie deren Ursachen und
Symptome besprochen und Behandlungsanweisungen gegeben. Dieser Teil ist
in Form einer übersichtlichen Indikationsliste aufgebaut.

Hermann Bauer Verlag · Freiburg im Breisgau